Band 6: Herold, Heilwerte aus dem Bienenvolk

Band 6

Bereits erschienen:

Band 1: Evenius-Kaeser, Das Honigbuch
Band 2: Herold, Neue Imkerschule
Band 3: Kloft-Maurizio-Kaeser, Das Waldhonigbuch
Band 4: Maurizio-Grafl, Das Trachtpflanzenbuch
Band 5: Ruttner, Die Zuchtauslese bei der Biene
Band 6: Herold, Heilwerte aus dem Bienenvolk
Band 7: Bruder Adam, Meine Betriebsweise
Band 8: Ruppertshofen, Der summende Wald

Weitere Bände in Vorbereitung

EHRENWIRTH VERLAG MÜNCHEN

Band 6

Edmund Herold

Heilwerte aus dem Bienenvolk

Honig, Pollen, Gelee royale, Wachs, Kittharz, Bienengift und deren Bedeutung für die Gesundheit des Menschen

Mit 50 Abbildungen

2. Auflage

EHRENWIRTH VERLAG MÜNCHEN

ISBN 3 431 01379 1

Druck: Pera-Druck Gräfelfing
Printed in Germany 1972 a

Inhaltsverzeichnis

Geleitwort Dr. Jung 8

Geleitwort Dr. Kaiser 9

Vorwort des Verfassers 11

Erster Teil: Honig hilft für allerlei 13

I. Honig in alter Zeit 15

1. Der Urmensch und die Honigbiene 15
2. Honig bei heutigen primitiven Völkern 17
3. Honig bei den ältesten Kulturvölkern 19
4. Der Honig seit der Zeitenwende 28
5. Zeidlerei als Erwerbszweig 31

II. Honig heute 34

A. Grundsätzliches 34

1. Rohr- und Rübenzucker als Konkurrenz 34
2. Was ist Honig? 36
3. Was heißt Nektar? 36
4. Wie Nektar entsteht 37
5. Grundsätzliches zur menschlichen Ernährung 41

B. Inhaltsstoffe des Honigs 43

1. Die Zuckerstoffe des Honigs 43
2. Mineralstoffe für größeren Tagesbedarf 45
3. Spurenelemente 48
4. Fermente (Enzyme) im Honig 51
5. Hormone 54
6. Inhibine 57
7. Säuren im Honig 59
8. Aromastoffe 59
9. Vitamine im Honig 60
10. Aminosäuren im Honig 60

C. Praktische Erfahrungen mit Honig 62

1. Honig und die werdende Mutter 62
2. Honig für Säuglinge und Kinder 63
3. Honig und die sportliche Jugend 65
4. Honig für Geschwächte, Alternde und Genesende 67
5. Honig — Wohltat für die Leber 68
6. Honig — Hafer für das Herz 72

7. Blut und Honig 83
8. Honig nützt den Nieren und der Blase 88
9. Honig für die Verdauungsorgane 93
10. Honig für die Atmungsorgane 99
11. Honig gut für die Nerven 104
12. Der Honig und die Menschenhaut 104
13. Wundbehandlung mit Honig 107
14. Honig bei Augenerkrankungen 113
15. Honig gegen Strahlenschäden 114
16. Honig für Zuckerkranke? (Diabetiker) 115
17. Honig gegen Blutalkohol? 171
18. Milch und Honig 118
19. Überempfindlichkeit gegen Honig 119

III. Honigrezepte 120

1. Getränke 120
2. Rohkost mit Honig 124
3. Sachen zum Mixen 125
4. Honiggebäck 125
5. Nachtischrezepte 127

Zweiter Teil: Pollen — nützlich für den Menschen 129

A. Was enthält Pollen? 131

1. Wasser 132
2. Mineralstoffe (Asche) 132
3. Zuckerstoffe (Kohlenhydrate) 133
4. Fette 133
5. Vitamine im Pollen 139
6. Aminosäuren 150
7. Bakterienfeindliche Stoffe (Antibiotica) 155
8. Wirkstoffe 155

B. Klinische Erfahrungen 157

1. Nach Chauvin 157
2. Nach Caillas 158

C. Pollengewinnung 163

1. Pollenfallen 163
2. Reinigen 166
3. Trocknen 167
4. Pulverisieren 169
5. Aufbewahren 169
6. Pollenreserve zur Verwendung für Bienen 170
7. Gelagerter Pollen wertlos? 172
8. Wie nimmt man Pollen? 172

Dritter Teil: Andere Bienenerzeugnisse 175

I. Gelee royale 177

1. Was enthält Gelee royale? 177
2. Was wirkt in Gelee royale? 177
3. Wie gewinnt man Gelee royale? 180
4. Wie bewahrt man Weiselfuttersaft auf? 182
5. Wie nimmt man Gelee royale? 183

II. Wachs 183

1. Wachs für Salben 183
2. Wachs mit Honig zum Kauen 183

III. Kittharz 188

IV. Bienengift 189

1. Gewinnung 189
2. Wieviel Gift je Biene 187
3. Inhalt 189
4. Wirkung 190
5. Allergie gegen Bienengift 190
6. Gefährliche Stiche in Auge und Zunge 191

Schlußwort 193

Literaturverzeichnis 194

Geleitwort von Dr. med. Jung

Regierungsmedizinaldirektor

Das Buch vermittelt den naturwissenschaftlich exakt begründeten und präzisierten Geschehenszusammenhang im biologischen Bereich Biene — Pflanze — Mensch, wobei im Mittelpunkt die Heilkraft des Honigs und des Pollens steht.

Zum Leserkreis sollten alle Angehörigen der Heilberufe gehören, aber auch die interessierte Jugend. Das fundierte Wissen des Autors imponiert ebenso wie der flüssige Stil, die prägnante Ausdrucksweise und das feine Sprachgefühl. Medizin zu verstehen im Sinne von Paracelsius ist eben nicht veraltet, sondern ein Gebot der Stunde. Der Autor verkennt nicht die spezielle Heilwirkung vieler Therapeuthica, er mahnt aber zur Resistenzsteigerung des kranken Organismus durch Zuführung jener aktiven Stoffe, die im Honig und im Pollen enthalten sind.

Das Buch möge seinen Weg zu dem ihm bestimmten Leserkreis finden.

Geleitwort von Dr. med. H. Kaiser

Kneipparzt in Bad Wörishofen

Der Aufforderung, zu diesem Buch als Arzt einige Zeilen zum Geleit zu schreiben, komme ich gerne nach. Enthält doch dieses Buch hochinteressante Aspekte aus der Gesundheitslehre und Heilkunde, die über das berechtigte Verlangen des Laien nach medizinischer Aufklärung hinaus auch für den Arzt interessant sind. Jeder wird aus dem mit vieler Sachkenntnis und umfangreicher Literaturbearbeitung geschriebenen Buch einen Nutzen für seine Gesundheit ziehen können. Der Verfasser gibt weit über die Wirkung des Honigs hinaus detaillierte Hinweise und Belehrungen aus der gesamten Ernährungsphysiologie. Dabei stellt er den Einfluß des Honigs auf die verschiedenen Organe — vor allem auf Leber und Herz — besonders heraus. Immer wieder werden durch Literatur belegte ärztliche Erfahrungen eingestreut. Auch die zusätzliche Behandlung mit Honig bei verschiedenen Erkrankungen wird eingehend erörtert. Selbst das Problem der Zufuhr von Honig beim Diabetes ist zwar optimistisch, aber doch kritisch genug dargestellt.

In keinem Falle wird unkritisch zu einer Selbstbehandlung aufgefordert, obwohl — wie bereits betont — eine Fülle von gesundheitsfördernden und sehr nützlichen Ratschlägen gegeben wird.

Das Buch ist eine echte Fundgrube für alles, was mit der Gesundheit durch Produkte der Bienen zusammenhängt. Es kann auch vom Arzt aus bestens empfohlen werden.

Vorwort

Dies ist ein Buch der Dankbarkeit. Durch Zufall bin ich 1931 nach Jahren schwerer Erkrankung darauf gekommen, wie gut der Honig meinem geschwächten Herzen tat. Er hat mir wieder auf die Beine geholfen, besser als Medikamente. Daraufhin bin ich Imker geworden und habe seine wohltätige Wirkung immer wieder erfahren. Wie mir, so ist es auch vielen anderen ergangen, von den Urzeiten der Menschheit an bis in unsere Tage.
Wir leben in einer stark naturwissenschaftlich geprägten Zeit. Was alte Volksweisheit uns überliefert hat, nehmen wir nicht einfach gläubig hin. Wir verwerfen es aber auch nicht unbesehen, sondern nehmen es kritisch unter die Lupe. Dabei hat so manche Lehre der Volksmedizin der strengen Prüfung standgehalten. Dazu gehört z. B. die Herzwirksamkeit von Fingerhut, Maiglöckchen, Mistel und Weißdorn, die Desinfektionskraft von Kamille, Salbei und Thymian und vieles andere. Dazu gehört auch die wohltätige Wirkung des Bienenhonigs auf eine Reihe menschlicher Organe. Ich habe versucht in etwa zu erklären, wie diese Wirkung zustande kommen kann. Mögen die Mediziner dem Verfasser verzeihen, daß er da und dort etwas in ihrem Zuständigkeitsbereich gewildert hat. Dahinter steht eine beinahe lebenslange heimliche Liebe zu biologisch-medizinischen Dingen. Wäre er nicht Pfarrer geworden, wäre er höchst wahrscheinlich einer von ihnen.
Das Buch soll alle nach Gesundheit Strebenden dazu führen, dem Honig in gesunden und kranken Tagen stärkere Beachtung zu schenken. Meine Imkerfreunde soll es im Glauben an ihre gute Sache bestärken.

Zur Einstimmung habe ich mit einem Blick auf die Jahrtausende alte Verwendung des Honigs begonnen. Was sich durch soviele Generationen in der Wertschätzung der Menschen gehalten hat, kann vermutlich nicht schlecht sein. Ungeduldige und geschichtlich Uninteressierte können dieses Kapitel überschlagen und bei »Honig heute« einsetzen. Vielleicht finden sie später Zeit nochmal zurückzublenden.
Allen aber, die sich ernsthaft mit Honig und Pollen befreunden, sage ich ein herzliches »Wohl bekomm's!«

Der Verfasser

Erster Teil: Honig hilft für allerlei

I. Honig in alter Zeit

1. Der Urmensch und die Honigbiene

Ehe der Mensch war, war die Biene. Mag man das Alter der Menschheit heute auch auf 600000 oder eine Million Jahre und darüber ansetzen, gegen die Biene ist der Mensch ein später Nachkömmling im Reiche des Lebendigen. Im Randecker Maar auf der Rauhen Alb hat man versteinerte Honigbienen gefunden. Sie sind vor etwa 6 Millionen Jahren dort umgekommen. An den Küsten Jütlands und Samlands findet man verhärtetes Baumharz, das wir als Bernstein bezeichnen. Alter dreißig bis fünfunddreißig Millionen Jahre. Auch darin liegen Vorformen der heutigen Honigbiene eingebettet. Seit 1952 kennen wir Bernsteinfunde aus der gleichen Zeit, dem Oligozän. Sie stammen von Chiapas im südlichen Mexiko. Neben anderen Insekten enthalten sie auch Honigbienen. Sie stimmen in ihrem Körperbau genau mit den heutigen Honigbienen überein. Auch das sog. Körbchen am Hinterbein, mit dem sie den Blütenstaub heimtragen, ist vorhanden. Die Biene hat damals schon in Gemeinschaft gelebt und im Volksverband die Nachkommenschaft aufgezogen, hat Pollen- und Honigvorräte angesammelt als Nahrungsreserve für das ganze Jahr.

Auch einen Stachel hatte sie damals schon. Sie hatte ihn nötig. Denn es gab Interessenten für ihren mühsam zusammengetragenen Reichtum, das ungeschlachte Volk der Bären.

Später werden Bären und Menschen so manchesmal als Konkurrenten aneinandergeraten sein. Einmal mag es um das Besitzrecht einer Wohnhöhle gegangen sein, ein andermal um den süßen Schatz der Bienen. Denn das ist sicher, der Urmensch hat bei seiner Suche nach Eßbarem sehr bald auch den Honig entdeckt, zuweilen wohl sogar auf den Spuren des Bären. Er hatte ja ursprünglich noch keine Ahnung von den Möglichkeiten der Landwirtschaft und Viehzucht. Nur was die wilde Natur ihm auf seinen Streifzügen durch Busch und Wald anbot, konnte ihm und seiner Familie als Nahrung dienen. Manches schmerzliche Lehrgeld mußte er wohl zahlen, bis er Brauchbares und Unbrauchbares unterscheiden konnte. Freilich wird er dabei als Naturmensch mehr angeborenen Instinkt entwickelt haben als wir ahnungslosen Zivilisationsmenschen von heute.

Man kann sich denken, was das für ein Fest gewesen sein muß, wenn so etwas Köstliches wie ein Wabenwerk voll Honig entdeckt und erbeutet wurde. Wie das allerdings zuging bei der Hebung solcher Schätze, davon haben wir keine rechte Vorstellung. Der Bär hatte immerhin am größten Teil seines Körpers das schützende Dickicht seines Felles. Der Mensch stand den Waffen dieser kleinen Amazonen nackt und bloß gegenüber. Als Waffe und Werkzeug vielleicht nichts als einen spitzen Stein in der Hand. Nun irgendwie, mit List oder Härte, haben sie es geschafft. Später, als er gelernt hatte, mit Feuer umzugehen, wird er auf die Wirkung des Rauches gegen die Bienen gekommen sein. Dann war es leichter.

Am Anfang wird ihm wohl nicht nur der Honig, sondern auch Brut und Pollen gemundet haben. Als Eiweißnahrung nicht weniger wertvoll als der Honig. Mit der Zeit wird er gelernt haben, daß man ein Bienenvolk mehrmals ausbeuten kann, wenn man Brut und Volksbestand erhält. (Abb. 1)

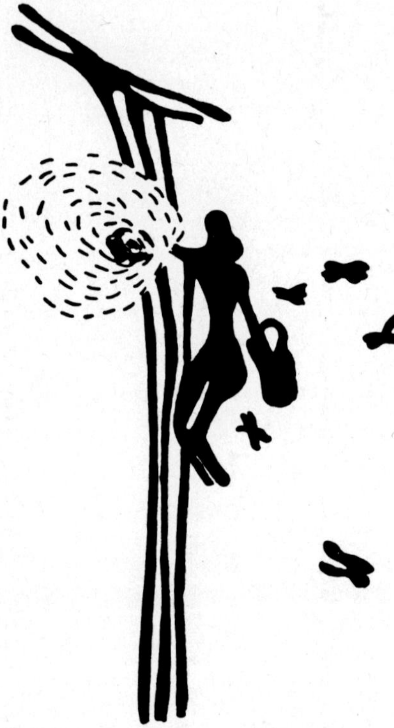

Abb. 1 Oberteil der Höhlenzeichnung von la Aranas (frei nach Obermaier, Urgeschichte, 1931)

Wie wichtig dem Steinzeitmenschen der Honig war, verrät uns eine Zeichnung in der Höhle von la Aranas bei Valencia in Spanien. Man schätzt ihr Alter auf 16000 Jahre. Wir kennen viele solcher Höhlenzeichnungen. Meist handelt es sich um Jagdtiere oder Jagdszenen. Man nimmt nicht an, daß sie nur aus Spaß an der künstlerischen Betätigung entstanden. Es stand ein Glaube an Magie dahinter. Man glaubte, wenn man eine Jagdszene abbilde, bekäme man Macht

über die Tiere. Der bildlich dargestellte Jagderfolg garantiere einen glücklichen Ablauf der Jagd auch in der Wirklichkeit. Die Höhlenzeichnung von la Aranas erzählt uns demnach zweierlei. Einmal, daß dem Steinzeitmenschen die Jagd auf Honig eine wichtige Sache war. Und zweitens, daß sie nicht leicht war, so daß man Zauberkräfte in Anspruch nehmen wollte zu ihrem Gelingen.
Daß sie nicht leicht war, geht aus der Zeichnung hervor. Sie stellt wohl einen besonders schwierigen Fall dar, der öfters vorkam. Eine Art Strickleiter zieht vom Boden aus in große Höhe, offenbar zu einem Felsloch, in dem Bienen hausen. Eine Frau ist hinaufgeklettert mit einer Tragtasche in der Hand zur Aufnahme der Waben. Die Situation ist schwierig. Nackt, umschwirrt von Bienen, mit den Knien sich an der Strickleiter festhaltend, in der einen Hand die Tasche, mit der andern in der Höhle schaffend, der am Boden stehenden Helferin Wabenstücke oder auch die gefüllte Tasche, die sie vielleicht zeitweise um den Kopf gehängt hatte, zuwerfend. Auch einem gewiegten Imker von heute wäre bei einem solchen Kunststück bestimmt nicht wohl. Kein Wunder, daß man damals für dieses Geschäft seine Zuflucht zu Zauberkräften nehmen wollte. Aber nochmal, wer solche Schwierigkeiten und Gefahren auf sich nahm, dem mußte der Honig wirklich etwas ganz Großes bedeuten. Es war vielleicht das Kostbarste, was dem Urmenschen in seinem entbehrungsreichen Leben begegnen konnte.

2. Honig bei heutigen primitiven Völkern

In Südamerika, Australien und Asien gibt es Völker, für die seit Jahrtausenden die Weltuhr stehen geblieben ist. Sie leben heute noch auf der Kulturstufe der Steinzeit. Man kann von ihrem Wissen, Glauben und Tun zurückschließen auf das Leben der Urmenschen in anderen Gebieten. So paßt jene 16000 Jahre alte Höhlenzeichnung von la Aranas noch sehr getreu auf den Indianerstamm der Guajakí in den Wäldern von Ost-Paraguay. Honig ist für sie wichtiger als vieles andere. Während der dortigen Sommerzeit von September bis Februar ist ein Teil des Stammes fortwährend mit der Honigjagd beschäftigt. Sie klettern »wie die Affen«. Kein Baum ist ihnen zu hoch, wenn es gilt nach wilden Bienenvölkern zu suchen. Für besonders schwer zugängliche Plätze bedienen sie sich eines etwa zehn Meter langen Seiles aus Pflanzenfasern, Tier- und Menschenhaaren. Der Honig ist für jung und alt. Besonders wichtig aber ist er für die Säuglinge. Kommt ein Kind auf die Welt, dann dürfen seine Eltern monatelang keinen Honig essen, nur damit ja dem Kind als Erstberechtigten der Honig nicht weggegessen wird.
Die Tenetehara, ein anderer Indianerstamm im Nordosten Brasiliens, feiern alljährlich gegen Ende der Trockenzeit ein großes Honigfest. Während der ganzen Trockenzeit sind sie Nacht für Nacht unterwegs, um in den Urwäldern des Amazonas den Honig der Wildbienen einzusammeln. Dabei singen sie ein

Lied vom Segen des Honigs. Den Honig füllen sie in Kalebassen aus Kürbisschalen, die je zwei bis drei Liter, das sind etwa 2,8 bis 4,2 kg, fassen. Haben sie zwanzig bis dreißig solche Kalebassen voll Honig beisammen, kann das Fest steigen. Man ruft die Nachbarn zusammen, tanzt einige Tage lang, singt Lieder von Vögeln und anderen Tieren des Waldes, und trinkt eine Mischung von Honig und Wasser. Das festliche Gelage dauert bis der ganze Honigvorrat aufgebraucht ist. Dabei ist ihnen dieses Honigfest nicht nur Gelegenheit zu einem süßen Genuß. Für sie ist nicht der Bär der Herr über den Honig, sondern ihr stärkstes Tier, der Jaguar. Er herrscht im Auftrag übersinnlicher Mächte über den ganzen Wald und sein Getier. Wie der Jaguar seine Honigfeste feiert, so wollen auch sie es. Sie hoffen dann bei der Jagd auf Vögel und allerlei Tiere des Waldes ebensoviel Glück zu haben wie dieser bei den Bienen. Von den Zeremonien des Honigfestes soll auch ein Segen ausgehen auf die Fruchtbarkeit und Vermehrung der Tiere. Das fördert ebenfalls die Aussicht auf großes Jagdglück.

Man sieht, der Honig ist mit dem ganzen Denken und Leben dieser primitiven Menschen eng verbunden.

Ähnlich hoch steht der Honig bei anderen Indianerstämmen Brasiliens, den Mataco, den Tapuya, den Abipón, den Caingang und anderen. Honig bei der Hochzeit, Honig bei der Geburt, Honig das kostbare Geschenk der Götter. In ihren Erzählungen ist die Rede von der »Mutter der Bienen« oder der »Honigmutter Maba«, der man Geschenke bringt, um sie gnädig zu stimmen. Man denkt da unwillkürlich an unseren Osterjubel, das vom heiligen Ambrosius verfaßte Exultet. Auch dieses spricht von der »Mutter der Bienen«.

Da man den Honig mit Wasser verdünnt, wird den Indianern der Met nicht fremd sein. In gleicher Weise mag auch schon vor Jahrtausenden der Urmensch auf Genuß und Wirkung vergorenen Honigwassers gekommen sein.

Wenn Indianer vom Nomadentum übergehen zu halb oder ganz seßhafter Lebensweise, halten sie neben Mais und Maniok fest an ihrem Honig. Beim Ausnehmen der Waben sind sie darauf gekommen, daß die Bienen zu ihrer Behausung zurückkehren und neuen Honig sammeln, wenn man Brutwaben zurückläßt. Diese Erkenntnis dürfte den Weg gezeigt haben, wie man Bienenvölker in der Nähe der festen menschlichen Behausung ansiedeln kann. Vielleicht hat man Waben in eine Baumhöhle oder irgend einen Hohlraum aus Rinde, Geflecht oder Ton gebracht. So kann man den Übergang von der bloßen Honigjagd zur Bienenhaltung gefunden haben. Oder es haben sich wohnungssuchende Schwärme in Vorratsgefäßen bei menschlichen Siedlungen niedergelassen. Das alles liegt im Dunkel der Vorzeit. Die Anfänge sind nicht mehr festzustellen. Möglicherweise ist die Biene das älteste Tier, das der Mensch in seine Pflege genommen hat. Soviel ist jedenfalls sicher: Schon von den Zeiten frühester und einfachster Kultur her hat der Honig zu den kostbarsten Gütern der werdenden Menschheit gezählt.

3. Honig bei den ältesten Kulturvölkern

Sumerer

Man spricht von den Sumerern als dem Volk mit der ersten Hochkultur der Weltgeschichte. Zeit — drittes Jahrtausend vor Christus, Ort — Mesopotamien, das fruchtbare Land zwischen Euphrat und Tigris, wo man einmal das Paradies vermutet hat. Herkunft des Volkes wohl aus dem Osten, vielleicht über Indien aus dem Innern Asiens. Durch Bewässerung schufen sie eine hochentwickelte Landwirtschaft, durch Erfindung der Keilschrift die Grundlage für eine wohlgeordnete Verwaltung. Aber auch in Kunst und mythisch-religiöser Literatur leisteten sie Beachtliches. Ganze Keilschrift-Bibliotheken hat man entdeckt.

Ihre Dichtungen und Bräuche verraten, wie sehr sie den Honig schätzten. »Groß ist deine Schönheit, süß wie Honig« heißt der Refrain in einem Liebeslied. »Würziger als Honig« sind die Liebkosungen der Braut, »mit Honig gefüllt« ist das Schlafgemach des Königs. Enki, dem ersten Menschen, werden vom Götterboten Isimund acht Pflanzen zum Essen gegeben. Die zweite davon ist das »Honiggewächs«. In Nippur fand man auf einer Tontafel die Rezeptsammlung eines sumerischen Arztes, darunter auch solche mit Honig. Man kannte also damals schon die Heilkraft dieser süßen Gottesgabe.

Babylonier

Die Kultur der Sumerer wurde abgelöst durch die der alten Babylonier. Hauptstadt Babylon, hebräisch Babel = Tor Gottes. Bedeutendster Herrscher Hammurapi (1728—1686 v. Chr.), berühmt durch sein Gesetzeswerk. Schon von seinem 800 Jahre früheren Vorgänger König Rimusch von Akkadien wird berichtet, daß er im Tempel des Sonnengottes Honig opferte. »Mögen Honig und Milchrahm für ihn fließen«, lautete dazumal ein Zaubersegen. Beliebt war ein Brei aus Rahm oder Dickmilch, Mehl, Sesamkörnern oder Datteln und Honig. Er diente auch als Speiseopfer für den Gott Marduk und andere Götter. »Meine Lippen seien Honig« betet ein Mädchen zur Göttin Ischtar. »Singen ist süßer als Honig und Wein«, lautet ein Wahrspruch. Honig erscheint als Heilmittel oder Mittel zur Versüßung bitterer Arzneien in den ärztlichen Rezepten.

Hethiter

Wo heute Türken leben, im Osten Kleinasiens, drangen um 2000 v. Chr. die indogermanischen Hethiter ein. Die Hebräer nannten sie Chittim, die Ägypter Cheta. Im ostanatolischen Hochland errichteten sie ihre Reiche, die zeitweise bis nach Mesopotamien und Syrien reichten. Ihre Hauptstadt Hattusas lebt heute noch fort im Dorf Boghazköi, 150 km östlich von Ankara. Fünf große Tempel hat man festgestellt und Tausende von Keilschrifttontafeln in sieben Sprachen. Sie hatten aber auch eine Bilderschrift (Hieroglyphen). Ihre Stein-

reliefs von Göttern und Königen zeugen von hoher Kunst. Ihre Literatur enthält Göttermythen und allerlei Vorschriften für den staatlich geordneten Kult, bei dem der König mitzuwirken hatte. Sie kannten den Honig und trieben sogar schon Bienenzucht. Der Name für Honig »melit« klingt indogermanisch (lateinisch mel = Honig, griechisch Melissa = Honig, Biene). Auf dem Diebstahl von Bienenvölkern standen schwere Bußen, die in Silber zu entrichten waren. Um 1300 v. Chr. galt ein Zipitanni Honig einen Sekel (= 8,3 Gramm) Silber, soviel wie die gleiche Menge Butter oder eine Rindshaut oder ein ganzes Schaf. (Heute noch Butterpreis = Honigpreis!)
Auch im Tempel fand Honig Verwendung. Um die Götter anzulocken, behängte man den Altar mit Tuchstreifen, die mit Honig, Öl und anderen den Göttern angenehmen Substanzen begossen wurden.
Man sieht aus allem eine hohe Wertschätzung des Bienenhonigs.

Ägypter

Das alte Ägypten hat eine verwirrend reiche und bewegte Geschichte, gleichviel ob man es politisch, kulturell oder religiös betrachtet. Man teilt sie ein in eine Frühzeit 3000—2700 v. Chr., das Alte Reich 2700—2250, das Mittlere Reich 2000—1570, das Neue Reich 1570—750 v. Chr.
Ob Ägypten zu all diesen Zeiten eine bedeutende Bienenzucht hatte, darüber sind sich die Gelehrten nicht einig. Manche meinen, sie könne nicht groß gewesen sein, weil man gezwungen war, die knappe landwirtschaftlich brauchbare Fläche so intensiv zu nutzen, daß für Bienenweide nicht viel übrig blieb. Aber honigende Pflanzen gibt es ja nicht nur auf Ödland, sondern auch unter dem, was der Bauer für Mensch und Vieh anbaut. Soviel steht fest, Honig wurde geschätzt und verwendet, gleichviel ob er im eigenen Land erzeugt oder vom Ausland eingeführt wurde.
Es gibt da ein Bildzeichen für König, das ein stachelbewehrtes Insekt darstellt (Abb. 2). Manche sind der Ansicht, daß dies schon das Königszeichen war in

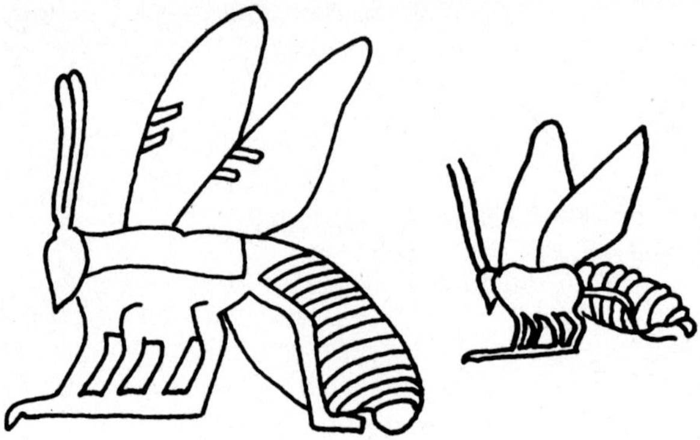

Abb. 2 Altägyptische Bildzeichen für König. Links aus der fünften, rechts aus der achten Dynastie. Nach Fraser, Beekeeping in Antiquity, S. 4

der Frühzeit um 3000, als man den Eingott Horus verehrte. Andere halten das nicht für sicher. Für spätere Zeiten ist es erwiesen. Schon der römische Geschichtsschreiber Ammianus Marcellinus (390 v. Chr.) hat dieses Zeichen für eine Biene gehalten. Bei der nur schematisierenden Zeichnung könnte man es freilich auch für eine Wespe oder Fliege halten. Wenn man aber andere Abbildungen betrachtet, wo es sich wirklich nur um Bienen handeln kann, dann spricht die Ähnlichkeit nach meiner unmaßgeblichen Meinung doch stark für Biene. Etwa das Relief aus dem Grab des Pebes in Theben aus der 24. Dynastie, wo ein Imker hinter einem Bienenstand aus aufeinandergestapelten Tonröhren kniet und den Honig entnimmt (Abb. 3). Eine ähnliche Darstellung gibt es auch schon aus der Zeit der 5. Dynastie im Alten Reich. Ebenfalls Bienenstöcke in Tonröhren und einer kniet da und füllt Honig und Wasser in kugelförmige Gefäße, offenbar um Met zu bereiten. Man findet im Alten Reich zwar in Privatgräbern keine Honigbeigaben, wohl aber in den Grabstätten der Pharaonen. Und dieser Honig in mit Wachs luftdicht abgeschlossenen Gefäßen war beim Auffinden nach 4000 Jahren noch genießbar. Er sollte den Toten als Speise und Opfergabe für die Reise ins Jenseits dienen.
Aus dem Alten Reich stammt dem Inhalt nach der Papyrus Smith, wenn er auch erst im Mittleren Reich aufgezeichnet wurde. Er spricht von Wundbehandlung mit Salben, Öl und Honig. Ein Zeichen, wie alt die Kenntnis von der heilenden Kraft des Honigs auch in Ägypten schon gewesen ist.
Aus dem Mittleren Reich kennen wir den Papyrus Bulak 18. Er ist ein Rechnungsbuch für den königlichen Haushalt der 13. Dynastie in Theben. Wertvolle Dinge mußten von Hofbeamten unter Verschluß aufbewahrt werden. Und zu diesen wertvollen Dingen gehörten Fleisch, Weihrauch, Salben, Schminke, Wein und Honig.
Zur Zeit der Ramessiden mußte der Schatzverwalter ständig Honig bereithalten für den Bedarf des königlichen Hofes und der Tempel.
Um 1560 v. Chr. zog König Amosis gegen die Hyksos zu Felde, die im Nordosten des Reiches eingefallen waren. Unter der Siegesbeute wird eigens eine große Menge Honig erwähnt. Ein Zeichen, wie wertvoll er für Freund und Feind gewesen sein mußte, vielleicht gerade wegen seiner Vorzüge für die Wundbehandlung im Verlauf des Krieges.
Aus dem Mittleren Reich stammen auch Wandmalereien in thebanischen Gräbern der 18., 19. und 24. Dynastie. Sie zeigen verschiedene Arbeitsgänge bei der Behandlung der Bienen und der Gewinnung des Honigs. Um 1530 v. Chr. entstand auch der bekannte Papyrus Ebers, in dem Honig für verschiedene ärztliche Rezepte empfohlen wird. So zum Harntreiben, Abführen, zur Kräftigung bei Schwächezuständen, gegen Magenverstimmungen, für Salben bei Augenerkrankungen, Brandwunden und sonstigen Wunden. Um Blut (und Eiter) aus den Wunden zu ziehen, soll man je ein Teil Wachs, Fett, Dattelwein und Honig mit aufgekochtem Korn vermischen und viermal auf die Wunde legen.

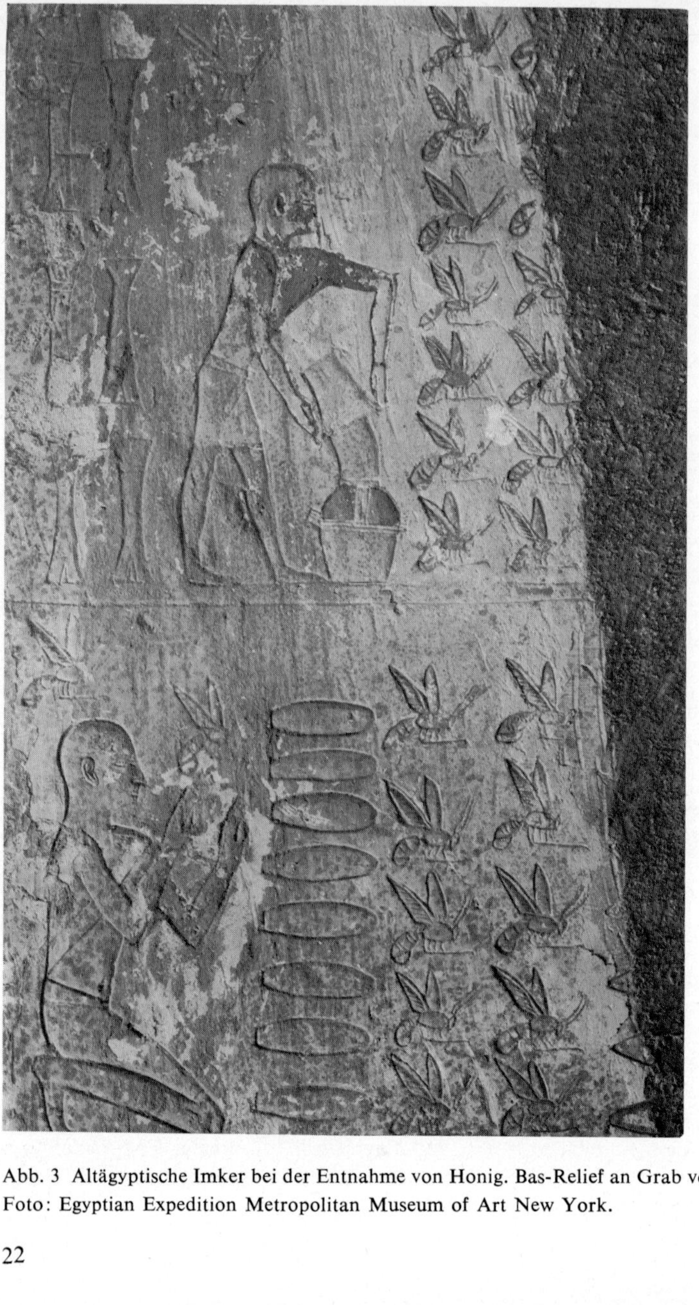

Abb. 3 Altägyptische Imker bei der Entnahme von Honig. Bas-Relief an Grab von Pabusa. Foto: Egyptian Expedition Metropolitan Museum of Art New York.

Der Papyrus Heart aus dem Mittleren Reich verrät, daß man über Honig, der zu Heilzwecken verwendet wurde, magische Formeln sprach. Dadurch sollten die Heilkräfte, die der Gottesgabe innewohnten, durch göttliche Einwirkung geweckt und gefördert werden. Ähnlich rief man auch in Babylon in einer Heilbeschwörung des Kranken die Hilfe des Honiggottes an. Honig gehörte darum zu den Kultmitteln vieler Tempel. Im Opfer gab man den Göttern etwas von dem Honig zurück, den man als Geschenk aus ihrer Hand betrachtete.
Sehr zahlreich sind die Zeugnisse für die Verwendung des Honigs im Neuen Reich. Die Königin Hatscheput hat wieder als Wappen das Bildzeichen der Biene. Pharao Sethos I. bestimmt, daß der Osiristempel zu Abydos regelmäßig Honig bekommen soll. An anderen Tempeln wurden Bienen gehalten. In einer königlichen Rechnung wird als Preis für einen Topf Honig ein Deben (= 91 Gramm) Kupfer genannt. Zum Vergleich: ein Ochse oder Esel kostete 110 Deben.
Unter Ramses II. bekamen hohe Beamte einen Teil ihres Gehaltes in Form von Honig. Aus dem Papyrus Harris erfahren wir, daß Ramses III. die Tempel in Theben und Heliopolis mit außerordentlich großen Honigspenden bedachte. Er selbst führte auf seinen Reisen stets Honig und Kuchen mit sich. Muß man wirklich aus all dem schließen, daß der Honig in Ägypten knapp war und in der Hauptsache aus Importen stammte? Tatsache ist jedenfalls, daß die Bienenzucht, ob in größerem oder kleinerem Umfang, einheimisch war, daß man mit den Bienenvölkern auf dem Nil mit dem Frühling von Süd nach Norden wanderte. Tatsache ist vor allem, daß der Honig so oder so sehr geschätzt und begehrt war für gesunde wie für kranke Tage.

Juden

Im zweiten Buch Moses (3, 8) verspricht Gott, sein Volk »aus Ägyptens Hand zu lösen und es aus diesem Lande hinaufzuführen in ein Land, trefflich und weit, in ein Land, das von Milch und Honig fließt«. Bei der Ankunft an der Grenze berichten die Kundschafter, daß es wirklich ein solches Land von Milch und Honig sei (4. Mos. 13, 27). Palästina war also im 12.—13. Jh. v. Chr., im Gegensatz zur späteren Verödung, noch ein Land mit viel Weide, Wald und wilden Bienenvölkern. Auch zur Zeit Christi muß es noch so gewesen sein. Die Bienen hausten hier in hohlen Bäumen, dort in den reichlich vorhandenen Felsenhöhlen. Im Preislied des Moses auf den helfenden Gott heißt es (5 Mos 32, 13): »Er ließ es Honig aus dem Felsen saugen.« Im Psalm 81, 17 verspricht Gott: »Mit bestem Weizen würde ich sie speisen und mit Honig aus dem Felsen sättigen.« Bei Matthäus 3, 4 heißt es von Johannes: »Seine Nahrung waren Heuschrecken und wilder Honig.« Aus der Bezeichnung »wilder Honig« ersieht man, daß es auch anderen Honig aus regelrechter Bienenzucht gegeben hat. Normalen Honig und damit Bienenzucht bezeugt aber schon 700 Jahre früher Jesaia (7, 15). Sie dürfte unter dem Einfluß der Hethiter entstanden sein.

In 3. Mos. 2, 11 wird bestimmt, daß die erste Honigbeute des Jahres dem Herrn zu opfern sei. Dagegen sollen keine Speisen geopfert werden, die mit Sauerteig und Honig zubereitet sind. Damit sollte eine Grenze gezogen sein zu den heidnischen Völkern der Umgebung, die ihren Göttern solches opferten.
Es ist nicht möglich, auf all die etwa 60 Stellen einzugehen, in denen die Bibel von Honig spricht. Nur an Lukas 24, 42 sei noch erinnert, wo der Auferstandene ein Stück Fisch und eine Honigwabe ißt, um den zweifelnden Jüngern seine lebendige Wirklichkeit zu beweisen.
Die alten Juden kannten aber auch die Heilkräfte des Honigs. Das verrät der Talmud, der viele Überlieferungen festgehalten hat. Demnach galten Milch und Honig als vorzügliche Nahrung für Kleinkinder. Man bot sie einem gern gesehenen Gast an. Man verwandte Honig gegen Herzleiden, Gicht und Bräune und als Wundverband bei Mensch und Tier. Man erwartete, daß der Messias die Seinen im Himmel mit Manna und Honig speisen werde. Honig war eben etwas Besonderes, eine gottgeschenkte und gottgesegnete Speise, die im Rang über anderen Speisen stand.

Inder

Viele Völker reden von einem vergangenen »Goldenen Zeitalter«. Auch die Inder. Damals flossen Milch und Honig in Bächen auf der Erde hin. Noch heute steht der Honig so in Ehren, daß man nur links an einem Honiggefäß vorbeigehen darf. Ihm gebührt der Platz zur Rechten. Und dies im Land des Zuckerrohrs!
Ehrengästen setzt man Madhuparka vor, ein Gericht aus dicker oder süßer Milch und Honig. Madhu ist ein Rauschtrank aus mit Wasser vergorenem Honig. Unser Met. Der gläubige Inder darf Speisen nur von bestimmten Personen und nach genau festgelegten Vorschriften annehmen. Honig aber darf er von jedermann nehmen. Das Ehrenrecht des Honigs übersteigt die hemmenden Schranken. Der Brahmane der höchsten Kaste darf auch in der größten Not mit Honig keinen Handel treiben. Die Ehrfurcht vor der köstlichen Gabe der Natur verbietet das.
Ihre heiligen Schriften, die Veden, erzählen von den Aswinas, den beiden Göttern der Morgenröte. Sie besprengen beim Anschirren ihres Wagens die Erde mit Butter und Honig. Sie nehmen auf ihrem Wagen einen Honigschlauch mit und sprühen mit der Peitsche Honig aus. (Anlaß dazu war sicher der in feinen Tröpfchen auf den Blättern liegende von kleinen Blatt- und Rindensaugern stammende Honigtau, der von den Bienen gesammelt und zu Honig verarbeitet wird.) Zu Mitra und Varuna, den beiden Regengottheiten, betet man: »Betaut mit Milch und Honig die Flur!« — »Gießt für eure Verehrer honigströmende Sahne herab!« — »Begißt mit Sahne das Feld und mit Honig die Lüfte!«
Honig gehört zu den wichtigsten Opfergaben. Mit einer Honigsalbe wird der König bei seiner Weihe übergossen. Honig war die erste Speise des Gottes

Indra nach seiner Geburt. Er muß auch die erste Speise aller Neugeborenen sein. Dreimal wird ihm auf goldenem oder silbernem Löffel eine Mischung aus Honig, Wasser, Milch und Butter gereicht. (Sollte man unseren Täuflingen statt Salz nicht lieber Honig geben?)
Bienenzucht galt wahrscheinlich als religiöse Tätigkeit. Bei der Entnahme des Honigs soll man eine Tulyspflanze (Ocimum nigrum) in der Hand tragen, weil Gott Krishna seine Geliebte in eine solche verwandelt hat. Ihm selbst ist eine große Biene geweiht. Als Vishnu erscheint er zuweilen in Gestalt einer Biene auf einem Lotosblatt. Der Honig soll von seinem höchsten Sitz stammen. Auch andere Götter haben mit Bienen zu tun. Die Seele verläßt den Leib in Gestalt einer Biene. Honig gehört zum Leichenschmaus und zum Opfer für die Totengeister. Honig und Butter gelten als Lieblingsspeisen der Toten im Jenseits.
Honig erscheint in den ärztlichen Rezepten für Heilnahrung und Medizin. Und dies alles, obwohl es an Zuckerrohr nicht fehlte, und der Zucker von Indien her seinen Eingang in Europa fand. Hier ist er dann allerdings im Lauf der Jahrhunderte zum ernsten Konkurrenten für den Honig geworden.

Griechen

Auch im griechischen Raum lebte die Vorstellung von einer paradiesischen Urzeit. Dabei spielt der Honig eine Rolle als »liebliche Speise der Götter« (Homer). Der oberste Gott Zeus, Sohn des Kronos, wird von Nymphen in einer Höhle mit Ziegenmilch und Honig aufgezogen. Später bringt er den von Honigmet berauschten Kronos schlafend auf die Insel der Seligen.
Als Spenderin des Honigs gilt die Göttin Demeter. Ihre Priesterinnen und die in ihre Mysterien eingeweihten Frauen heißen Melissai (Bienen). Zu Ehren des Metgottes Melikertes (Honigschneider) wurden in Korinth Spiele abgehalten, die den Olympischen Spielen gleichwertig waren. Honig wurde geopfert sowohl den Naturgottheiten wie denen, die mit dem Reich der Toten zu tun hatten. Honig kannte man früher als Wein. Met diente im Totenkult.
Bei Homer ist die Rede von wildem Honig und vom Honigsammeln. Er wurde aufbewahrt in großen zweihenkeligen Urnen. Honigkrüge stehen an den Scheiterhaufen der Helden Achilles und Patroklos. Man kennt eine Kraftspeise Kykeon aus Gerstenmehl, geriebenem Käse, Wein und Honig.
Melita, Honiginsel, hieß früher die Insel Malta, die von Schiffen der Griechen angelaufen wurde. Hier soll Aristaios gelebt haben, der Entdecker des Honigs und des Öles, Sohn des Gottes Apollo und einer afrikanischen Königstochter, aufgezogen von Nymphen, die ihn lehrten, Milch gerinnen zu lassen, Oliven zu veredeln und Bienen zu züchten. Sein Name bedeutet »Guttäter«.
Dichter und Bienen gehören zusammen. Bienen sind »Vögel der Musen«. Drei Prophetinnen der Zukunft, die am Parnaß hausten, können nur solange die Wahrheit vorausverkünden als sie sich nähren können mit der Götterspeise Honig. Fehlt er, reden sie wirr durcheinander.

Von dem berühmten Dichter Pindar (518—442 v. Chr.) wird erzählt, daß Götterbotinnen seine Wiege umschwärmten und ihm als erste Nahrung ihren begeisternden Honig gaben. Einmal soll er auf dem Weg zum Sitz der Musen eingeschlafen sein. Als er erwachte, hatten Bienen in seinem Mund ein Honigwäbchen gebaut. Ähnliches wird erzählt vom Dichter Hesiod (um 700 v. Chr.) und dem Philosophen Plato (428—348 v. Chr.). Wir finden die gleiche Legende später beim heiligen Ambrosius (339—397 n. Chr.). Man sah also in Bienen und Honig eine Quelle von Weisheit, Beredsamkeit und dichterischem Schwung.
Der berühmteste Arzt der Antike, der heute noch hochgeschätzte »Vater der Medizin«, war Hippokrates (460—377 v. Chr.). Honig war seine liebste Medizin. Er heilte damit eiternde Wunden und empfahl ihn für Salben. Er gab ihn, wie schon andere vor ihm, bei Fieber. Honig kühle und verdünne das Blut, lehrte er. Seine Schüler, die Hippokratiker, hielten große Stücke auf »Sauerhonig«, eine Lösung von Honig in Wasser und Essig. Sie kannten an die 300 Honigrezepte, 60 davon waren Getränke.
Auch der christliche Brauch der »Gebildbrote« fand sich schon bei den Griechen. Aus Honig und Mehl wurden Hörnchen als Nachbildung der Mondsichel gebacken zu Ehren der Göttin Artemis-Selene, Heroldstäbchen für Hermes, für andere Götter Tiere als unblutiger Ersatz für Opfertiere. Honigkuchen gab es als Siegespreis für Festspiele und als Andenken für Hochzeitsgäste.
Man machte sich damals schon Gedanken darüber, warum man Honigopfer auf die Altäre lege. Der Philosoph Empedokles (480 v. Chr.) meinte, das rühre noch her vom »Goldenen Zeitalter«. Damals sei der Honig von den Bäumen getropft und sei deshalb leicht zu haben gewesen für Dankopfer. Der berühmte Aristoteles (384—322 v. Chr.) schrieb über Bienen. Er wußte, daß die Bienen den Honig aus den Blüten saugen, glaubte aber doch, daß er als Himmelsgabe aus der Luft in diese hineintropfe. Den Thymianhonig von Hymettos hielt er für den besten. Von einem eigenen Honigbuch von Theophrast (372—287 v. Chr.) ist uns leider nur ein Bruchstück erhalten.
Als besondere Künstler der Metbereitung galten die Illyrer. Unter den Honigen galt im allgemeinen der Frühjahrshonig mehr als der herbstliche Heidehonig.
Eine besondere Stellung zum Honig hatte die Gelehrtenschule der Pythagoräer. Sie lebten grundsätzlich nur von Brot und Honig — und wurden auffallend alt dabei. Sie schätzten den Honig aber nicht nur, weil er bei Augenleiden und Vergiftungen half und lebensverlängernd wirkte, sondern auch, weil die Biene als Erscheinungsform der menschlichen Seele galt. Persephone, die Göttin der Unterwelt, der alle Seelen der Verstorbenen unterstellt waren, bezeichnete man auch als »Bienenherrin«.
Bienen und Honig hatten für die Griechen etwas Geheimnisvolles und Wunderbares an sich, was sie in enge Beziehung brachte zum Geistigen, Jenseitigen und Göttlichen.

Römer

Die Römer lernten viel von den Völkern, die sie unterwarfen. Vor allem von den Griechen. Dazu gehörte auch die Wertschätzung des Honigs. So pries der aus Kleinasien nach Rom gekommene Arzt Asklepiades (1. Jh. v. Chr.) den Honig, daß er dem Gaumen behage, die Sinne aufhelle und das Leben verlängere. Zur Zeit des Plinius (23—79 n. Chr.) stehen Bienenzucht und Honighandel in voller Blüte. Zu jedem Landwirtschaftsbetrieb gehörte ein Bienenstand, der von einem eigenen Bienensklaven betreut wurde. Der war zumeist ein Grieche oder ein Sizilianer. Es gab auch Berufsimker, die Imkereien pachtweise übernahmen. Nach dem Schriftsteller Varro (116—27 v. Chr.) erzielten zwei Kriegsveteranen auf einem Viertelhektar Land jährlich 10000 Sesterzien, etwa 1800 DM von ihrer Imkerei. Davon konnten sie leben.

Trotz großer einheimischer Erzeugung mußte noch viel Honig eingeführt werden. Er kam von Kreta, Cypern und anderen griechischen Inseln, viel auch aus Spanien, für das Honig einer der wichtigsten Ausfuhrartikel war, desgleichen ihr ausgezeichneter Honigwein. Von den Galliern und Germanen lernten die Römer einen Met kennen, in dem außer Honig auch Gerstensaft mitvergoren war (Honigbier!). Beliebt waren Honigkuchen. Man lernte Früchte in Honig zu konservieren. Gern tat man das mit Quitten, die deshalb Honigäpfel hießen. Die Ärzte kannten viele Heiltränke, die mit Honig bereitet waren. Eine Regel hieß etwa: Iß täglich am Morgen Honig und du bleibst gesund dein Leben lang! Als man den hundertjährigen Philosophen Demokritos fragte, wie man in solcher Gesundheit so alt werden könne, war seine Antwort: »Äußerlich Öl und innerlich Honig.« Ein anderer gab dem Kaiser Augustus den gesundheitlichen Rat: »Wenig Fett, aber viel Honig!«

Mit dem Wohlstand stiegen die Ansprüche. Das galt auch für den viel gebrauchten Honigwein. Man verbesserte ihn durch Veilchen, Rosen und andere wohlriechende Kräuter, mit Zimt, Safran, Mandeln und anderen Gewürzen. Es gab viele Geheimrezepte und Spezialitäten, die man sich gut bezahlen ließ. Auch dem Wein wurde Honig beigemischt.

Am 21. Februar, dem Volkstrauertag für die Toten, ging man zu den Gräbern und opferte dort Milch und Honig. Am Neujahrstag schenkte man sich weiße Vasen, die mit Honig gefüllt waren. Am 17. März zogen efeubekränzte Priesterinnen durch die Stadt und verkauften Honigkuchen. Den Göttern opferte man Honig und die Kräutersammler brachten sogar der Erde Honigscheiben als Sühnopfer für die beim Sammeln unvermeidliche Beschädigung.

Man kannte den Honigtau, der als glänzender Überzug auf den Blättern liegt. Man hielt ihn für eine Art Schweiß des Himmels, Speichel der Gestirne oder einen Saft aus der Luft. Seine dunkle Farbe erklärte man mit Verunreinigung von der Erde her. Eine Reihe von Schriftstellern legten das Wissen ihrer Zeit über Bienen und Honig in Büchern nieder. So M. T. Varro (116—27 v. Chr.), Vergil (70—19 v. Chr.), Columella (1. Jh. n. Chr.), Plinius (23—79 n. Chr.).

4. Der Honig seit der Zeitenwende

Frühes Christentum

Aus verschiedenen Wurzeln wuchs im jungen Christentum eine hohe Ehrfurcht vor dem Honig.
Einmal fühlte sich die Kirche als »Neuer Bund« Gottes mit den Menschen, als Fortsetzung und Erfüllung des Alten Bundes. Dem alten Gottesvolk aber war verheißen und gegeben worden »das Land, wo Milch und Honig fließt.«
Die Heiden, die zur Kirche stießen, brachten, gleichviel aus welcher Richtung sie kamen, aus ihrem Kulturraum eine hohe Wertschätzung des Honigs mit.
Zum dritten berichten die Evangelien von Johannes, daß er von Heuschrecken und wildem Honig lebte (Matth. 3, 4), von Christus selber, daß er nach seiner Auferstehung Fisch und ein Stück Honigwabe vor den Augen seiner Jünger aß (Luk. 24, 42).
Bei dem weit verbreiteten Brauch, den Neugeborenen Milch und Honig zu reichen, lag es nahe, auch den durch die Taufe Wiedergeborenen das Gleiche zu geben. So geschah es. Verschiedene Kirchenväter des 2. Jahrhunderts schrieben darüber (Clemens von Alexandrien, Tertullian). Tertullian sieht im Honig ein Symbol für den Heiligen Geist. »Der göttliche Geist durchdringt die Materie wie der Honig das Wachs der Wabe.« Ein vom göttlichen Geist erfüllter Mensch ist »eine Wabe voll Honig«. Bis ins 6. Jahrhundert sind die Gaben von Milch und Honig an die Täuflinge bezeugt. Bei den koptischen und äthiopischen Christen haben sie sich bis heute erhalten.
Von Rom und Nordafrika wissen wir, daß im 4.—5. Jahrhundert an Karsamstag und Pfingstsamstag Milch und Honig gesegnet wurden. In Oberitalien blieb das bis ins 10. Jahrhundert.
Nach einer frühchristlichen Legende erhielt die Biene beim Auszug aus dem Paradies einen besonderen Segen. Sie galt als »Magd des Herrn« wie Maria, ihr Wachs als »jungfräuliches Erzeugnis«, als Symbol des Leibes Christi. Darauf soll der Gebrauch der Wachskerzen beim Gottesdienst zurückgehen. Einmal sollen Bienen auf Befehl des ägyptischen Eremiten Antonius (3. Jh.) eine Monstranz aus Wachs um eine geweihte Hostie gebaut haben. Später übertrug man diese Legende auf den heiligen Antonius von Padua.
Weil man die Biene selbst als jungfräulich geboren betrachtete, brachte man sie gern in Beziehung zu Christus, Maria und heiligen Jungfrauen (Agnes, Radegundis, ätherische Biene, beredte Biene, reinste Biene usw.).
Das Lob der Biene fand auch Eingang in das Jubellied des Diakons am Karsamstag, das sog. »Exultet«. Von dem recht ausführlichen früheren Text, der auf Augustinus oder Ambrosius zurückgehen soll, blieb im heutigen Text nur noch eine kurze Erwähnung übrig. Den früheren langen Lobpreis hatte schon der heilige Hieronymus (384) als zu weltlich oder gar heidnisch empfunden. Aber ganz hat sich die Sympathie für die Biene in der Liturgie eben doch nicht unterdrücken lassen.

Byzantiner, Slawen und Mohammedaner

Als Gegenstück zu Rom entwickelte sich im Osten Byzanz als politisch-kulturell-religiöses Zentrum. Es war geistig stark bestimmt von der Fortführung der Gedanken Platos durch den 270 n. Chr. verstorbenen Plotin. In diesem Neuplatonismus spielte die Seele eine große Rolle. Als Symbol der Seele galt die Biene, weil sie sich rein erhält und beim Ausflug ihre Heimat nicht vergißt und zu ihr zurückkehrt. So auch die Seele, die aus höheren Sphären stammt und dahin zurückkehren muß. Ja die Seelen der Verstorbenen sollen geradezu in Gestalt von Bienen vom Mond auf die Erde zurückkehren, um in neuen Körpern wieder aufzuleben. Dem entsprechend wurde auch der Honig geschätzt. Trotz eigener Bienenzucht reichte er nicht aus und wurde in großem Maßstab eingeführt, zum Teil aus Asien, zum großen Teil aus dem nordöstlichen slawischen Raum. Jenseits der Donau, im Lande der Skythen, an den Abhängen der Karpathen, im Raum zwischen Wolga und Böhmen gab es in Felsen, Eichen und unermeßlichen Lindenwäldern Bienen in großer Menge. Obwohl die Slawen selber den Honigtrank liebten, bildete die Ausfuhr von Honig und Wachs für die kühnen Waräger wie für ihre Nachfolger, die Russen, einen wichtigen Wirtschaftszweig, neben Pelzen und Sklaven. Sie errichteten dafür Handelsniederlassungen in Konstantinopel und Bagdad, belieferten Byzanz wie das Reich der Kalifen.

Als Mohammed seine Lehre verkündete, verbot er seinen Jüngern den Wein. Zum Trost dafür empfahl er ihnen eindringlich den Genuß von Honig. »Iß Honig, mein Sohn, denn er ist gut, nicht nur zum Essen, sondern er ist auch ein sehr nützliches Mittel gegen mancherlei Krankheiten.« Als der Bruder eines Todkranken ihm klagte, daß Honig nicht geholfen habe, soll er gesagt haben: »Geh hin und gib deinem Bruder mehr Honig und nochmal Honig und genug Honig, denn Gott sagt die Wahrheit und der Körper deines Bruders lügt.« Darauf sei er gesund geworden.

Für den Araber ist Honig der Inbegriff paradiesischer Wonnen. Von einem Reichen sagt er: »Er schläft, den Mund an einem Honigschlauch.« In den Harems galt Honig als Mittel zur Steigerung der Sinnenfreuden. Ein Met aus Kokosmilch und Honig soll zusammen mit Fischen die Manneskraft erhöhen.

Germanen

Der Name Met für Honigwein geht wohl auf das indogermanische »medhu« zurück. Demnach war Honig und Honigwein den Germanen wie den Kelten und Slawen schon in ihrer Urheimat bekannt. Der Geograph und Astronom Pytheas aus Massilia (=Marseille) unternahm um 330 v. Chr. eine Reise nach Britannien (= England), Thule (= Norwegen) und dem Bernsteinland der deutschen Ostseeküste. Er berichtet, daß in Thule Honig und ein daraus bereiteter Rauschtrank sehr beliebt gewesen seien. Die Waldbienennutzung war den Germanen also sicher seit langem bekannt. Die Hausbienenzucht dürften sie aber erst von den Römern in den ersten christlichen Jahrhunderten gelernt

haben. Sie glaubten wie viele andere Völker an eine überirdische Herkunft des Honigs. Er tropft als Tau von der Weltesche Yggdrasil. Anlaß dazu mag der wirklich manchmal von den Bäumen tropfende, von Pflanzensaugern stammende »Honigtau« gewesen sein. Honig ist Götterspeise und darum auch würdiges Götteropfer, Rückgabe der Göttergabe an die Götter. Nach altisländischer Sage verdankt der Göttervater Odin sein Leben, seine Kraft und Weisheit dem Honigsaft. Die Priester können den Göttern besser dienen, wenn sie beschwingt sind vom Rauschtrank aus Honig. Met ist Ehrengabe des Fürsten an seine Mannen. Er muß immer vorhanden sein. Darum sind die Untertanen verpflichtet, Honig an ihre Herrschaft abzuliefern. Honigzins als eine der ältesten Steuerformen. Nicht weniger wichtig war dann in christlicher Zeit die Abgabe von Wachs, vor allem an geistliche Herrschaften. Die Biene galt als besonders reines Wesen. Darum durften nur Männer Immenväter sein, wegen der allmonatlichen »Unreinheit« der Frau. Auch durfte in Gegenwart der Bienen nicht gestritten werden.
Im Jahre 1653 entdeckte man in der Kathedrale von Tournai das Grab des 481 n. Chr. verstorbenen Frankenkönigs Childerich I. Es enthielt 300 Bienen aus Gold, jede 3,1 Gramm schwer, mit einem Ring an der Unterseite. Sie waren damit wohl am Königsmantel befestigt. Ein Zeichen für die Hochschätzung der königlichen Biene wie einst in Ägypten. Die Napoleonsbiene geht auf die Childerichsbienen zurück.
Unter der Kirche von Sankt Severin in Köln befinden sich Gräber der fränkischen Merowingerherrscher. Unter den Grabbeigaben war auch gebratenes Geflügel in Honigsoße und Hirsebrei mit Honig als Nachspeise.
Mit der Zeit wurde die Wildbienennutzung streng rechtlich geordnet. Wer ein Bienenvolk im Wald entdeckt hatte, durfte es mit seinem Zeichen markieren und hatte damit das alleinige Recht, Honig und Wachs daraus zu entnehmen, zu »zeideln«. Er konnte es auch auf seinen Grundbesitz versetzen. Damit wurde das Wildvolk zu einem Hausvolk, wie es bei den Römern schon Brauch war. Allerdings konnte das Recht auf das Wildvolk auch eingeschränkt werden zugunsten des Grundherrn. Der Zeidler hatte ihm Abgaben zu entrichten.
Als die Germanen Christen wurden, gab es für Verfehlungen an Bienen auch kirchliche Bestimmungen. So stand in einem Bußbuch auch die Frage, ob der Beichtende etwa dem Nachbarn aus Bosheit den Honig weggezaubert hätte.
Es gab einen blühenden Honighandel, der aus dem Osten nach Magdeburg und anderen Städten und weiter nach dem Westen führte.
Um 700 verlangte der englische König Ine von Wessex je Hufe Land neben anderem ein Faß Honig mit 33 Litern Inhalt. Honig wurde in England gegen verschiedene Krankheiten verwendet, darunter auch gegen Liebesschmerzen.
Der berühmte Chronist Ekkehard vom Kloster St. Gallen (980—1036) berichtet über den seinerzeit üblichen Speisezettel. Dazu gehörte Honig, Honig in der Wabe, Käse mit Honig, Wein mit Honig, Milch mit Honig, Met. An Ostern wurde Honig allein oder Milch und Honig geweiht, »damit es einem jeden,

der davon genießt, zum Heil seines Geistes und Körpers gereiche.«
Um 800 erläßt Karl der Große eine Verordnung über die Pflege der Landgüter. Jedes Mustergut muß einen Imker und Methersteller haben. Es muß viel Honig und Wachs und Met gewonnen werden für den königlichen Hof.
In den Chroniken der Klöster werden immer wieder gute und schlechte Bienenjahre erwähnt. Schlecht waren z. B. die Jahre 843, 893, 1035, 1150, 1271, 1274. Solche Aufzeichnungen verraten, wie wichtig alles genommen wurde, was mit Bienen zusammenhing.

5. Zeidlerei als Erwerbszweig

Die Germanen kannten, wie der Mensch von Urzeit her, die Nutzung der Wildbienen. Sie gingen aber sehr früh, nach oder auch schon vor ihrer Berührung mit den Römern zur Hausbienenzucht in Körben über. Die Slawen blieben bei der Waldzeidlerei. Durch sie kam auch bei ihren Besiegern, den Germanen, die Waldbienenzucht wieder neu in Brauch. Sie wurde gesetzlich geregelt. Die Zeidler wurden eine Art Berufsstand mit eigener Gerichtsbarkeit. Wenn sie sich auch wohl nicht voll davon ernährten, so hatten sie damit doch einen wichtigen Nebenerwerb, der ihnen gesetzlich garantiert war. Einer, der unrechtmäßigerweise Honig aus ihren Waldvölkern entnahm, konnte das mit seinem ganzen Vermögen, ja sogar mit seinem Leben bezahlen müssen. Man durfte ihn am nächsten Baum aufhängen. Als ein so hohes Gut galt der Honig (Abb. 4).
Es entstanden bedeutende Zentren der Zeidlerei. Eines davon war seit etwa 900—1000 n. Chr. der Nürnberger Reichswald. Im Zusammenhang damit entwickelte sich in Nürnberg die berühmte Lebkuchenindustrie. (Leb hat nichts mit Leben zu tun, sondern mit Leib, der Form des Brotlaibes zum Unterschied von anderen Kuchenformen.) Grundlage: Honigteig mit Pfeffer und anderen Gewürzen. Für Met und Lebkuchen ging ein großer Teil des gewonnenen Honigs auf. Die Lebküchler bildeten eine ansehnliche Gruppe in der Bäckerzunft.
Außer Nürnberg wurden auch andere Städte berühmt durch ihre Lebkuchen: Straubinger Leckerl, Basler Leckerli, Braunschweiger Pfefferkuchen, Offenbacher Pfeffernüsse usw. Lebkuchen sind nicht nur schmackhaft, sie sind durch ihren Honiggehalt auch leicht verdaulich und lange haltbar. Es gab eine eigene Behörde, die über die gute Qualität von Met und Lebkuchen zu wachen hatte.

Honig war in ganz Europa ein wichtiger Handelsartikel — und ist es bis heute. Eine wirkliche Berufsimkerei entwickelte sich seit vielen Jahrhunderten in der Lüneburger Heide. Sie besteht bis heute, geht aber stark zurück. Sie beruht auf der Korbbienenzucht. Der etwas sulzig herb schmeckende Heidehonig wird von Liebhabern besonders hochgeschätzt, von anderen als weniger wertvoll betrachtet. Eine Besonderheit ist hier der beim Ausschneiden der Körbe gewonnene Scheibenhonig, Honig in der Wabe, der so gegessen wird. Das Mitkauen des Wachses erhöht den Genuß und soll lindernd auf Asthma wirken.

Jetzt in diesen kalten Zeiten
ist bei unsern alten Leuten
immer irgend etwas los.
Und der Arzt empfiehlt ganz groß
Honig für das Herz der Tante,
für die Mutter, die sich brannte,
für den Opa, der so schwer
leidet, denn er hustet sehr.
Und das ist bestimmt ganz richtig.
Honig ist tatsächlich wichtig.
Honig hilft für allerlei,
ist die beste Hausarznei.
Lunge, Herz läßt sich kurieren,
Magen, Leber, Galle, Nieren,
Mundausschlag und Heiserkeit,
schlechter Schlaf und Müdigkeit,
Nerven, Wunden aller Art,
selbst mit Eiter schon gepaart.
Auch für ungesundes Blut
Honig wahre Wunder tut.
Kaum ein Leiden, ein Organ,
das nicht spräch auf Honig an ...

Verse aus »Herold, Bienenjahr«

Nebenstehend:
Abb. 4 Zeidler bei der Arbeit. Aus Krünitz, Enzyklopädie, Berlin 1774

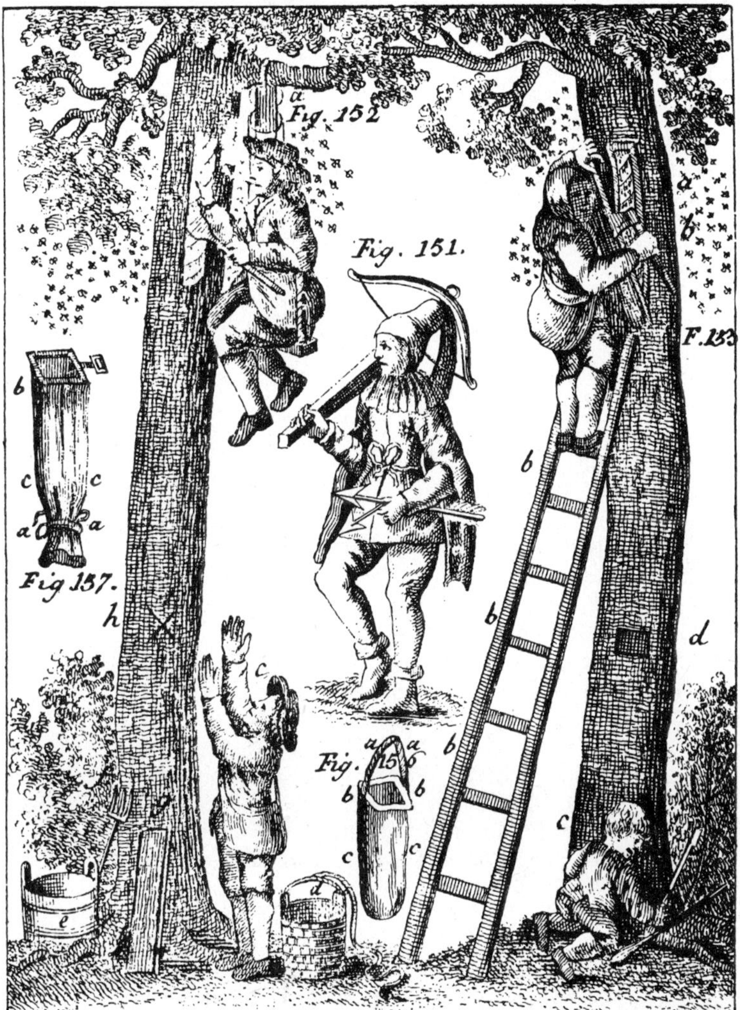

Fig. 152
Fig. 151.
F. 153
Fig 157.
Fig. 156
1 2 3 4 5 6 7 8 9 10 11 12
Maasstab nach dem Leipziger Fuss
Fig 154.
Fig 155.
Fig. 158

II. Honig heute

A. Grundsätzliches

1. Rohr- und Rübenzucker als Konkurrenz

Im Anfang war der Honig. Jahrtausende lang blieb er der einzige Süßstoff. Dann bekam er Konkurrenz durch den Zucker. Im dritten Jahrhundert n. Chr. lernten die Inder den Saft des Zuckerrohrs einzudicken, zu schleudern und in eine transportfähige Masse zu verwandeln. Die Perser kamen darauf, wie man diesen Zucker raffiniert und in eine Zuckerhutform gießt. Die Araber verbreiteten ihn zur Zeit, da sie weitgehend die Welt beherrschten, in den Ländern des europäischen Westens. Mittelpunkt der Fabrikation wurde Ägypten. Von da kam das Zuckerrohr nach Mesopotamien und Spanien. Zu Anfang des 15. Jahrhunderts finden wir es in Madeira und Sizilien, um 1420 auf den Kanarischen Inseln. Damit war die Entwicklung des Zuckerrohranbaues in der alten Welt abgeschlossen. Viel davon richteten die Türken in Vorderasien und Nordafrika wieder zugrunde. Ersatz dafür schuf Columbus. Auf seiner zweiten Reise 1493 brachte er das Zuckerrohr nach Amerika. Es gedieh in »Westindien« so gut wie in seiner ostindischen Heimat, wesentlich besser als im südlichen Europa. Schon 1515 kam der erste amerikanische Zucker nach Spanien. Durch Massenanbau sank der ursprünglich hohe Preis. Um 1450 kostete das Pfund in England noch 12 Mark, um 1550 nur noch 3,67 Mark. Um 1700 führt England jährlich schon zehntausend Tonnen Zucker ein. Um 1800 liefert die Insel San Domingo allein schon 80000 Tonnen. Ein großer Teil davon wird erst in Europa raffiniert. Zu den Plantagen in Amerika, Kuba, Brasilien kamen solche in Madagaskar, Niederländisch Indien, auf Formosa und den Philippinen usw. Die Rohrzuckerfabriken schossen in Europa unter dem großen Angebot an Rohstoff im Lauf des 19. Jahrhunderts geradezu aus dem Boden.

Im Jahre 1747 teilte der Berliner Chemiker Andreas Sigismund Marggraf der Akademie der Wissenschaften und schönen Künste mit, daß es ihm gelungen sei, aus drei Pflanzen Zucker zu gewinnen: Mangold, Zuckerwurzel und Runkelrübe. Er selber war nicht Geschäftsmann genug um seine Erfindung auszunützen. Das tat sein Schüler Franz Karl Achard. Unter großen Schwierigkeiten gründete er auf seinem Gut zu Cunern in Schlesien 1821 die erste Rübenzuckerfabrik. Er starb zwar selber am Tag der Gründung, aber der Anfang war damit gemacht. Durch systematische Zucht wurde die Zuckerrübe stark verbessert. Anfangs brauchte man 25 Zentner Rüben für einen Zentner

Zucker, 1836 20, 1840 17, 1850 13, 1860 11, nach 1910 nur noch 6. Ein eindrucksvolles Beispiel, was durch beharrliche Leistungszucht zu erreichen ist. Durch diese ganze Entwicklung wurde der Zucker ein billiges, jedermann zugängliches Nahrungsmittel. Die Weltzuckererzeugung aus Rohr und Rübe stieg von 1885 bis 1955 von etwa 5 auf 37,6 Millionen Tonnen. Der Zuckerverbrauch pro Kopf und Jahr liegt in Deutschland bei einem halben Zentner, der Honigverbrauch dagegen nur bei 750—1000 Gramm, in Holland und Frankreich bei 300, in Italien gar nur bei 150 Gramm. Siehe Tabelle aus Belgique Apicole September 1966.

Honigerzeugung und Honigverbrauch in der EWG 1965

(Nach Vanhee in Belgique Apicole 1966/9)

	Westdeutschland	Italien	Frankreich	Holland	Belgien	Luxemburg
Einwohner	57 607 000	50 698 000	48 500 000	12 210 000	9 500 000	325 000
Fläche in qkm	248 300	302 000	550 986	34 186	30 507	2 585
Einwohner auf 1 qkm	232	168	88	360	310	130
Imker	126 750	75 000	110 000	9 000	10 265	1 285
Völker insges.	1 325 000	750 000	1 000 000	65 000	82 350	15 000
Völker auf 1 qkm	5,3	2,4	1,9	2	2,6	5,7
Völker auf 1000 Einwohner	23	15	20	5,3	8,6	46
Einwohner auf 1 Volk	43	67	41	188	115	22
Honigernte kg	10 600 000	7 000 000	12 000 000	812 000	650 000	150 000
Honigeinfuhr kg	36 000 000	1 200 000	3 500 000	3 000 000	1 150 000	150 000
Honigausfuhr kg	—	100 000	250 000	300 000	—	—
Honigverbrauch insgesamt	46 600 000	8 000 000	15 250 000	3 500 000	2 150 000	300 000
Verbrauch pro Kopf kg	0,75	0,15	0,3	0,3	0,25	1
Ernte pro Volk kg	12	10	12,5	12,5	8,5	10
Verbraucherpreis kg in Belg. Frank.	125	70	65	60	100	95

Kurs des Belgischen Franken April 1967: 100 F in Noten = DM 7.73
100 F in Münzen = DM 6.50

2. *Was ist Honig?*

Als Süßmittel ist der Honig durch den Zucker hoffnungslos überrannt. Aber mitten in der Zuckerseligkeit begann man sich mit der Zeit zu fragen: Ist Honig nicht doch mehr als ein Nahrungsmittel? Kann man ihn gleich und gleich neben den Zucker stellen? Hatten die Jahrtausende unrecht, wenn sie im Honig etwas ganz Besonderes sahen? Galt nicht von so mancher medizinischen Erkenntnis früherer Zeiten: »Was du ererbt von deinen Vätern hast, erwirb es, um es zu besitzen!« Man denke an Kamille, Salbei, Fingerhut und andere Kräuter, deren seit eh und je gerühmte Heilkraft von der modernen Medizin bestätigt wurde. Sollte es beim Honig nicht ähnlich sein? Also ging man diesem geheimnisvollen Stoff Honig mit den Mitteln der seit dem letzten Jahrhundert mächtig sich aufschwingenden chemischen Wissenschaft zuleibe. Was ist Honig? Was steckt darin? Ist das Gute, das man ihm zuschreibt, durch seine Zusammensetzung begründet?

Der *Jurist* sagt: »Honig ist der süße Stoff, den die Bienen erzeugen, indem sie Nektarsäfte oder auch andere, an lebenden Pflanzenteilen sich vorfindende süße Säfte aufnehmen, durch körpereigene Stoffe bereichern, in ihrem Körper verändern, in Waben aufspeichern und dort reifen lassen.« (Lebensmittelgesetz, Verordnung über Honig vom 21. März 1930.)

Der *Chemiker* geht nun all diesen Aussagen mit seinen Mitteln nach. Er fragt also: Was sind Nektariensäfte, was andere süße Säfte an Pflanzen? Wie entstehen sie? Was enthalten sie? Was geschieht mit ihnen, wenn Bienen sie sammeln, verändern, mit Körpersäften bereichern, in Waben speichern und reifen lassen? Dabei arbeitet er notgedrungen mit dem Biologen zusammen.

3. *Was heißt Nektar?*

Wie kommen wir auf den Namen Nektar? Jeder spürt, das ist ein Fremdwort. Woher stammt es? Der römische Dichter Vergil sagt in seiner Dichtung über die Landwirtschaft, die Bienen »füllen die Zellen mit flüssigem Nektar«. Er meint damit natürlich den Honig. Er will sich aber in seiner dichterisch gehobenen Sprache gewählt ausdrücken und nimmt statt des gebräuchlichen lateinischen Wortes »mel« das griechische »nectar«. Das heißt »Göttertrank« und kann außer Honig auch Milch, Wein und allerlei Süßes bedeuten. Ich bin kein Sprachforscher. Und doch reizt es mich, irgendwie hinter das Wort zu kommen. Zerlegen wir das Wort »chemisch« in seine Bestandteile: nektar. Der Stamm nek bedeutet Tod, Leiche, Verstorbener. Das gäbe über den Ahnenkult einen Weg zu den Göttern. Und tar könnte mit teras zu tun haben, das heißt Zeichen, Vorzeichen, Götter- und Wunderzeichen. Wären wir wieder bei Göttern. Aber besser gefällt mir die Trennung in die Wurzel »ne« und kta... Der Stamm »ne« bedeutet neu, frisch, jung (lateinisch nov, deutsch neu, französisch neuf, englisch new). Als ne, nea, neo, neä erscheint es in vielen griechischen Worten und besagt immer neu, jung, jugendlich, jugendfrisch. Der Stamm kta hat mit Erwerb und Besitz zu tun: ktaomai, sich etwas verschaffen, erwerben, gewinnen; ktear, ktänos oder ktäma Besitz, Schatz, Vermögen, ktäsis Erwerbung, ktätos erworben. Dann wäre Nektar also etwas, womit sich die Götter ewige Jugend erwerben und erhalten, ein verjüngendes und jungerhaltendes Lebenselixier. Das paßt ausgezeichnet zu dem uralten Glauben an die heilende, stärkende und lebensverlängernde Kraft des Honigs. Heute verstehen wir unter Nektar nicht den fertigen Honig, sondern den süßen Rohstoff, den die Bienen sammeln und erst in Honig verwandeln.

4. Wie Nektar entsteht

Man nennt den Honig eingefangenen Sonnenschein. Stimmt! Denn ohne Sonne kein Zucker, ohne Zucker kein Nektar, ohne Nektar kein Honig. Freilich macht es die Sonne nicht allein. Sie braucht dazu einen Helfer, wenn man will, einen Apparat. Der Apparat heißt Blattgrün, Fachname Chlorophyll. Und was die beiden miteinander schaffen, nennt man Photosynthese, Zusammensetzung durch Licht. Die Teile, die miteinander verkuppelt werden, sind Kohlenstoff und Wasser. Und was dabei herauskommt, sind Zuckerstoffe, Kohlenhydrate, Kohlenstoffwassergebilde. (Nicht zu verwechseln mit Kohlenwasserstoffen wie Benzin, Benzol usw., bei denen nicht Kohlenstoff und Wasser (H_2O) zusammenkommen, sondern nur Kohlenstoff und Wasserstoff (H).

Woher kommt der Kohlenstoff? Er treibt sich in der Luft herum, nicht allein, sondern Hand in Hand mit zwei Atomen Sauerstoff, als Kohlendioxid, wir sagen meist Kohlensäure. Durch die Atemöffnungen der Blätter dringt er ins Innere und kommt damit in Berührung mit dem Blattgrün. Mit diesem Kohlendioxid (CO_2) ist aber so nicht viel anzufangen. Man kann sagen, es ist verbrannter Kohlenstoff, Asche in Gasform. Hat keine Energie mehr. Soll er wieder etwas taugen, muß die Verbrennung rückgängig gemacht werden. Er muß die Hände wieder frei bekommen. Die beiden Sauerstoffkumpane, die ihn lähmen, müssen weg. An ihre Stelle muß Wasser. Die aber wollen nicht. Sie lassen sich nicht so mir nichts dir nichts wegboxen. Wie es dann doch gelingt, darüber haben sich die Chemiker Jahrzehnte lang den Kopf zerbrochen. Erst seit 1956 sieht man besser durch. M. Calvin und seine Mitarbeiter haben es in geduldiger Arbeit mit Hilfe von radioaktivem Kohlenstoff herausgebracht. Es beginnt in der Zelle eine Art chemisches Kesseltreiben. Was auf einmal nicht geht, geht nach und nach. Kreisprozeß sagen sie dazu. Auch Phosphor fährt mit in dem Karussell. Die Einzelheiten überlassen wir dem Fachmann. Für uns Leute genügt die grobe Formel:

CO_2 (Kohlendioxyd) + H_2O (Wasser) ergibt
CH_2O (Kohlenhydrat) + O_2 (Sauerstoff)

Der Sauerstoff wird an die Luft abgegeben. Das Kohlenhydrat wird dem Lebendigen eingegliedert. Alle organische Substanz auf dieser Erde hat ihren Ursprung in dieser Photosynthese. Obwohl die Luft nur 0,03% Kohlendioxid enthält, ist es das Jahr hindurch doch eine gewaltige Masse, was da im Blattgrün mit Hilfe der Lichtenergie verarbeitet wird: 150 Milliarden Tonnen Kohlenstoff, 25 Milliarden Tonnen Wasserstoff und 400 Milliarden Tonnen Sauerstoff, die dabei frei werden. Alle 200 Jahre wird die gesamte Kohlensäure der Atmosphäre einmal durch die Pflanzen- und Tierwelt durchgeschleust. Und alle 2000 Jahre wird der gesamte Sauerstoff erneuert. Neun Zehntel von allem wird durch die Algen der Ozeane umgesetzt, nur ein Zehntel von den Landpflanzen. Und auch dieses Zehntel wird nicht samt und sonders zu Nektar und Honig. Denn auch die Cellulose, Fett, Eiweiß, Farbstoffe usw. usw. nehmen ihren Ausgang vom »Urstoff« Kohlenhydrat. Aller Anfang ist Zucker.

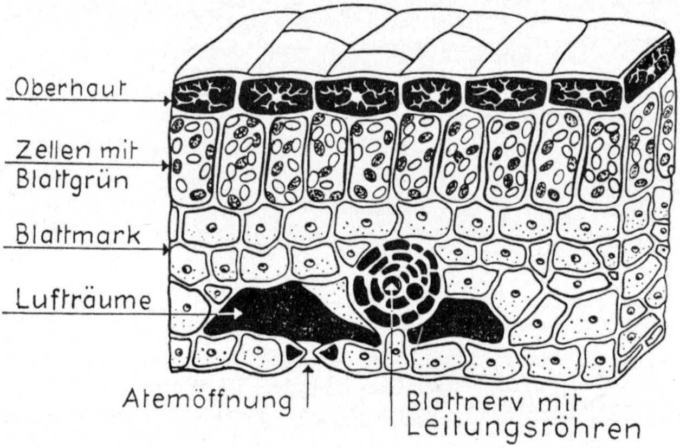

Abb. 5 Ein Blick in die wichtigste chemische Fabrik der Welt: das grüne Blatt der Pflanzen. In dieser geheimnisvollen Werkstatt des Lebens wird lautlos, ohne die Anstrengung von Arbeitern, Motoren, Doktoren und Direktoren die Nahrung für alles tierische und menschliche Leben erzeugt, auch Honigtau und Nektar, aus Sonne, Luft und Wasser und kleinsten Mengen anderer Grundstoffe, die durch die Wurzeln aus der Erde bezogen werden.

Es gibt viele Zucker, einfache, mehrfache und vielfache. Dabei heißt einfach nicht etwa die Grundformel von Kohlenhydrat CH_2O, ein Kohleatom mit einem Molekül Wasser. Ein Einfachzucker ist ein Zucker, den man nicht unter Wasseraufnahme in andere Zuckereinheiten zerlegen kann. Bei Mehrfach-

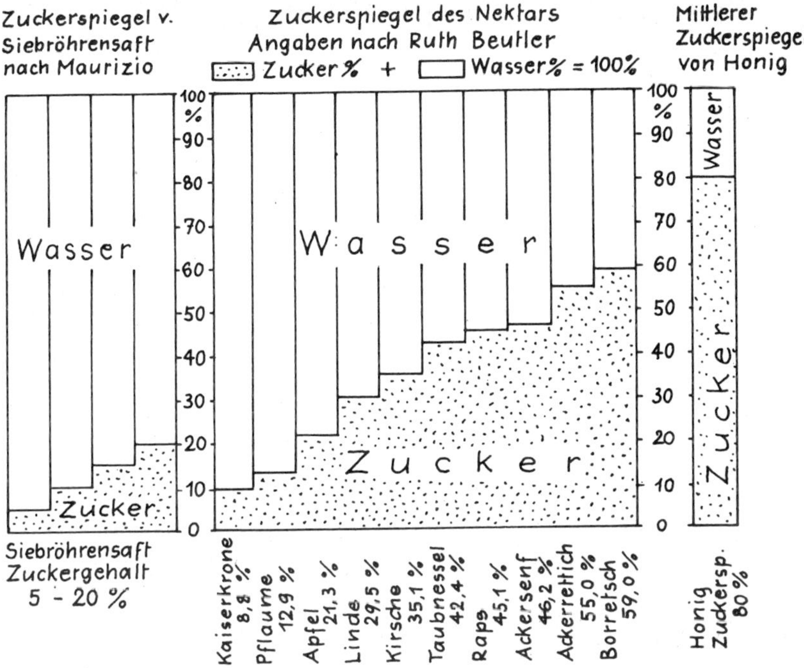

Abb. 6 Zuckerspiegel von Siebröhrensaft, Nektar und Honig. Der Siebröhrensaft wird durch die Nektarien — und ähnlich durch die Honigtauerzeuger — verändert und konzentriert und durch die Bienen vollends zu Honig ausgereift.

und Vielfachzuckern kann man das. So ist unser gewöhnlicher Haushaltszucker, der Rohr- oder Rübenzucker (Saccharose), ein Zweifachzucker (Disaccharid). Er läßt sich chemisch spalten zu einem Molekül Traubenzucker (Glucose) und einem Molekül Fruchtzucker (Fructose). Beide haben sie sechs Kohlehydrateinheiten. Sechs Kohlenstoffatome sind aneinandergekettet und jedes hat ein Sauerstoff- und zwei Wasserstoffatome neben sich, bei beiden in etwas verschiedener Anordnung. Aber sie sind Einfachzucker (Monosaccharide).

Auch Malzzucker ist ein Zweifachzucker. Wird er gespalten, kommen zwei Traubenzuckermoleküle heraus. Stärke ist ein Vielfachzucker (Polysaccharid) — obwohl sie nicht mehr süß schmeckt. Bis zu 100 Einfachzuckerteilchen erscheinen bei ihrer Spaltung. Auch die Cellulose ist aus vielen Traubenzuckermolekülen zusammengesetzt. Darum kann man auch aus Holz Zucker fabrizieren.

Wie unsere Nährstoffe ins Blut übergehen und von ihm zu den einzelnen Organen getragen werden, so ist es auch bei der Pflanze. Stoffe, die sie in ihren

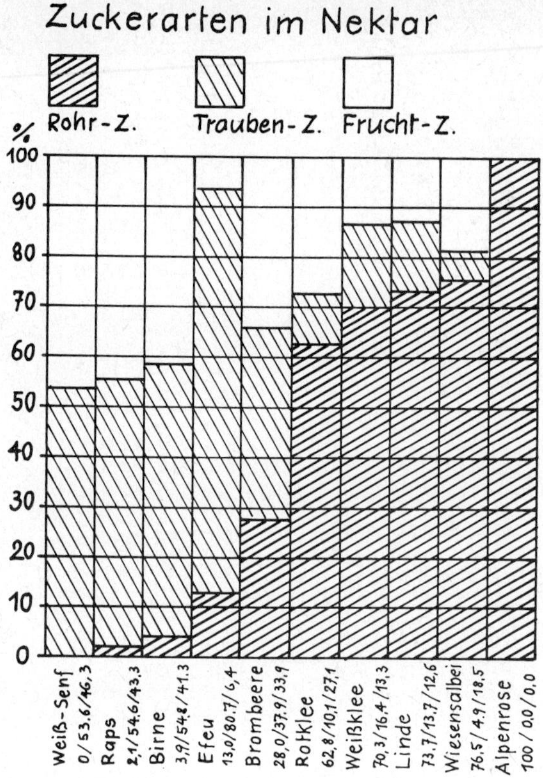

Abb. 7 Die Zuckerarten sind im Nektar je nach Pflanzenart in verschiedenem Prozentsatz enthalten. Das wirkt sich auch auf das Fertigprodukt, den Honig, aus, so daß Honig niemals gleich Honig ist, verschieden je nach dem Trachtangebot von Gegend und Jahr.

Blättern erzeugt, gehen in aderähnliche Saftleitungen über, verbinden sich mit dem Wasser und den Nährsalzen, die aus den Wurzeln aufsteigen. Dieser Nahrungsstrom zieht zu allen Organen und Zellen, erhält und füttert sie, so daß sie wachsen und sich entwickeln. Besonders gut meint er es mit den Fortpflanzungsorganen, den Blüten. Sie werden so gut versorgt, daß sie von ihrem Reichtum noch etwas abgeben können. Sie tun das durch besondere Drüsen, die Nektarien. Sie locken damit Insekten an, die beim Naschen dieses köstlichen Trankes den männlichen Blütenstaub auf die weiblichen Narben abstreifen und sie so befruchten. Die wichtigsten von diesen Insekten sind unsere Bienen.

Man hat diese Drüsenabscheidung, den Nektar, vielfältig untersucht. Er ist bei jeder Pflanze ein bißchen anders zusammengesetzt. Immer enthält er außer Wasser und geringen Mengen anderer Stoffe einen wechselnden Prozentsatz verschiedener Zucker (Abb. 6 und 7).

5. Grundsätzliches zur menschlichen Ernährung

Bevor wir uns mit den heutigen Erkenntnissen über den gesundheitlichen Wert von Honig und Pollen befassen, müssen wir einen Blick tun auf die Wissenschaft von der menschlichen Ernährung überhaupt.
Was braucht der Mensch? Antwort: Wasser, Eiweiß, Fett, Kohlenhydrate, Vitamine, Mineralstoffe, letztere zum Teil in größerer, zum Teil auch nur in winziger Menge. Man spricht dann von Spurenelementen.

Wasser — Ein erwachsener Mensch von 70 kg braucht im Tag etwa 2,5 Liter Wasser. Davon nimmt er die Hälfte unbemerkt mit Speisen (Obst, Gemüse usw.) zu sich, die andere Hälfte in Form von Getränken. Honig enthält 20 % Wasser.
Wenn man die Nahrungsstoffe — etwas zu grob schematisch — einteilt in Aufbaustoffe, Betriebsstoffe (Energieträger) und Wirkstoffe, dann gehört das Wasser zu allen. Ohne Wasser wäre weder Aufbau noch Stoffumsatz möglich. Von 70 kg Körpergewicht sind 50 kg Wasser.

Eiweiß — Eiweiße (Proteine) sind nicht die einzigen, aber die wichtigsten Aufbaustoffe. Sie bestehen aus 22 Bausteinen, den Aminosäuren, die in unendlicher Mannigfaltigkeit zusammengruppiert sind. (Manche geben nur 20 Aminosäuren an, manche 24.) Seit 30 Jahren weiß man, daß 8 (oder 9) davon vom Menschen nicht selber gebildet werden können. Sie müssen von außen zugeführt werden. Sie werden deswegen als »essentiell«, d. h. notwendig bezeichnet. Die anderen kann er aus pflanzlichem oder tierischem Eiweiß aufbauen, das er bei der Verdauung in seine einzelnen Aminosäuren zerlegt und wieder nach seinem eigenen menschlichen Muster neu zusammensetzt. Dabei kann er tierisches Eiweiß besser auswerten als pflanzliches. Man spricht von verschiedener »Wertigkeit« des Eiweißes. So kann der Mensch aus 100 Gramm Milcheiweiß wieder 100 Gramm eigenes Körpereiweiß aufbauen, aus 100 g Ei 94, aus 100 g Weizeneiweiß nur 42 g Körpereiweiß. Der Erwachsene braucht im Tag 1 Gramm Eiweiß auf 1 kg Körpergewicht, vom 65. Lebensjahr 1,2 g, also bei 70 kg Gewicht 70 bzw. 84 Gramm verwertbares Eiweiß. Man soll diesen Bedarf zu einem Drittel, besser zur Hälfte, aus tierischem Eiweiß decken. Überschüssiges Eiweiß, das im Augenblick nicht zum Aufbau gebraucht wird, wird gleich Kohlenhydraten und Fetten als Energiespender verwendet.

Fett — Fette liefern in erster Linie Wärme und Energie. Sie ermöglichen auch die Ausnützung fettlöslicher Vitamine. Butter enthält selber Vitamine. Besonders wertvoll sind Fette mit viel ungesättigten Fettsäuren wie etwa Weizenkeimöl, Sonnenblumenöl usw. Bei schwerer körperlicher Arbeit braucht ein Mann im Tag bis etwa 135 g Fett, ohne solche nur 75 g. Fettpolster des Körpers sind aufgespeicherte Energie, die bei hohem Kraftverbrauch oder mangelndem Nahrungsnachschub abgebaut wird.

Kohlenhydrate — Die wichtigsten Energielieferanten sind die Kohlenhydrate, verständlicher gesagt die Zuckerstoffe. Es gibt Einfachzucker (Traubenzucker, Fruchtzucker), Zweifachzucker (Rübenzucker, Malzzucker, Milchzucker), Mehrfachzucker (Dextrine) und Vielfachzucker (Stärke). Alle zusammengesetzten Zucker müssen in Einfachzucker aufgespalten werden, wenn sie in den Stoffwechsel des Körpers aufgenommen werden sollen. Die Einfachform wird entweder sofort verbraucht oder als Überschuß in der Leber wieder zu tierischer Stärke (Glycogen) zusammengebaut und gespeichert oder auch in Fett verwandelt und in den Fettpolstern abgelagert. Ob man mehr oder weniger Kohlenhydrate braucht, hängt ganz von der körperlichen Arbeit ab, die man zu leisten hat. Bei sitzender Lebensweise im mittleren Lebensalter kommt man mit etwa 390 g Kohlenhydraten aus.
Die für Eiweiß, Fett und Zuckerstoffe genannten Zahlen gelten natürlich für die Reinsubstanz. Das in Brot, Fleisch, Honig usw. enthaltene Wasser zählt nicht mit. Reinsubstanzen haben wir in Kristallzucker, Maisstärke, Reisstärke, Kartoffelstärke. Sie sind deshalb bei Kostplänen voll zu werten.

Vitamine — Von den Vitaminen kennt man weniger Ort und Art ihrer Wirksamkeit als vielmehr die gesundheitlichen Schäden, die entstehen, wenn sie fehlen: Skorbut, Rachitis, Seh- und Nervenstörungen usw. Vielleicht kann man sie als unentbehrliche Schmierstoffe im Getriebe des Stoffwechsels betrachten. Sie müssen, mit wenigen Ausnahmen, von außen aufgenommen werden, weil der Körper sie nicht selber bilden kann. Über Namen, Wirkung und Tagesbedarf siehe S. 139–150.

Mineralstoffe — An Mineralstoffen braucht der Mensch in größeren Mengen (Grammengen) täglich: Natrium, Kalium, Calcium, Magnesium, Chloride und Phosphate. In geringen Mengen (Milligrammengen), darum Spurenelemente genannt: Eisen, Kupfer, Mangan, Kobalt, Molybdän, Zink, Silicium, Jod und Fluor.
Dieser kurze Überblick über den Nahrungsbedarf des Menschen mag manchen Lesern genügen. Für andere, die tiefer in Zusammenhänge eindringen wollen, müssen wir etwas weiter ausholen.

B. Inhaltsstoffe des Honigs

1. Die Zuckerstoffe des Honigs

Unser Haushaltszucker enthält Rohr-(Rüben-)zucker und sonst nichts. Im Honig bildet Rohrzucker nur einen ganz kleinen Anteil. Die Hauptsache sind Fruchtzucker und Traubenzucker. Daneben finden sich noch verschiedene Doppel- und Mehrfachzucker wie Maltose, Isomaltose, Erlose, Kestose, Raffinose, Melezitose. Das Mengenverhältnis zeigt eine Aufstellung von White (1962) (Aus: Biol. d'abeille, Bd. 3, 288).

Das Mengenverhältnis der Zuckerarten im Honig:

Fruchtzucker	38,19 %
Traubenzucker	31,28 %
Rohrzucker	1,31 %
Maltose und andere Doppelzucker	7,31 %
Mehrfachzucker	1,50 %

Uns interessieren am Honig die beiden Einfachzucker, Traubenzucker (Glucose) und Fruchtzucker (Fructose), die man beide zusammen als Invertzucker bezeichnet.

Traubenzucker

Traubenzucker ist der wichtigste Zucker im Organismus. Er ist im Blut und fast allen Organen enthalten. Sein chemischer Name ist Glucose, zuweilen auch Dextrose, weil er den polarisierten Lichtstrahl nach rechts dreht (dexter = rechts). Frei kommt er in Obst und Honig vor. Im Rohrzucker ist er chemisch an Fruchtzucker gebunden und muß von diesem erst durch Verdauungsarbeit getrennt werden, um für den Körper brauchbar zu werden. Aus Honig kann er direkt und rasch entnommen werden. Er besitzt 6 Kohlenstoffatome, die unter sich und an Wasser gebunden sind. In sehr komplizierten Vorgängen wird das Wasser stufenweise durch Sauerstoff ersetzt. Das heißt der Kohlenstoff wird langsam zu CO_2, Kohlendioxid, verbrannt und gibt dabei Energie ab. Traubenzucker ist also Heiz- und Betriebsstoff im Körperhaushalt.
Der Muskel kann allen Zucker nur in Form von Traubenzucker verwerten. Anderer Zucker muß darum in Traubenzucker überführt werden. Wenn der Traubenzucker des Muskels durch Arbeit verbraucht wird, bezieht er solchen wieder aus dem Blut nach. Der Nüchternblutzuckerspiegel liegt bei 100 mg in 100 ml (= ccm) Blut, schwankt normal zwischen 70—120. Der Gesamtgehalt des Blutes beträgt etwa 5 g. Ein Regulationsmechanismus sorgt dafür, daß der Blutzuckergehalt in den richtigen Grenzen bleibt. Überschüsse werden in den Depotstoff Glycogen verwandelt und hauptsächlich in der Leber abge-

lagert, bei Bedarf von dort wieder abgerufen und in Form von Traubenzucker ins Blut gegeben.

Bei der Verwertung des Traubenzuckers spielt das aus der Bauchspeicheldrüse stammende Insulin eine entscheidende Rolle. Wird zu wenig Insulin erzeugt oder wird es durch einen Gegenstoff unwirksam gemacht, dann gerät der Zuckerhaushalt aus den Fugen. Der Blutzucker steigt auf 300 und mehr. Es entstehen Gifte, die zum Tod führen können (Zuckerkrankheit, Coma diabeticum). Abwehr: Diät, Muskeltätigkeit, Insulinzufuhr, seit nicht allzu langer Zeit bei leichteren Fällen auch Tabletten. Ein Gesunder verträgt 200–400 g Traubenzucker im Tag ohne Schaden und ohne daß Zucker im Harn erscheint. 10% werden schon im Magen resorbiert, das meiste jedoch im 12-Fingerdarm und oberen Dünndarm, 5–20 g in der Stunde. Nur ganz wenig gelangt bis zum Dickdarm. Um verwertbar zu werden, muß er »phosphoryliert«, das heißt mit Phosphor verbunden werden. Darum ist es gut, daß Honig schon Phosphate mitbringt, was bei bloßem Zucker nicht der Fall ist.

Fruchtzucker

Fructose oder Laevulose, weil er das polarisierte Licht nach links dreht (laevus = links). Weil er stärker nach links dreht als Traubenzucker nach rechts, ist ein gleichmäßiges Gemisch von beiden (Invertzucker) linksdrehend. Beim Honig fällt das noch mehr auf, weil Fruchtzucker im allgemeinen in höherem Prozentsatz darin enthalten ist als Traubenzucker. Ein Zeichen, daß die beiden Bestandteile im Honig nicht allein aus der Spaltung von Rohrzucker hervorgehen können. Schon im Nektar finden sich unterschiedliche Mengen beider. Außerdem können durch Fermentwirkung beide ineinander übergehen.

Fruchtzucker kristallisiert kaum, Traubenzucker leicht. Im kristallisierten Honig sind die Traubenzuckerkristalle von flüssigem Fruchtzucker umgeben. Fruchtzucker schmeckt auch süßer als Traubenzucker, der nur $^{1}/_{4}$ der Süß-Kraft des Rohrzuckers hat. Wichtig für Zuckerkranke ist, daß Fruchtzucker im Körper einen anderen Weg nimmt als Traubenzucker, nämlich unabhängig von Insulin. Er wird auch nicht unmittelbar so ausgewertet wie er ist, sondern wird verwendet, um in der Leber – leichter als auch Glucose – tierische Stärke, Glycogen, aufzubauen. Erst aus dieser wird er bei Bedarf in den Energiehaushalt des Körpers hereingeholt, aber nun nicht mehr in seiner ursprünglichen Form als Fruchtzucker, sondern als Traubenzucker, der einzigen Form, mit der die Muskulatur letztlich arbeiten kann. Nur die Leber selbst kann Fruchtzucker auch als solchen in Energie umsetzen. Und nur soviel Fruchtzucker, als die Leber bewältigen kann, wird unmittelbar dem Körper nutzbar. Was darüber ist, wird in Traubenzucker umgesetzt, direkt durch das Leberferment Fructokinase oder indirekt auf dem Umweg über Glycogen.

Dank der Zusammensetzung aus Traubenzucker und Fruchtzucker liefert Honig rasch Energie durch den Traubenzucker, wirkt aber auch nachhaltig durch seinen Fruchtzucker, der wenigstens zum Teil zunächst in Form des

Glycogens auf Reserve angelegt wird. Die Leber kann bis 300 g Glycogen speichern, Herz und Muskeln 0,5 bis 2% ihres Gewichtes.

Andere Zucker

Außer Invertzucker finden sich in kleiner Menge auch noch Zweifachzucker, wie Rohrzucker und Malzzucker und Mehrfachzucker, die man gern als Dextrine bezeichnet.

2. Mineralstoffe für größeren Tagesbedarf

Als Mineralstoffe, die der Mensch täglich in größeren Mengen (Grammengen) zu sich nehmen muß, kommen in Frage: Kationen (positiv geladen): Natrium, Kalium, Calcium, Magnesium. Anionen (negativ geladen): Chloride, Phosphate.

Alle diese Mineralstoffe sind in Honig enthalten. Dabei ergeben sich Unterschiede zwischen Wald- und Blütenhonig. Eine Tabelle von Lendrich und Nottbohm gibt folgende Werte in mg je 100 g Honig:

Mineralstoffe	Blütenhonige	Honigtauhonige
Kalium	30,50–50,78	48,23–70,31
Natrium	5,54–10,03	2,79– 4,59
Calcium	2,12– 8,00	0,52– 1,30
Magnesium	1,50– 2,17	0,71– 2,31
Phosphorsäure	1,65–12,50	6,64– 9,51

Waldhonig hat also weniger Natrium und Calcium, aber mehr Kalium als Blütenhonig.

Auch unter Blütenhonigen selbst gibt es Unterschiede. So haben z. B. Sundberg und Lundgren beim Vergleich von Kleehonig und Heidehonig folgende Werte gefunden (mg je 100 g Honig):

Mineralstoffe	Kleehonig	Heidehonig	Mineralstoffe	Kleehonig	Heidehonig
Chlor	19,00	16,70	Mangan	0,40	1,90
Kieselsäure (unlöslich)	1,20	6,10	Kupferoxid	8,70	14,90
Kieselsäure (löslich)	3,20	12,90	Magnesiumoxid	3,80	5,90
Phosphorsäure (H_3PO_4)	16,40	15,10	Kaliumoxid	104,70	204,60
Eisenoxid (F_2O_3)	0,60	0,60	Natriumoxid	10,30	13,30

Elsen hat Akazienhonig, Blütenmischhonig, Fichten-, Lärchen-, Tannen- und Waldmischhonig verglichen. Auch da Unterschiede (mg je 100 g Honig):

Honig	Phosphorsäure	Eisen	Mangan	Kalzium	Chlor
Akazie	22,64	17,12	20,28	66,96	1,59
Blütenmischhonig	74,15	15,02	7,67	33,43	44,20
Fichte	121,46	27,74	20,15	51,30	19,37
Lärche	122,17	32,42	17,94	13,60	28,30
Tanne	71,69	29,53	9,06	45,08	39,04
Waldmischhonig	116,26	30,82	8,81	37,27	42,28

Auch hier zeigt sich, daß Waldhonig mehr Phosphor und Eisen enthält als Blütenhonig.
Zu diesen Zahlen kurz etwas über die Bedeutung der einzelnen Mineralstoffe für den Körperhaushalt und damit für die menschliche Gesundheit:

Chlor-Natrium (= Kochsalz) braucht der Körper täglich etwa 1 g. Es regelt die osmotischen Eigenschaften von Blut und Körpersäften. Es ist nötig für die Salzsäurebildung der Magendrüsen. Es wird ausgeschieden durch Harn und Schweiß und muß also ersetzt werden. Bei viel Schweiß, Erbrechen, Durchfall, Harnfluß muß mehr zugeführt werden. Ebenso bei vorwiegend pflanzlicher Kost, die reich an Kalium ist. Es muß in den Zellen ein bestimmtes Gleichgewicht an Kalium und Natrium herrschen. (Salzhunger von Vieh und Wild!) Absolut salzfreie Kost führt rascher zum Tod als Hunger, weil dabei die Harnsekretion schwindet. Zum Glück enthält auch die sog. »salzfreie Diät« im allgemeinen immer noch soviel Salz, daß kaum etwas zu befürchten ist. Auch Honig hilft da mit.
Salzmangel würde sich anzeigen durch Muskelkrämpfe, besonders in den Waden, auch durch Erregungszustände.

Kalium — Täglicher Bedarf 2 g. Wird hauptsächlich aus pflanzlicher Nahrung gedeckt. Kalium findet sich mit Phosphat und Eiweiß hauptsächlich im Innern der Zellen. Außerhalb, in der Körperflüssigkeit zwischen den Zellen stehen diesen gegenüber Natrium, Chlorid und Bicarbonat. Bei dieser Verteilung müßte an sich durch kolloid-osmotischen Druck immer mehr Wasser in die Zelle eindringen. Um das zu verhindern, muß eine »Natrium-Kalium-Pumpe« an der Zellgrenze dafür sorgen, daß gegen das natürliche Gefälle Natrium nach außen und Kalium nach innen transportiert wird.
Kalium ist nötig als Katalysator beim Auf- und Abbau energiereicher Phosphatverbindungen und zur Beschleunigung der »Phosphorylierung«, einem grundlegenden Stoffwechselvorgang in der Verwertung der Kohlenhydrate, bei dem ein Traubenzuckerphosphat entsteht.

Kaliummangel kann entstehen entweder durch ungenügende Zufuhr oder übermäßige Ausscheidung. So durch Erbrechen, Durchfall, große Flüssigkeitsaufnahme oder auch durch Infusion von Kochsalzlösung. Auch durch Überfunktion der Nebennierenrinde oder längerdauernde Zufuhr von Nebennierenrindenhormon kann es zu erhöhter Kaliumausfuhr kommen, während gleichzeitig Natrium zurückgehalten wird. Das spielt dann eine ungünstige Rolle bei chronischer Herzmuskelschwäche. Darum kann der Kaliumgehalt des Honigs mitbeteiligt sein an der guten Wirkung des Honigs bei Herzleiden. In diesem Sinn gibt es ja auch Herzmedikamente, in denen Digitalis mit Kalium (und Magnesium) zusammen gegeben wird.

Calcium — Tagesbedarf 1 g. Es ist nötig zum Aufbau von Knochen und Zähnen, zur Blutgerinnung, zur Abdichtung der Kapillargefäße und zur Aufrechterhaltung der Muskelerregbarkeit. Auch Blut, Blutplasma, Muskeln und innere Organe enthalten Kalk, zum Teil an Eiweiß gebunden. Reguliert wird der Calciumstoffwechsel hauptsächlich durch das Hormon der Epithelkörperchen in Zusammenarbeit mit Vitamin D. Auch Schilddrüsenhormone und Phosphate spielen mit. Beste Calciumlieferanten sind Milch und Milchprodukte. Kalkräuber sind alle Nahrungsmittel, die Oxalsäure enthalten, z. B. Spinat und Rhabarber. Es entstehen Calciumoxalat und Calciumphytat, beides schwerlösliche Verbindungen, die nicht mehr aufgenommen werden können. Kalkmangel entsteht weiter bei Störungen der Nebenschilddrüsen (Epithelkörperchen), bei Resorptionsstörungen im oberen Dünndarm, bei Mangel an Begleitstoffen und Vitamin D in der Nahrung. Folge: Knochenbrüchigkeit, Karies, Übererregbarkeit der Muskeln (Tetanie).
Die günstigen Wirkungen des Honigs auf den Kalkhaushalt werden später (S. 65) eigens zur Sprache kommen.

Magnesium — Tagesbedarf 0,3 g. Wird bei gemischter Kost im allgemeinen gedeckt. Es findet sich in Muskeln, Knochen und Blutplasma. Es wirkt als Katalysator auch mit bei der Aktivierung mehrerer Enzyme (Hexokinase, Enolase, Phenolase, Phosphatase, Carboxylase). Auch die Erregbarkeit der Gewebe hängt ab von Natrium, Kalium, Calcium und von der Konzentration der Magnesium-Ionen.
Mangel kann entstehen durch zu geringe Zufuhr, vermehrte Ausscheidung, Vitamin D-Mangel, Vergiftungen und Störungen der Epithelkörperchen. Folge: Übererregbarkeit von Muskeln und Nerven, überstarke Reflexe, Krämpfe ähnlich wie bei Epilepsie. Bei Tierversuchen kam es zu Hautabschilferung, Haarverlust, Wachstumshemmung, Abmagerung, Kräfteverfall, Kalkablagerung in Nieren, Blutgefäßen und Herz. Auch die Krämpfe von Weidevieh führt man auf Magnesiummangel zurück.
Durch künstliche Überzufuhr von Magnesium kann man eine Narkose herbeiführen, die durch Calciumgaben wieder aufgehoben wird. Der Magnesium-

gehalt des Honigs ist nicht groß, aber der Bedarf ist ja auch nicht besonders groß.

Phosphat — Tagesbedarf etwa 1,2 g. Phosphate sind im Körper in Blut und Geweben breit gestreut, teils in anorganischer, teils in organischer Form. Sie dienen zum Aufbau lebenswichtiger Verbindungen wie: Adenosinphosphat, Kreatinphosphat, Phosphorsäureester der Zucker, Nucleotide, Nucleinsäuren, Phosphoproteide, Phospholipoide, Phosphatide. Auch als Puffersubstanzen zwischen Säuren und Alkalien und zum Aufbau der Knochen und Zähne sind sie nötig. Geregelt wird der Phosphatstoffwechsel — ähnlich wie der Kalkstoffwechsel — durch Nebenschilddrüsen und Vitamin D. Große Mengen von Eisen, Calcium und Aluminiumsalzen im Darm verschlechtern die Aufnahme. Ein gutes Verhältnis von Kalk zu Phosphor ist bei Kindern 2 : 1, bei Erwachsenen 1 : 1. Bei gleichzeitigem Mangel an Phosphat und Vitamin D kommt es zu Rachitis. Gute Phosphatlieferanten sind Fleisch, Milch, Käse und Eier. Phosphate aus Getreide (Mehl) bleiben ungenützt.
Der Phosphorsäuregehalt des Honigs ist recht unterschiedlich, zum Teil abhängig von der Herkunft. So fanden verschiedene Forscher in 100 g Gesamtasche aus Honig bei

Blütenhonig	
aus Schweden	2,75 — 12,36 g
aus Ungarn	10,62 — 15,10 g
aus Deutschland	1,90 — 11,5 g
aus Italien	4,26 — 19,28 g
Waldhonig	6,05 — 12,44 g

Erwähnt sei noch, daß zum Aufbau des von vielen geschätzten Lecithins und gewisser Gehirnsubstanzen (Kephaline) Phosphor nötig ist. So ist auch nach dieser Seite der Phosphatgehalt des Honigs wertvoll.

3. Spurenelemente

Neun Mineralstoffe müssen als Spurenelemente im Körper vorhanden sein. Man rechnet bei der täglichen Zufuhr mit Tausendstel Gramm (mg = Milligramm). Aber sie sind unentbehrlich in der Nahrung. Man vergleicht sie deshalb mit den Vitaminen und nennt sie »anorganische Vitamine«. Es handelt sich um

Eisen, *Kupfer*, *Mangan*, *Kobalt*, *Molybdän*,
Zink, *Silicium*, *Jod*, *Fluor*.

Davon sind Eisen, Kupfer, Mangan und Silicium immer wieder mengenmäßig im Honig nachgewiesen worden. Die ganz allgemein mineralstoffreicheren Honigtauhonige besitzen auch von den Spurenelementen mehr als die Blütenhonige.

Als Beispiel für die Bedeutung der Spurenelemente sei etwas näher eingegangen auf das

Eisen

Der Körper eines Erwachsenen enthält insgesamt etwa 5,5 g Eisen. Davon kommen 3 g auf Blutfarbstoff (Hämoglobin), 2,5 g auf das Gewebe, davon 0,5 g auf die Muskeln in Form des Muskelfarbstoffes (Myoglobineisen), 1 g tritt auf als Enzymeisen, das sich als Katalysator bei den Atmungsvorgängen betätigt. 1 g steckt als Reserveeisen in Leber, Milz, Magen-Darmschleimhaut und Knochenmark, und zwar als Ferritin, phosphor- und eisenhaltiges Eiweiß. Die sehr kleine Eisenmenge, die sich auf dem Weg zwischen den Resorptions- und den Speicherorganen befindet, nennt man Transport- oder Transferrineisen.

- Gesamteisenbestand (5,5 g)
  - Hämoglobineisen (3 g)
  - Gewebseisen (2,5 g)
    - Myoglobineisen 0,5 g,
    - Enzymeisen 1 g
    - Reserveeisen 1 g

Der Körper geht mit seinem Eisen haushälterisch um. Täglich werden 8—9 g Blutfarbstoff abgebaut. Die 25—30 mg Eisen, die dabei frei werden, wirft der Körper aber nicht weg, sondern hält sie durch eine Ausscheidungssperre zurück und verwendet sie wieder zum Aufbau von neuem Blutfarbstoff. Immerhin ganz gelingt das nicht. Zwar wird die hauptsächlich durch die Galle ausgeschiedene Eisenmenge im Darm zum großen Teil wieder resorbiert. Aber ein Rest (0,5—1,5 mg) geht mit dem Stuhl ab. Auch durch Haut und Nieren geht etwas verloren. Und natürlich durch jeden Blutverlust, z. B. bei der Menstruation. Darum sind besonders Mädchen in den Entwicklungsjahren leichter von Blutarmut heimgesucht. Ein Erwachsener braucht täglich etwa 5 mg (Milligramm) neues Eisen. Da nur 10 % der zugeführten Menge wirklich resorbiert werden, muß die Nahrung also das Zehnfache davon, 50 mg, enthalten, bei Blutverlust entsprechend mehr. Mit 100 g Blut gehen 55 mg Eisen verloren. Das muß ersetzt werden. Bei überfeinerter Kost geschieht das nicht. Auch nicht durch Milch. Frauenmilch enthält im Liter nur 1—2 mg, Kuhmilch nur 0,35—1,0 mg. Obst und Gemüse enthalten mehr Eisen. Auch Honig enthält Eisen, Honigtauhonig das Doppelte wie Blütenhonig: Honigtauhonig (Waldhonig) in 100 g 27—32 mg, Blütenhonig 15—17 mg. Waldhonig ist also zur Blutbildung besser als Blütenhonig.

Kupfer

Zum Aufbau von Blutfarbstoff gehört auch das lebensnotwendige Kupfer. Es unterstützt die Hämoglobinbildung in Form von katalytisch wirkenden kupferhaltigen Enzymen. Auch sonst greift Kupfer ein in die verschiedensten biochemischen Zellprozesse. Wichtig ist es vor allem im Abwehrkampf der Zellen gegen Infektionen. Zur Abwehr erhöht der Körper bei Infekten den Blutkupferspiegel. Kupfer findet sich in pigmenthaltigen Geweben und in bestimmten Teilen des Gehirns (Substantia nigra).
Der Körper eines Erwachsenen enthält etwa 150 mg Kupfer. Am meisten Kupfer findet sich im Verhältnis zum Gewicht in der Leber, und zwar an Eiweiß gebunden (Hepatocuprein); in den roten Blutkörperchen als Hämocuprein.
Zum Ausgleich von verlorenem Kupfer muß nur die geringe Menge von täglich 2 mg zugeführt werden. Aber sie muß! Mangel tritt vor allem bei Säuglingen auf, die lang mit reiner Milchkost ernährt werden. Kuhmilch ist extrem arm an Kupfer. Gestört wird durch Mangel an kupferhaltigem Enzym die Verwertung des Eisens zur Bildung von Blutfarbstoff.
Dunkle Honige enthalten mehr Kupfer als helle. So fanden Sundberg und Lundgren in 100 g Kleehonig 8,7 mg, in Heidehonig 14,9 mg Kupferoxid. Für Waldhonig fand ich keine Zahlen. Doch dürfte der Kupfergehalt da noch höher liegen.

Mangan

Mangan ist unentbehrlich für das Wirksamwerden verschiedener Enzyme und für die Verwertbarkeit von Vitamin B_1 (Thiamin). Manganmangel wurde bei Tieren festgestellt. Der Mindestbedarf des Menschen ist noch nicht ermittelt. Da Honig Mangan enthält, kann er auf alle Fälle helfen, die nötige Menge sicherzustellen. Nach Untersuchungen von Elser ist sein Mangangehalt recht unterschiedlich. Er fand in je 100 g Honig: (in mg)

Akazien	20,28
Mischblüten	7,67
Fichte	20,15
Lärche	17,95
Tanne	9,06
Wald	8,81

Man wird da an Bodenunterschiede des jeweiligen Standorts denken dürfen.

Silicium

In Form der Kieselsäure ($Si\ O_2$) ist Silicium notwendig zum Aufbau der Lipoide. Das sind fettähnliche Substanzen, die man im Unterschied zu den Neutral- oder Doppelfetten als Organfette bezeichnet. Dazu gehören die Phosphatide (Lezithine) und Cerebroside des Gehirns. Sie dienen aber auch sonst als struktur- und membranbildende Bauelemente der Zellen. Der Tagesbedarf des

Menschen an Kieselsäure scheint nicht näher bekannt zu sein. Unter den Aschebestandteilen des Honigs ist sie nach Nottbohm mit 0,2 bis 5,11 % beteiligt. Sundberg und Lundgren fanden in 100 g Kleehonig 1,2 mg unlösliche und 3,2 mg lösliche, in Heidehonig 6,1 mg unlösliche und 12,9 mg lösliche Kieselsäure.
Auf jeden Fall auch hier wieder Mithilfe des Honigs bei der Versorgung des Körpers mit notwendigen Spurenelementen.
Wie es beim Honig mit den übrigen Spurenelementen Kobalt, Molybdän, Zink, Jod und Fluor steht, wird noch zu untersuchen sein.

4. Fermente (Enzyme) im Honig

In der Großchemie spielen sog. Katalysatoren eine bedeutende Rolle. Sie muten an wie eine Art Hexenmeister im Reich der Mineralien. Mischt man sie in verhältnismäßig kleiner Menge, als gewollte Verunreinigung, bestimmten Stoffen bei, dann lassen sie chemische Vorgänge, die ohne sie nur mit hohem Aufwand an Zeit und Energie vonstatten gehen, leicht und rasch ablaufen. Was die Chemiker im Lauf der Forschung, oft durch Zufall, herausgebracht haben, das übt die lebendige Natur grundsätzlich und seit Jahrmillionen wie eine Selbstverständlichkeit. All die Tausende von chemischen Wandlungen beim Aufbau und der Erhaltung des Lebens werden mit Hilfe ebensovieler kleiner Hexenmeister, Biokatalysatoren, bewerkstelligt. Nur einen Bruchteil davon kennt man nach Namen und Zusammensetzung. Man nennt sie mit dem Sammelnamen »Enzyme« oder »Fermente«. Früher meinte man mit Enzym die Biokatalysatoren, die innerhalb der Zelle wirken, und die außerhalb nannte man Ferment. Seit man fand, daß die von innerhalb auch wirken, wenn man sie aus der Zelle herausschafft — z. B. durch Zerreiben und Auspressen von Hefe —, braucht man diese Ausdrücke gleichsinnig nebeneinander.
Kristallzucker ist etwas Totes. Durch Kochen und chemische Behandlung hat man dem Rübensaft das Leben gründlichst ausgetrieben. Naturbelassener Honig ist etwas Lebendiges. Er besitzt Fermente. Wahrscheinlich eine ganze Reihe. Einige davon sind bekannt. So die
Invertase (auch Invertin oder Saccharase genannt). Sie schafft leise und schmerzlos, was wir nur durch stundenlanges Kochen mit Säuren fertigbringen. Sie spaltet den Zweifachzucker (Disaccharid) Saccharose (Rohr- bzw. Rübenzucker) auf in zwei Einfachzucker (Monosaccharide), Traubenzucker (Glucose oder Dextrose) und Fruchtzucker (Fructose oder Laevulose). Die Mischung von beiden — Invertzucker — bildet den Hauptanteil des Honigs.
Dabei arbeitet Invertase — wie alle Fermente — denkbar wirtschaftlich, nämlich so, daß sie bei ihrer Arbeit nicht verbraucht wird. Sie bindet sich kurz an ein Molekül Rohrzucker, spaltet es mitten durch in zwei spiegelbildliche Hälften, läßt diese wieder los und kann sich dann einem neuen Molekül Rohr-

zucker zuwenden, um es mit diesem ebenso zu machen. Man kann diesen Kreislauf so darstellen:

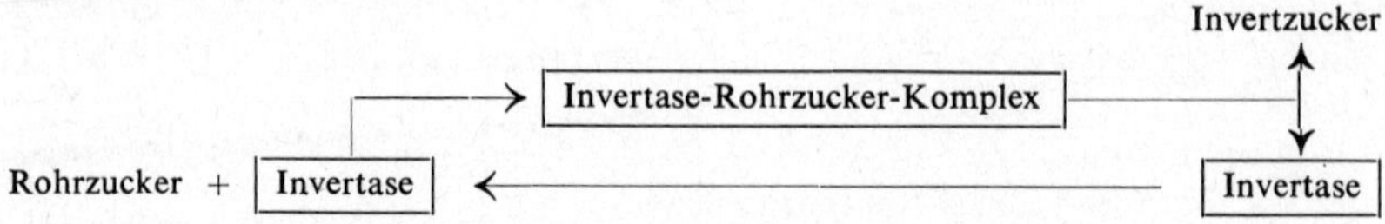

Durch diesen Kreisprozeß kann mit wenig Ferment viel erreicht werden. Beim Honig wird das begünstigt durch das mehrfache Umtragen durch die Bienen. Dabei wird nicht nur immer neues Ferment aus den Drüsen der Bienen beigefügt, sondern auch das vorhandene immer neu durchmischt und das Ferment so mit immer neuen Molekülen zusammengebracht. Beim Rühren des Honigs durch den Imker wird das fortgesetzt. Auch beim Lagern des Honigs läuft die Invertierung weiter. So kann es kommen, daß man in einem frischen Honig noch 8 % Rohrzucker findet, nach einiger Zeit nur noch 2—3 %.
Die Invertase ist das wichtigste Ferment des Honigs. Einmal wegen ihrer wesentlichen Bedeutung für die Reifung des Honigs selber. Dann aber auch wegen ihrer hohen Wärmeempfindlichkeit. Sie wird nämlich schon bei einer etwas länger dauernden Erhitzung auf 45° C geschwächt, bei einer auch nur kurzzeitigen Erhitzung auf 70° C zerstört. So kann man an ihr also leicht feststellen, ob es sich um einen wirklich naturbelassenen oder um einen hitzegeschädigten Honig handelt. Die Gefahr der Schädigung bei 45° kann in südlichen Ländern schon bei unvorsichtiger Lagerung eintreten. Die Erwärmung auf 70—75° C ist vielfach üblich in Übersee, um die im Honig enthaltenen Gärhefen abzutöten und die Kristallisierfähigkeit zu vermindern. Letzteres geschieht der unaufgeklärten Hausfrau zuliebe, die flüssigen Honig vorzieht und damit die schlechtere Qualität!

Weitere Fermente:

Diastase — Besser gesagt Diastasen. Denn es handelt sich um mindestens zwei Fermente, die Stärke abbauen. Eine, die Stärke zu Dextrin abbaut und bei 70° C zerstört wird, und eine, die Dextrin weiter zu Malzzucker (Maltose) zerschlägt und schon bei 50° C am Ende ist. Doch ist die Hitzeempfindlichkeit nicht bei allen Honigen gleich. Das hängt offenbar von der sonstigen Zusammensetzung des Honigs mit ab. Lange Zeit hat man die Diastasen in erster Linie bei der Untersuchung auf Schädigung des Honigs benützt. Heute sieht man in der Invertase den besseren Gradmesser.
Der Fermentgehalt ist aber auch von Natur aus schon nicht gleich. Die Fermente stammen zum Teil vom Nektar, zum Teil vom Pollen, zum größten Teil aber aus den Drüsen der Bienen. Und jedes dieser Glieder kann je nach den Umständen mehr oder weniger beisteuern. Klima, Feuchte, Boden und Pflanzenart bedingen den Fermentgehalt des Nektars. Pollen kann mehr oder weniger in das Sammelgut geraten, je nach Lage der Staubbeutel zu den Nektarien.

Abb. 8 Die Jungbiene lüftet den Nektar durch Auswürgen und Wiedereinziehen. Dabei verdunstet Wasser und beim Vorübergang an den Drüsen des Mundes werden wichtige Stoffe zur Umwandlung des Nektars in Honig beigefügt.

(Abb. 8 und 9 nach Park aus Hive and Honeybee)

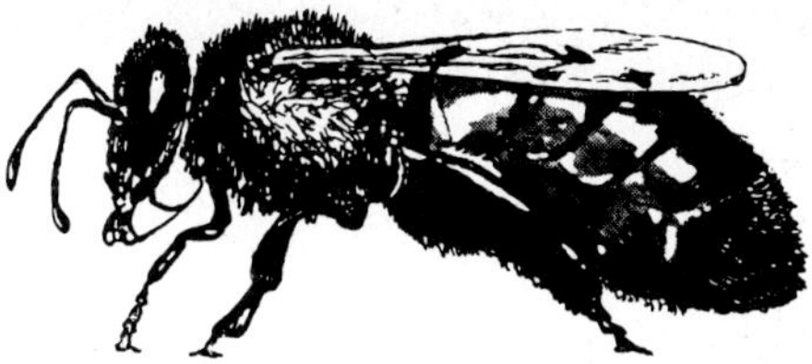

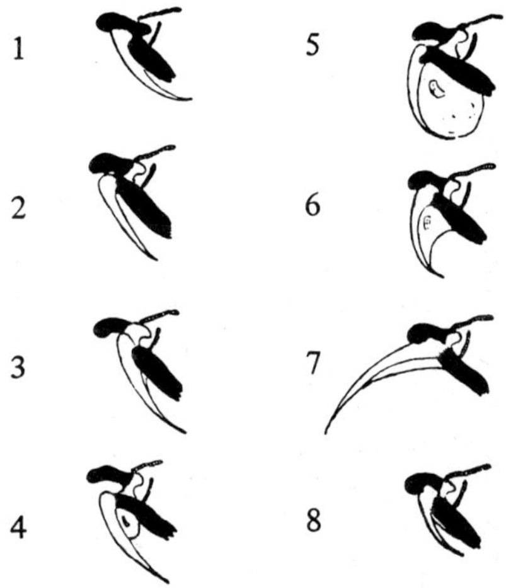

Abb. 9 Der Vorgang des Auswürgens und Zurückziehens in seinen einzelnen Abschnitten. Der Rüssel (heller Schlauch) wird langsam ausgestreckt und wieder zurückgeschwungen.

So enthält z. B. Vergißmeinnichthonig viel Pollen, Lindenhonig wenig. Bei reicher Tracht kommen die Drüsen der Bienen nicht genügend nach in der Fermenterzeugung. Sie lassen sich dann auch weniger Zeit zu wiederholtem Durchziehen und Umtragen des Sammelgutes, wobei jedesmal die Drüsen in Tätigkeit sind. Darum ist Honig aus mäßigem Trachtangebot fermentreicher als solcher aus Massentracht. (Ein Vorzug unserer kleinen deutschen Tracht gegenüber den Riesenerträgen in südlicheren und überseeischen Gebieten.)

Katalase — Rein pflanzlicher Herkunft ist die Katalase, ein Ferment, das aus Wasserstoffsuperoxid Sauerstoff abspaltet. Ein Honig ist in der Regel umso reicher an Katalase, je mehr Pollen und Mikroorganismen, z. B. Hefe, er enthält. Honigtauhonig hat wenig davon. Bei 70° C ist die Katalase stark geschwächt, bei 80° zerstört. Der durch sie freiwerdende Sauerstoff hilft mit bei der bakterientötenden Kraft des Honigs. Daß diese nicht allein darauf beruht, zeigt sich in der Tatsache, daß der an Katalase arme oder freie Honigtauhonig stärker desinfizierend wirkt als Blütenhonig.

Phosphatase — Phosphatasen spalten organische Phosphorsäureverbindungen. Die im Honig enthaltene Phosphatase stammt aus den Pflanzen.

Glucose-oxidase — 1964 fand Subers dieses weitere Ferment. Es hat Ähnlichkeit mit einem Ferment, das auch im Körper der Biene gefunden wurde. Es bildet aus Glucose (Traubenzucker) Gluconsäure, die wichtigste organische Säure des Honigs. Sie steht chemisch der Glucuronsäure sehr nahe, die sich mit schwerlöslichen Stoffen zu löslichen, zu Glucuroniden, verbindet, so daß sie durch die Nieren ausgeschieden werden können. Wichtig für die Entgiftung des Körpers!

Fermente wertlos?

Gelegentlich wird behauptet, die Honigfermente seien für den Menschen ohne Bedeutung. Sie würden ja von den sauren Verdauungssäften des Magens alsbald unwirksam gemacht und zerstört. Wäre dieser Einwurf berechtigt, dann gälte er ebenso für das stärkespaltende Ferment »Ptyalin« des Speichels. Die Natur hätte dann etwas Sinnloses geschaffen. In Wirklichkeit haben unsere eigenen wie die Honigfermente während des Kauens Zeit sich zu betätigen. Und auch wenn sie mit der Speise in den Magen kommen, werden sie von den Magensäften nicht gleich so stürmisch überflutet, daß sie nicht noch eine Zeitlang weiterwirken könnten. Um die Wirkzeit zu verlängern, sollte man erst den Honig aufs Brötchen geben und dann die Butter, nicht wie es meist geschieht, umgekehrt. Auch sollte man sich Zeit lassen zum Kauen. Wenn Honig zum Backen verwendet wird, kann er im Teig schon wirken, bevor er in die Hitze des Backofens kommt. An dem meist mit Honig zusammen verwendeten Zucker kann sich die Invertase betätigen und an der Stärke die Diastase.

5. *Hormone*

Acetylcholin

Unser Gesamtnervensystem besteht aus zwei nach Bau und Funktion grundsätzlich verschiedenen Abteilungen, aus dem *animalischen* und dem *vegetativen* Nervensystem.

Das animalische System leitet die von den Sinnesorganen kommenden Reize zum Gehirn und gibt die vom Gehirn kommenden Befehle weiter an die unserem Willen unterstehende Muskulatur. Das vegetative Nervensystem bedient die Organe, die unabhängig von unserem Willen, meist unbeachtet und auch bei Schlaf und Bewußtlosigkeit arbeiten: Herz und Kreislauf, Magen und Darm, Nieren, Drüsen und alles, was zum Stoffwechsel gehört. Also die inneren Organe, die den Lebensprozeß in Gang halten.

Nun besteht das vegetative Nervensystem wieder aus zwei Unterabteilungen, die man als *sympathisches* und *parasympatisches* Nervensystem bezeichnet.
Das sympathische System ist der aktive Teil, der Antreiber. Das parasympathische System ist der Regler und Kraftversorger. Er zügelt in einem gewissen Gegenspiel das Organ, sorgt dafür, daß es sich zwischen seiner Arbeit auch wieder erholt und mit Energie auflädt. Das zeigt sich besonders gut an den Organen, die rhythmisch tätig sind: Herz, Adern, Eingeweide.
Bei beiden Systemen läuft der »Leitungsdraht« nicht direkt von der Zentrale (Rückenmark) durch bis zum Erfolgsorgan, sondern ist durch eine Schaltstelle unterbrochen. An diesen Schaltstellen, und ebenso am Ende beim ausführenden Organ, wird der Reiz auf chemischem Weg übertragen. Der chemische Überträger ist beim sympathischen System an der Schaltstelle das Acetylcholin, am Organ das Adrenalin. Beim parasympathischen System ist es sowohl an der Schaltstelle wie am Organ das Acetylcholin.

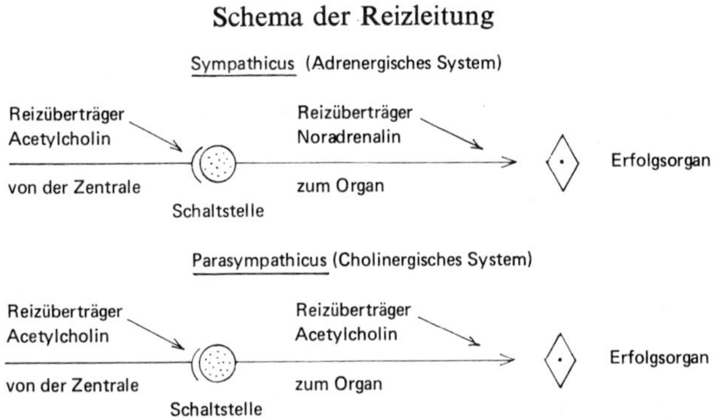

Abb. 10 Reizleitung (Nach Fischbach, Physiologie, 10. Auflage 1967, Seite 523, geändert)

Acetylcholin ist also ein höchst lebenswichtiger Stoff. Und zwar für den Parasympathicus, der durch Zügelung, Regelung und Energienachschub die Dauerleistung erst ermöglicht, doppelt so wichtig wie für den Sympathicus, der die Leistung auslöst. Für das Herz speziell bewirkt Acetylcholin auch noch, daß es das für die Leistung der Herzmuskelzelle unentbehrliche Kalium nicht vorzeitig verliert.
Im Honig fand der Nauheimer Herzspezialist Prof. Koch Acetylcholin. Nachprüfungen am Pharmakologischen Institut Würzburg haben das bestätigt.
Prof. Koch hat den Eindruck, daß Acetylcholin außerdem die Herzzelle befähigt, mehr Treibstoff in Form von Traubenzucker aufzunehmen. Er spricht von einem »Glykutilfaktor« des Honigs, und nennt den Honig »Hafer für

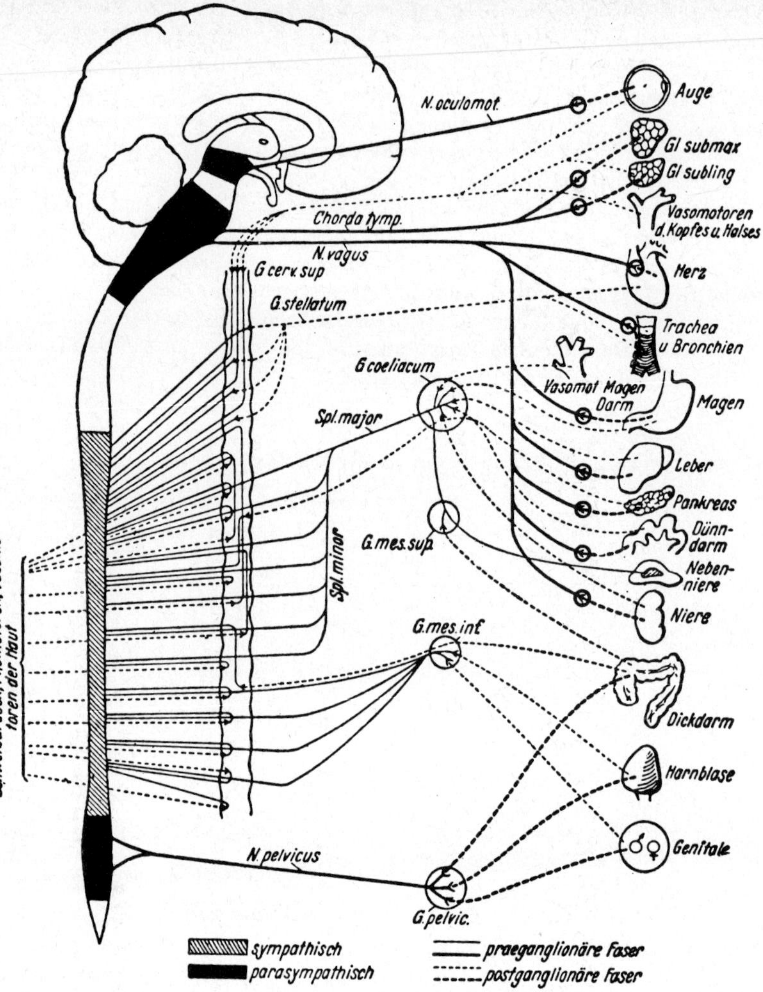

Abb. 11 Schema des autonomen Nervensystems. (Nach Langley, Meyer-Gottlieb, Pharmakologie, 17. Aufl. 1959, Seite 113)

das Herz«. All diese Zusammenhänge lassen die vielen guten Erfahrungen, die Herzkranke mit Honig gemacht haben, leichter verstehen.
Auch nach neueren Untersuchungen von Prof. Peter, Dir. einer Versuchsklinik in Freiburg, ist Acetylcholin verantwortlich für die gute Wirkung des Honigs auf Kreislauf und Stoffwechsel. Auch die Tätigkeit von Verdauungstrakt, Nieren und Drüsen wird angeregt. Es wirkt noch in einer Dichte von 1 zu mehreren Milliarden. Es hält sich ausgezeichnet im Honig. Weder längere Erhitzung noch eine Mißhandlung mit 30%igem Wasserstoffsuperoxid vermindern seine Wirkung. 1 kg Honig enthält 0,06 bis 5 mg Acetylcholin, Blütenhonig mehr als Honigtauhonig.

Wuchsstoffe

Im Gegensatz zur hemmenden und vernichtenden Wirkung auf Bakterien wirkt Honig nach Lochhead und Farrel (1931) auf gewisse Hefen wachstumsfördernd. Man darf also ein Wuchshormon in ihm vermuten. Daß diese Wirkung nämlich nicht auf Hefen beschränkt ist, zeigt eine Mitteilung in Am. Bee Journal Dez. 1969: Wenn man will, daß Setzlinge gut anwurzeln, stelle man sie vor dem Setzen auf eine Stunde in ein Gefäß mit Wasser, in dem man pro Tasse einen Teelöffel Honig und ein paar Körnchen Kaliumpermanganat aufgelöst hat.
Nach Vignec und Julia, Gleanings in Beeculture (1955) wirkt sich diese Wuchsförderung auch auf Menschen aus. Sie stellten bei ihren Versuchen mit 387 Säuglingen im Alter bis zu 4 Monaten nicht nur einen höheren Hämoglobingehalt des Blutes, sondern auch ein stärkeres Längenwachstum fest als bei den Vergleichskindern, die keinen Honig bekamen.

6. Inhibine

Inhibine nennt man Stoffe, die Bakterien am Wachstum hindern oder sie töten. Anderer Name »antibakterielle Stoffe« oder »Bactericide«. — Angeregt durch den Jahrtausende alten Gebrauch von Honig zur Wundbehandlung, wurden in den dreißiger Jahren in verschiedenen Kliniken (Wien, Zagreb, Freiburg) systematische Versuche über die Wirkung von Honig auf Bakterienkulturen gemacht (Bericht von Prof. Dold, Freiburg, Imkerfreund 1947, Heft 5). Man hatte vermutet, daß die Wirkung des Honigs auf verschmutzte und eiternde Wunden nur auf dem Zucker beruhe, der anreizt, Lymphe auszuscheiden und damit Schmutz und Bakterien ausschwemmt. Das sollte auch die auffallende Reinigung der Mandeln von Diphteriebazillen erklären. Sicher spielt das eine Rolle. Aber es muß noch etwas anderes da sein. Die Parallelversuche mit ungekochtem, gekochtem Blütenhonig und Kunsthonig zeigten einwandfrei, daß nur ungekochter Honig, 17% zum Bakteriennährboden zugefügt, eine ganze Reihe gefährlicher Bakterien am Wachstum hindert oder tötet. Darunter so gefährliche Bakterien wie die Erreger von Darmentzündungen, Typhus, Paratyphus, Bauchfellentzündung, Ruhr und Cholera. Gekochter Blütenhonig und Kunsthonig taten das nicht. Die bakterienfeindlichen Stoffe sind also empfindlich gegen Hitze, und nach anderen Versuchen auch gegen Licht. Um welche Stoffe es sich handelt, wurde zunächst nicht festgestellt.

In den fünfziger Jahren fand White im Honig das Ferment Glucose-oxidase, das man auch aus Schimmelpilzen als »Penicillin B« isoliert hat, eines der vielen »Antibiotica«. Es ist hitzeempfindlich. Buchner und Kopp, Freiburg, fanden 1967, daß die bactericide Wirkung erhalten bleibt, wenn man den Honig in geschlossenem Gefäß erhitzt. Daraus schlossen sie, daß auch noch

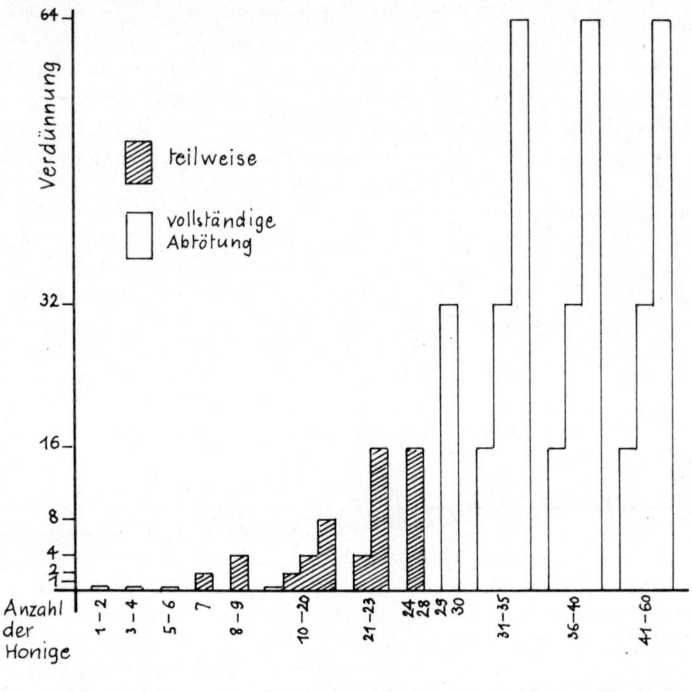

1—2 Löwenzahn	8—9 Rotklee	29—30 Edelkastanie
3—4 Robinien	10—20 Frühtracht	31—35 Kiefer
5—6 Weißklee	21—23 Linde	36—40 Rottanne (Fichte)
7 Bärenklau	24—28 Heide	41—60 Weißtanne

Abb. 12 Antibakterielle Wirkung von Blüten- und Honigtauhonigen. (Nach Buchner, in Südwestdeutscher Imker, 1966/8, Seite 240)

Stoffe im Spiel sein müssen, die bei Erhitzung leicht verdampfen. Sie konnten solche ätherische Öle in Verbindung mit organischen Säuren tatsächlich isolieren. Sie müssen noch weiter untersucht werden.

Bei den Arbeiten von Buchner und Kopp ergab sich weiter:

1. Honigtauhonig wirkt stärker bactericid als Blütenhonig.
2. Er behält seine Wirkung auch teilweise noch nach dreistündigem Kochen, muß also eine mehr hitzebeständige Substanz haben.
3. Honig wirkt noch in einer Verdünnung von 1 : 64.
4. Die Inhibine können nicht allein von der Pflanze stammen. Wenn man eingesperrten Bienen das gleiche Zuckerwasser mehrmals einfüttert, wirkt es auch, wenn auch schwächer, bactericid. Sie vermuten, daß es sich dabei um das von White entdeckte Ferment Glucose-Oxidase handelt, Penicillin B.

Auf alle Fälle ist die Wirkung des Honigs gegen Bakterien einwandfrei erwiesen. Einer der Gründe, weshalb es als unsinnig erscheint, daß man Honig nicht als Heilmittel bezeichnen darf.

7. Säuren im Honig

Jeder Honig enthält Säuren: Salzsäure und Phosphorsäure, hauptsächlich aber organische Säuren. Bei manchen Imkern hält sich immer noch die frühere Meinung, es handle sich dabei um Ameisensäure. Und diese stamme aus der Giftdrüse der Biene und werde mit dem Stachel eingespritzt, um den Honig haltbar zu machen. Beides stimmt nicht. Ameisensäure ist nur in Spuren vorhanden, dafür eine ganze Reihe anderer Säuren: Essigsäure, Apfelsäure, Citronensäure, Milchsäure, Buttersäure, Succinsäure, Pyroglutaminsäure, Gluconsäure. Sie stammen zum kleinen Teil aus der Pflanze, in der Hauptsache aus den Speicheldrüsen der Biene oder sind durch Fermenteinwirkung aus dem Traubenzucker entstanden. Sie wirken mit an Geruch und Geschmack des Honigs und wirken günstig auf Appetit und Verdauung.

8. Aromastoffe

Im gleichen Sinn wirkt ein unterschiedliches Gemisch von flüchtigen Ölen, die aus den Trachtpflanzen stammen und einzelnen Honigen ein bestimmtes Gepräge geben.

Cremer und Riedmann (1964) konnten durch Gaschromatographie 50 verschiedene Aromasubstanzen im Honig nachweisen, davon wurden 23 chemisch identifiziert. Es handelt sich meist um aliphatische Alkohole, Aldehyde und Ketone, so Formaldehyd, Acetaldehyd, Aceton, Isobutyraldehyd und Diacetyl. Je nach Herkunft finden sich diese Stoffe in verschiedener Menge und Zusammensetzung und bewirken damit, daß man wie beim Wein, nicht von Honig, sondern von Honigen reden muß.

9. Vitamine im Honig

Der Vitamingehalt des Honigs ist nicht bedeutend. Pollen und Weiselfuttersaft sind da um vieles reicher. Darum sei der gesundheitliche Wert der Vitamine erst beim Pollen im einzelnen behandelt. Immerhin, Vitamine sind auch im Honig vorhanden und begründen auch hier einen positiven Unterschied zum Zucker. Es sei hier wenigstens eine Aufstellung aus Biologie d'abeille Bd. 3, S. 292, wiedergegeben. Sie zeigt zugleich die in Pollen und Futtersaft enthaltenen Mengen, je µg auf 100 g. Bemerkenswert die großen Unterschiede, die sich bei zwei verschiedenen Forschergruppen ergaben:

Vitamine	Honig (Haydak u.a. 1942)	Honig (Kitze u.a. 1943)	Pollen	Weisel-futter-saft
Thiamin (Vit. B_1)	5,5	4,4	600	1800
Riboflavin (B_2)	61,0	26,0	1670	2800
Pyridoxin (B_6)	299,0	10,0	900	1020
Pantothensäure	105,0	55,0	2700	32000
Ascorbinsäure (C)	2,4	—	—	—
Nikotinsäure (PP)	36,0	110,0	10000	11100
Biotin (H)	—	0,06	25	410
Folsäure	—	3,0	—	50

Es fehlen alle fettlöslichen Vitamine. Man kann vermuten, daß der Honig seinen Vitamingehalt hauptsächlich dem in ihm enthaltenen Pollen verdankt.

10. Aminosäuren im Honig

Vom Eiweißgehalt des Honigs gilt das gleiche wie für die Vitamine. Bei 0,26 bis höchstens 0,83 % Eiweiß kann man Honig nicht als Eiweißquelle benützen. Darum auch die Behandlung der das Eiweiß aufbauenden Aminosäuren erst beim Pollen, der wesentlich mehr davon besitzt. Wir begnügen uns hier mit einer Aufstellung, die in der ZfB 1968 S.183 erschienen ist: *Aminosäuren im Honig*. K. G. Bergner und J. Körömi vom Institut für Lebensmittelchemie der Universität Stuttgart fanden nach ZfB Bd 9 H 5 Febr. 1968 S. 183 Aminosäuren im Honig.

Weitere Versuche müssen zeigen, ob die Unterschiede z. B. im Gehalt an Arginin, Glycin, Threonin, Prolin für Honigtau-, Blüten- und Heidehonig typisch sind. Recht deutlich zeichnet sich dagegen die Aminosäurenarmut der reinen Zuckerfütterungshonige ab, doch müssen auch hier weitere Untersuchungen folgen, besonders im Hinblick auf Mischungen einwandfreier Honige mit Zuckerfütterungshonig. Interessant ist aber jedenfalls, daß auch er das ganze Aminosäurespektrum aufweist, das hier ja nur von den Bienen stammen kann.

Tabelle hierzu Seite 62

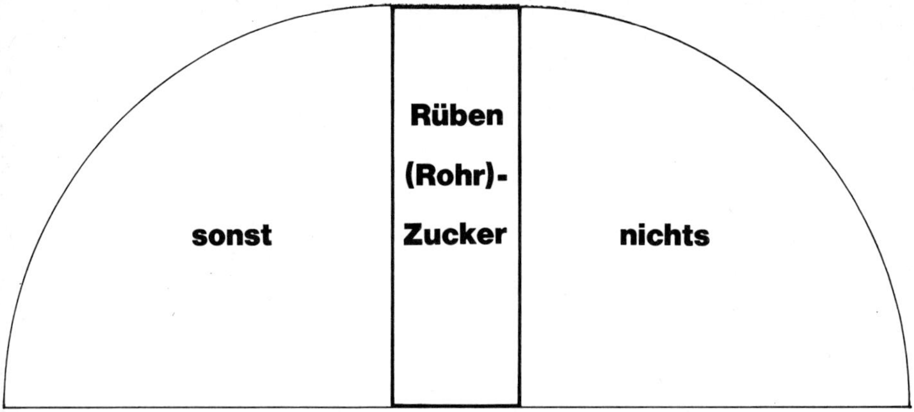

Was enthält unser Haushaltszucker?

Der Honigfächer

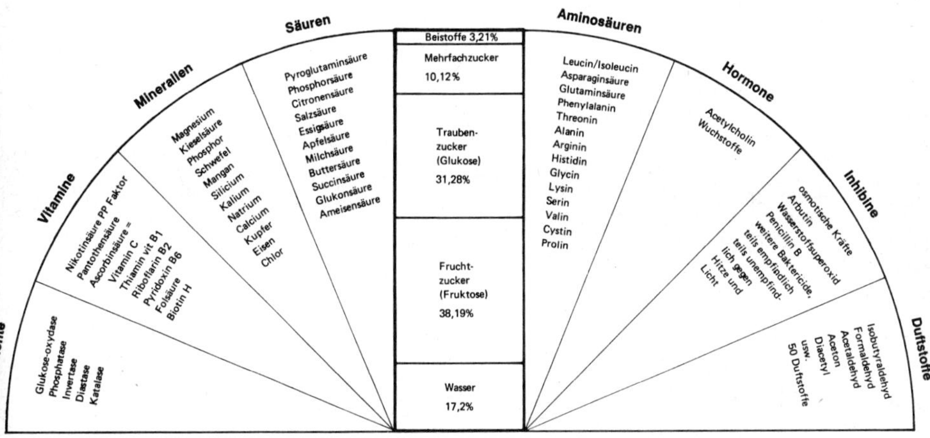

Was enthält der Honig?

Abb. 13 Dieser »Honigfächer« zeigt mit aller Deutlichkeit den wesentlichen Unterschied von Haushaltszucker und Honig.

Tabelle: µg in 5 g Honig

Aminosäuren	Honigtau-honig	Blüten-honig	Heide-honig	Zuckerfütte-rungshonig
Alanin	47	43	41	12
Asparaginsäure	32	38	31	7
Arginin	46	32	28	15
Glutaminsäure	42	36	35	14
Glycin	60	44	37	12
Histidin	29	20	16	8
Leucin/Isoleucin	42	35	36	10
Lysin	34	25	22	14
Phenylalanin	78	53	62	18
Serin	53	38	42	11
Threonin	50	16	27	9
Valin	36	45	53	11
Cystin	19	11	11	5
Prolin	1200	950	1400	370
insgesamt	1748	1386	1841	516
pro 100 g Honig	34,96 µg	27,72 µg	36,82 µg	10,32 µg

C. Praktische Erfahrungen mit Honig

Honig enthält viele Stoffe, die für den menschlichen Körper von Bedeutung sind. So liegt schon theoretisch nahe, daß er gesundheitlich von Nutzen sein kann. Ob er es auch ist, muß die Erfahrung zeigen. Und sie tut es, wie in alter Zeit, so auch heute noch im Zeitalter der Chemie. Beginnen wir mit Erfahrungen über Honig bei Schwangerschaft.

1. Honig und die werdende Mutter

Bekanntlich leiden schwangere Frauen nicht selten an Übelkeit und Erbrechen. Manche erkennen daran geradezu, daß sie schwanger sind. Das Erbrechen kann so heftig und andauernd sein, daß es zu bedenklicher Gewichtsabnahme und Schwäche kommt, sogar zum Blutbrechen und zur Gefährdung des Kindes. Manchmal entschließt sich der Arzt zur Unterbrechung der Schwangerschaft. Ursache ist eine Vergiftungserscheinung, mit der die Leber, das vielseitige chemische Labor des Körpers, nicht mehr fertig wird. Man sucht zu helfen durch Infusionen von Traubenzucker und den Vitaminen B und C. 1945 hatte der Oberarzt Dr. A. Turrettini von der Maternität Genf einen Fall, bei dem diese Mittel vollkommen versagten. Daraufhin versuchte er es mit M2, einer

von der Firma Woelm in Eschwege hergestellten, von Eiweiß gereinigten 40 %igen Houiglösung, intravenös. Nach sechs Spritzen war das Erbrechen behoben. Nach mehrtägiger Unterbrechung der Behandlung kam es wieder. Erneute Einspritzungen brachten endgültige Beseitigung des Erbrechens, gleichzeitig Besserung des Appetits und des Allgemeinbefindens. 1949 hatte er einen ähnlichen Fall, wo die Frau im Gewicht von 63 kg auf 45 zurückgefallen war. Nach 9 Spritzen war das Erbrechen behoben, Schlaf und Appetit wieder gut.
1951 machte M. de Buman in der Frauenklinik Lausanne mit einer ganzen Reihe von Frauen die gleiche Erfahrung. Die Honiglösung schützte das Lebergewebe während der Schwangerschaftsvergiftung. Auch bei Erschöpfung und Wehenschwäche während der Entbindung war die Injektion der Honiglösung von Nutzen. Er erklärt das damit, daß im Honig Wirkstoffe sind, die dem Körper helfen, den Energie liefernden Zucker des Honigs sofort auszunützen.

Versuche mit Gaben von Honiglösung bei Tieren schon vor dem Geburtsakt zeigten, daß die arbeitende Muskulatur wesentlich besser durchhielt.
Buman rühmt der Honiglösung nach, daß es bei ihr keine unangenehmen Nebenwirkungen gibt, vor allem keine Venenwandschädigungen, wie man sie bei Trauben- und Fruchtzuckerinjektionen beobachten kann.

2. Honig für Säuglinge und Kinder

Vor mir liegen rund 80 Berichte aus den letzten 15 Jahren (ab 1956), davon die allermeisten aus Kinderabteilungen von Universitätskliniken und anderen Krankenhäusern in Deutschland, Österreich, Frankreich, Jugoslawien. Sie melden gute Ergebnisse mit einem Nährpulver aus Milch und Honig (Nektar-Milch), das sich zusammensetzt aus 14,5 % Fett, 15,4 % Eiweiß, 30,2 % Honig, 12,1 % höheren Kohlenhydraten, 18,9 % Milchzucker, 3,9 % Mineralstoffen, 0,5 % Milchsäure, mit einem Kaloriengehalt von 450 auf 100 g. Um 100 ccm trinkfertige Säuglingsnahrung zu bekommen, mischt man 16 g davon mit 90 g Wasser, sog. $^{2}/_{3}$-Milch. Es wird verwendet

1. zur Aufzucht von Frühgeborenen,
2. als Diätnahrung für dyspepsiegefährdete (Mangel an Verdauungssäften) und dystrophische (unterernährte) Säuglinge,
3. als Zweimilchnahrung, das heißt als Zusatz bei nicht ausreichender Muttermilch,
4. als Dauernahrung für zarte und für gesunde Säuglinge bei fehlender Muttermilch, und zwar von Geburt an bis zum Ende der Säuglingszeit.

Allgemein gerühmt wird

1. die ausgezeichnete Verträglichkeit,
2. der überdurchschnittliche und stetige Gewichtsanstieg,
3. das Ausbleiben von Infekten,

4. die einfache Zubereitung mit der Gewähr für eine stets frische und hygienisch einwandfreie Säuglingsnahrung.

Aus der großen Zahl nur einige praktische Beispiele:

Bekanntlich nimmt der Neugeborene zunächst in den ersten 3—5 Tagen um einige 100 g an Gewicht ab und kommt erst im Lauf der ersten zwei Wochen wieder auf sein ursprüngliches Gewicht. Bei Honig-Milchkindern geht das deutlich rascher. So hatten von einigen hundert Neugeborenen im Bethanien-Krankenhaus Frankfurt am 10. Tag ihr Geburtsgewicht durchschnittlich schon um 32,5 g überschritten

von vollgestillten Kindern	8 %
von Honig-Milchkindern	75 %

12 Frühgeburten hatten am 10. Tag sogar 80 g mehr als ihr Ausgangsgewicht von 2100 bis 2500 g.

In der Kinderheilanstalt Hannover hat man 300 Säuglinge nach Gewicht in 5 Gruppen eingeteilt und die beiden leichtesten Gruppen mit 1200—1500 g und 1500—2000 g nochmal unterteilt und den einen zur Muttermilch — wie üblich — noch Buttermilch gegeben, den andern Honigmilch. Ergebnis:

Gruppe I	mit Buttermilch	Zunahme pro Tag	16,1 g
	mit Honigmilch		23,3 g
Gruppe II	mit Buttermilch		21,9 g
	mit Honigmilch		27,7 g.

Die übrigen Berichte lauten ähnlich: gute Entwicklung, keine Darmstörungen, weniger intensive Gelbsucht der Neugeborenen.

Auf der gleichen Linie liegen frühere Untersuchungen der Amerikaner Schlutz und Knott (1938). Sie beobachteten bei Honigzugabe zur Milch bessere Verträglichkeit und bessere Gewichtszunahme als bei Zucker. Ebenso Farioli (1936). Philipp fand bei 1 Teelöffel Honig je Flasche gute Entwicklung, leichteres Zahnen und geringere Anfälligkeit für Erkrankungen. Bunge und Michaelis bei Zucker häufiger Verdauungsstörungen, besonders bei Salzsäuremangel oder zu reichlichen Gaben. Honig dagegen regt die kindlichen Verdauungsorgane an und schont sie zugleich. Nach Zaiß (1929–1944) sind Kinder, die regelmäßig Honig erhalten, straffer, fröhlicher, unternehmender als andere. Im Institut für Heilpädagogik in Berlin (1932) war die Kindergruppe, die Honig erhielt, frischer und ausdauernder bei der Werkarbeit als jene, die Marmelade erhielt.

Bekannt sind die Versuche von Frauenfelder und Emrich in Schweizer Sanatorien (1921, 1923). Mit 5—12jährigen erholungsbedürftigen Kindern führten sie Honigkuren von 4—8 Wochen durch. Steigende Honiggaben von einem Teelöffel bis einem Eßlöffel Honig zweimal täglich in warmer Milch. Wirkung: Zunahme des Blutfarbstoffes (Hämoglobin) einmal von 45 % auf 77 %, dann von 57 auf 85, und ein andermal von 70 auf 88 %. Milch allein hatte geringere Wirkung. Und die Erstarkung hielt nach dem Ferienaufenthalt auch länger an als bei Milch allein.

Besonders lehrreich war folgender Versuch von Gruner und Frauenfelder: Die erholungsbedürftigen Kinder wurden in drei Gruppen eingeteilt: 1. Kinder mit gewöhnlicher Kost, 2. Kinder mit gewöhnlicher Kost und Honig, 3. Kinder mit gewöhnlicher Kost und Medikamenten für Appetitanregung, Blutbildung usw. Die Honigkinder übertrafen die beiden anderen Gruppen durch besseres Blutbild, größere Gewichtszunahme, raschere und bessere Heilung von Erkrankungen der Atmungsorgane, von Nervosität, durch Kräftigung des Gesamtkörpers und damit größere Widerstandsfähigkeit gegen Erkrankungen überhaupt.

Zaiß vermutet, daß die gute Wirkung des Honigs neben seinem Invertzuckergehalt zurückzuführen ist auf seinen Gehalt an Mineralstoffen, die in feinster Verteilung in den Körper gelangen, wie Calcium, Phosphorsäure, Eisen, Kieselsäure, Kobalt usw. Ihre Bedeutung für die Blutbildung ist bekannt. Man sollte also bei Säuglingen ebenso wie bei heranwachsenden Kindern Zucker soweit als möglich durch Honig ersetzen.

An dieser Stelle sei nochmal erinnert an die Förderung des *Längenwachstums* bei Säuglingen durch Honig (vergl. S. 57).

Mithelfen wird dabei auch der günstige Einfluß des Honigs auf den *Kalkhaushalt*. Knott, Shukers und Schlutz haben 1941 bei 14 Kindern gefunden, daß Calcium und in kleinerem Maßstab auch Magnesium durch Beigabe von Honig zur Milch besser im Körper festgehalten wird als bei Milch mit oder ohne Zugabe von Vitamin D. Erfahrungen mit leichterem Zahnen bei Kindern werden gestützt durch Versuche, die Dr. Fr. M. Pucci (Uruguay) 1949 mit jungen Hunden angestellt hat. Er hat den einen Honig zum Futter gegeben, den andern nicht und sie nach sechs Monaten getötet und untersucht. Die Honighunde zeigten eine deutlich bessere Knochen- und Zahnentwicklung.

Endlich hilft nach Dr. Jarvis Honig auch gegen das *Bettnässen*. Ob daran, wie er meint, die wasserbindende Kraft des Honigs schuld ist, kann man bezweifeln. Man wird eher an die beruhigende und nervenstärkende Wirkung des Honigs denken können.

3. Honig und die sportliche Jugend

»... bringt verbrauchte Energie sofort zurück!« So hören wir im Rundfunk immer wieder von einem bestimmten Traubenzuckerpräparat. Nichts dagegen, Traubenzucker ist gut. Aber Honig ist besser. Bei vielen medizinischen Vergleichsversuchen zwischen Traubenzucker, Fruchtzucker, Invertzucker und Honig zeigt sich immer wieder, daß gerade die eigentümliche Kombination von Invertzucker, Mineralien und sonstigen Bestandteilen des Honigs allem anderen überlegen ist. Das haben die Ringkämpfer und Athleten vor Jahrtausenden erfahren. Das erfährt auch unsere sportliche Jugend. Die Älteren unter uns erinnern sich vielleicht noch an die Amerikanerin Helene Madison,

die mit 17 Jahren 1930 in acht Monaten als Schwimmerin 12 Weltrekorde und 26 amerikanische Rekorde brach. Das verdankte sie ihrem Trainer Ray Daughters, der sie unermüdlich auf den Honig als Energiespender hinwies.
Der Südpolarforscher Byrd hat für seine Reise zum Südpol 1929 fünf Zentner Honig mitgenommen.
Der Berufsbienenzüchter Sir Edmund Hillary, Neuseeland, für sportliche Leistungen durch regelmäßigen Honiggenuß gestärkt, hat auch bei seiner Erstbesteigung des Mount Everest im Frühjahr 1953 fünf Pfund Honig mit in sein Bergsteigergepäck hineingepackt. Und er hat es als sehr wohltätig empfunden, daß er auch in dem Nahrungsmitteldepot, das die Schweizer Expedition im Jahr vorher zurückgelassen hatte, Honig vorfand (Bee World, Okt. 1953).
Die »Tigerkatzen« von Ontario schrieben (1954) ihren Sieg bei den Ostwest-Meisterschaftskämpfen im Fußball stark ihrem Honiggenuß während der Trainingszeit zu.
Basil Hallal, der Sieger im australischen Radrennen 1953, aß täglich 1 Pfund Honig.
»Gleanings« Jan. 1954 meldet, daß 40 % der Teilnehmer an den olympischen Spielen während des Kampfes Honig aßen, 76 beim Training, 19 von 27 Trainern empfahlen ihren Sportlern Honig. Auch die deutsche Mannschaft bei den Olympischen Spielen in Tokio 1964 wurde mit Honig gut verpflegt. Ihr Betreuer Prof. Dr. med. Nöcker hat in seinem Buch über nachhaltige Kraftnahrung für Sportler an vielen Stellen Honig empfohlen.
Sollte es jemand einfallen, die Honigwirkung auf die Leistungsfähigkeit als Einbildung zu betrachten, dann kann man ihm Tierversuche entgegenhalten. Ratten leiden jedenfalls nicht an solcher Einbildung. Man läßt Ratten schwimmen bis zur Erschöpfung. Gibt man ihnen vorher Honig, halten sie um 50 % länger aus als mit Zucker und erholen sich nachher rascher.
Dr. R. Krämer von der II. Med. Universitätsklinik hat 1949 über seine Versuche berichtet: Mit Fruchtzucker, Traubenzucker und Invertzucker kaum merkliche Leistungssteigerung, mit Honig dagegen 48 %. Er erklärt das mit rascherer und besserer Verwertung der Zucker in der Muskulatur durch den cholinergischen Faktor des Honigs.
Bergsteiger, Fußballer, Radfahrer und Sportler aller Art können jederzeit an sich selber Vergleichsversuche machen und werden dabei die gleichen guten Erfahrungen machen wie andere sie in allen Jahrhunderten machen konnten. Und gerade der Unterschied in der Wirkung von Honig und Zucker zeigt, daß die Kalorien allein nicht ausschlaggebend sind, sondern die ganz besondere Verbindung der verschiedenen Zucker mit anderen Stoffen im Honig.

4. Honig für Geschwächte, Alternde und Genesende

Die guten Erfahrungen mit Honig bei erholungsbedürftigen Kindern wie bei Sportlern lassen es als selbstverständlich erscheinen, daß er auch Geschwächten, Alternden und Genesenden gut tun muß. Auch die im folgenden genannten Wirkungen auf die einzelnen Organe weisen in diese Richtung. Bei diesen Menschen ist ja meist der Gesamtorganismus von Kopf bis Fuß irgendwie in Mitleidenschaft gezogen. Es mögen hier zwei ärztliche Mitteilungen genügen: Dr. St. Kaul, Deggendorf, in »Physikalische Medizin und Rehabilitation« 11/1967. Er behandelte Operierte, Wöchnerinnen, Leute mit Untergewicht und allgemeiner Erschöpfung mit Honiginjektionen (M2 Woelm). »Die Patienten dieser Gruppe fühlten sich schon bald gestärkt und baten nach vier bis sechs Wochen um Kur-Wiederholung... Bei der Beurteilung dieser Krankheitsgruppe wurden sowohl die subjektiven Äußerungen über allgemeine Leistungssteigerung als auch die objektiven Befunde, wie Appetitsteigerung, Gewichtszunahme, Hämoglobinanstieg, Normalisierung des vorher gestörten Schlafes und Ausgleich der Blutdruckschwankungen berücksichtigt.« Früher behandelte er diese Patienten mit Traubenzuckereinspritzungen. Nun findet er die Honigeinspritzungen als »bei weitem vorzuziehen und wesentlich wirkungsvoller«.

Schon 1952 hatte Dr. H. Lempp in der Septembernummer von »Der Chirurg« über seine ähnlichen Erfahrungen im Robert-Bosch-Krankenhaus Stuttgart berichtet. — Nach jeder Operation, besonders bei großen Eingriffen in der Bauchhöhle, ist der Wasser- und Salzhaushalt gestört. Ursache unbekannt. Kochsalzlösungen wirken bei der postoperativen Ödembereitschaft (Wassergeschwulste) von Magen, Leber, Nieren, Herz und Lunge ungünstig. Der Eiweißstoffwechsel ist entgleist. Zenker, Saegesser und andere sind darum zu Traubenzuckerinfusionen übergegangen. Zweck, Versorgung des Körpers mit Wasser und dem Grundstoff zur Bildung von Reservekraftstoff Glycogen in der Leber. Denn die Leber ist das zentrale Stoffwechselorgan. Nach einer Operation ist diese aber gerade in dieser Situation an Glycogen verarmt. Es genügt nun nicht, der Leber nur einfach Zucker anzubieten, um eine Glycogenanreicherung und damit bessere Funktion der Leber sicherzustellen. Die Störung durch Operation umfaßt ja auch den ganzen Kreislauf, das Nervensystem und den Stoffwechsel allgemein. Dabei spielen Vitamine, Hormone und Zentralnervensystem eine Rolle.

Dazu ist Traubenzucker gar nicht das Beste für die Leber. Mit Fruchtzucker wird um 18 % mehr Glycogen in der Leber aufgebaut als mit reinem Traubenzucker. Noch besser ist Honiglösung. Durch sie wird um 68 % mehr Glycogen gebildet als mit reinem Traubenzucker. Lempp führt das auf den von Prof. Koch entdeckten cholinergischen Glykutilfaktor des Honigs zurück, der eine erhöhte Zuckerausnützung bewirkt. Weiter bessert der Honig auch den Kreislauf, die Durchblutung der Herzkranzgefäße, normalisiert den Blutdruck, regelt unregelmäßigen Herzschlag (extrasystolische Arhythmien), verkürzt die Zusammenziehung (Systole) und verlängert die Pause (Diastole). Der Honig liefert dem Herzen Energiereserven. So wird die gute Honigwirkung nach Operationen verständlich. Übrigens hat auch die innere Medizin bei Durchblutungsstörungen der Herzkranzgefäße gute Erfolge mit hochprozentiger Honiglösung erzielt.

»Wir hatten ... immer den Eindruck, als ob sich die Patienten durch postoperative Honiginfusionen besonders gut und rasch erholen würden, und daß diese Infusionen Stoffwechsel und Kreislauf rascher als andere Infusionen normalisieren würden.«

Aus all dem kann man mit Recht schließen, daß auch alternde Menschen auf Honig gut ansprechen werden. Denn auch bei ihnen sind ja Kreislauf, Stoffwechsel und die Tätigkeit aller Organe dabei, schwächer zu werden. Die Tatsache, daß unter den über 100 Jahre alten Russen nicht wenige Imker sind, spricht jedenfalls für den guten Dienst, den Honig dem alternden Menschen leistet.

5. Honig — Wohltat für die Leber

Eben war von der Leber die Rede. Bleiben wir gleich bei ihr. Was hat sie zu tun und was nützt ihr der Honig bei ihrer Arbeit?

Die Leber ist die größte Drüse unseres Körpers. Viele wissen nur, daß sie die Galle bildet und gelegentlich Schwierigkeiten macht mit Gallensteinen. Aber die Gallenbildung ist nur eine ihrer Aufgaben. Sie hat so ziemlich mit allem zu tun, was im Körper vorgeht. Sie ist das große chemische Laboratorium des Körpers. Den größten Teil des sogenannten »intermediären Stoffwechsels« hat sie zu bewältigen. Nimmt man sie weg, stirbt der Mensch. Fallen einige ihrer Funktionen aus, kann es zu schwersten Störungen kommen, obwohl manches, was sie tut, nicht von ihr allein, sondern nur vorwiegend von ihr geschafft wird. Was tut sie alles? (Abb. 14)

1. Sie bildet Galle, Enzyme, Glycogen, Bluteiweißstoffe (Albumine, Globuline), Blutgerinnungsstoffe (Prothrombin, Fibrinogen, Heparin), Harnstoff, Harnsäure, beteiligt sich am Blutfarbstoffwechsel.
2. Sie bildet Schwefelsäure- und Glucuronsäureester, oxydiert giftige Stoffe zu ungiftigen.
3. Sie speichert Nahrungsstoffe, vor allem Glycogen (bis 300 g von insgesamt 400—600 g), Blut (20 % der Gesamtmenge), Wasser, Mineralsalze, bestimmte Vitamine (z. B. Vitamin 12, das gegen gefährliche Blutarmut wirkt, Antiperniciosa-Faktor) und Schwermetalle.
4. Sie ist das Hauptorgan des Zwischen- und Endstoffwechsels für Zucker, Fette und Eiweißstoffe. Sie regelt deren Verteilung und Abgabe ans Blut. Sie spielt eine wichtige Rolle bei der Erhaltung der Körpertemperatur.

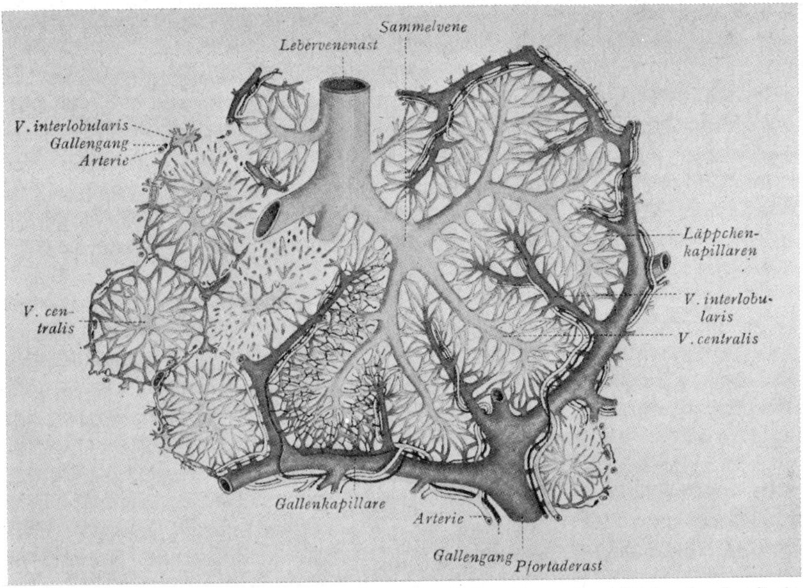

Abb. 14 Blick in das Blutversorgungssystem der Leber. Es muß reichlich sein, damit sie ihre vielfältigen Aufgaben bewältigen kann. Pfortaderäste dunkel, Äste der Lebervenen hell, Gallengänge schwarz. (Nach Prof. Pfuhl in Benninghoff, Anatomie, Bd. 2)

5. Sie erhält Blut von zwei Seiten, ernährendes Blut aus der Leberarterie und sog. funktionelles Blut aus der Pfortader. Diese sammelt das Blut aus Magen, Darm, Milz und Bauchspeicheldrüse, das mit Ausnahme der Fette alle Stoffe enthält, die der Dünndarm aus der Nahrung aufgenommen hat.

Also ein gerütteltes Maß von Arbeit. Es ist darum dringend zu empfehlen, dieses so leicht vergessene Organ pfleglich zu behandeln und bei seiner Arbeit zu unterstützen. Mit Honig ist das möglich. Wer daran denkt, was Honig alles enthält, versteht das ohne weiteres. Doch lassen wir die Fachleute sprechen. Nach ärztlicher Erfahrung hilft Honig der Leber deutlich nach drei Seiten hin:

a) bei der Glycogenbildung,
b) bei ihrer Aufgabe als Entgiftungsanstalt des Körpers,
c) bei ihrer eigenen Erkrankung und jeder Art von Gelbsucht.

a) Glycogenbildung

Dabei darf man auch die Erfahrungen berücksichtigen, die mit den beiden Bestandteilen des Honigs Traubenzucker und Fruchtzucker im einzelnen gemacht wurden, darf aber nach vielfältigen Forschungsergebnissen voraussetzen, daß die Wirkung des Honigs die seiner Einzelteile übertrifft. Dies gilt besonders für den Vergleich mit reinem Traubenzucker. Denn schon der Fruchtzucker übertrifft diesen in der Glycogenbildung.

So hat Fletscher festgestellt, daß Fruchtzucker die Glycogenbildung anregt und katalysierend erleichtert, mehr als dies durch Traubenzucker geschieht. Versuche von Bachmann, Haldy und Wynn (1938) an Ratten bestätigen das. Obwohl der Kalorienwert von beiden Zuckern gleich ist, war die Leber bei Fütterung mit Fruchtzucker um 22 % schwerer als bei Traubenzucker. Nach Nagasuye (1925) bildet die Leber auch im Hungerzustand und bei Eiweißfettdiät mit Fruchtzucker Glycogen. Fruchtzucker wird nur zum kleinen Teil im Körper direkt verbrannt. Zum großen Teil wird er in der Leber zunächst als Glycogen gelagert und aus diesem in Form von Traubenzucker an den Körper ausgeliefert.

Ein genügender Glycogenvorrat ist nicht nur für den Körper als Kraftreserve bedeutsam. Auch die Leber selber hat ihn nötig zu ihrem Wohlbefinden. Glycogen macht die Leberzelle widerstandsfähiger, und zwar die gesunde wie die kranke. So sagt Hassencamp (1934) aus seinen Erfahrungen bei der gefürchteten Leberzirrhose: »Glycogenreichtum ist der beste Leberschutz, nicht direkt, sondern durch Schaffung der besten Funktionslage.« Er gab Traubenzucker in Form von Dextropur und fand, daß man damit die Leistung des noch reaktionsfähigen Leberparenchyms steigern und das Endstadium hinausschieben kann. — Wenn dies schon mit Traubenzucker gelingt, dann erst recht mit Fruchtzucker und noch besser mit Honig. Schon der alte Hippokrates gab Leberkranken Esel- und Ziegenmilch mit $^1/_3$ Honig oder auch Schleimsuppen mit Honig.

Schirm (1947) arbeitete modern mit Infusion der Honiglösung M2, bei epidemischer Leberentzündung, Gallenblasenentzündung und Lebertumoren. Erfolg: Rasches Zurückgehen der Leberschwellungen und des damit verbundenen Druckgefühls, Abklingen der Gelbsucht, Appetitsteigerung und Gewichtszunahme. Die Honigbehandlung zeigte sich der Traubenzuckerbehandlung deutlich überlegen.

Auch Kühne und Deller (1947) erreichten mit Honiglösung eine Glycogenanreicherung und damit eine bessere Leistung des noch regenerationsfähigen Leberparenchyms.

b) Entgiftung

Büdingen (1925) fand die entgiftende Wirkung des Traubenzuckers. Heute weiß man, daß die Leber ihren Entgiftungsprozeß ordnungsgemäß nur durchführen kann, wenn ihr genügend Traubenzucker zur Verfügung steht. Durch viel Traubenzucker wird die Wirkung von Morphium, Zyankali und Chloroform herabgesetzt. Schwab (1929) fand dies auch für lähmende und erregende Nervengifte und besonders für Blausäurevergiftung. Die Gifte werden an Umwandlungsprodukte des Traubenzuckers wie Glucuronsäure und Dioxyaceton gekoppelt und damit unschädlich. Schwab stellt dabei die Beeinflussung der Leberfunktion an erste Stelle. Sie ist für die Bindung und Unschädlichmachung der Gifte verantwortlich. Diese Funktion hängt aber wiederum an

genügendem Glycogenvorrat. Und so greift alles ineinander. Natürlich spielt auch die allgemeine Kräftigung, besonders des Herzens bei der Überwindung von Vergiftungen eine Rolle.
Es gibt auch Gifte, die im eigenen Körper entstehen, z. B. als Folge von Gelbsucht oder Schwangerschaftsstörungen, Stoffwechselstörungen oder Infektionen, wie Grippe, Lungenentzündung, Blutvergiftung, Kindbettfieber, Diphterie, Typhus, Cholera, Ruhr usw. In all diesen Fällen haben viele Mediziner die gute Wirkung des Traubenzuckers erfahren, ebenso wie bei Schlangenbissen, Pilzvergiftungen, Metallvergiftungen und Kampfgasschäden. Ebenso und noch besser wirkt Honig mit seiner Mischung aus Traubenzucker und Fruchtzucker und seinen vielen weiteren körpernützlichen Bestandteilen.

c) Gelbsucht

Gelbsucht entsteht durch Erkrankung des Lebergewebes oder durch Stauung des Gallenabflusses. In beiden Fällen hat der Münchener Internist Baumgärtel (1950) beste Erfahrungen mit Honig gemacht. Seine Originalarbeit liegt mir zwar nicht mehr vor. Ich hatte sie damals von ihm geliehen. Aber ich habe im Imkerfreund 1950 darüber berichtet und kann mich darauf stützen.
Hier müssen wir auf die unter 1. genannten Aufgaben der Leber verweisen. Ihr obliegt unter anderem der Auf- und Abbau des roten Blutfarbstoffes, des Hämoglobins. Die verbrauchten roten Blutkörperchen werden beseitigt durch Leber, Milz und lymphoide Organe. Der rote Blutfarbstoff wird umgewandelt in den rotbraunen Gallenfarbstoff Bilirubin. Das geschieht in der Leberzelle. Das dabei frei werdende Eisen bleibt im Körper und wird wieder verwendet zum Aufbau neuer roter Blutkörperchen, die die verbrauchten ersetzen müssen. Der Farbstoff nicht.
Er hat sonst nichts mehr zu bestellen, etwa für die Verdauungsvorgänge. Er ist reines Abfallprodukt und muß ausgeschieden werden. Zum großen Teil wird er an den schon genannten, aus Traubenzucker entstehenden, Entgiftungsstoff Glucuronsäure gebunden, und als Bilirubinat in der Gallenblase gesammelt und in den Darm ausgeschieden.
Eine geringe Menge Bilirubin findet sich an Eiweiß gebunden im Blut ohne Schaden anzurichten. Kommt mehr davon ins Blut, dann haben wir die Gelbsucht (Ikterus). Das Blut ist mit Bilirubin vergiftet.
Gelbsucht kann rein *mechanisch* entstehen. Wenn die Gallengänge durch Gallensteine, Entzündung oder Geschwulst nicht durchgängig sind, staut sich die Galle zurück und tritt ins Blut und das Körpergewebe über. (Übrigens kann die Stauung auch durch akuten Darmkatarrh oder durch Krämpfe, nervöse und seelische Einwirkungen entstehen. Gelb vor Neid! Man ärgert sich grün und gelb!)
Bei dieser Art von Gelbsucht ist Honig von Nutzen. Die leicht abführende Wirkung legt den Gallenausgang vom Darm her frei. Dazu wird man noch an die cholinergische Wirkung des Honigs denken dürfen. Die Muskulatur der

Gallenblase, die für die Entleerung sorgt, steht unter dem Einfluß der beiden Gegenspieler: sympathisches und parasympathisches Nervensystem. Reizung des sympatischen Systems hemmt, Reizung des parasympathischen fördert die Entleerung. Nun gibt es zwei Wirkstoffe, die ebenso wirken. Adrenalin wirkt wie ein sympathischer Reiz, Acetylcholin wie ein parasympathischer Reiz. Honig enthält Acetylcholin, muß also die Gallenentleerung fördern.
Gelbsucht kann auch entstehen durch *Schädigung des Lebergewebes* (Parenchymikterus). Damit hat sich Baumgärtel in der Novembernummer der Medizinischen Monatsschrift 1949 S. 821–824 beschäftigt. Das Lebergewebe kann geschädigt werden durch Pilzgifte, *Alkohol,* Äther, Atophan, Chlorophorm, Phosphor usw. Die kranke Leberzelle wird nach zwei Seiten hin anormal: Sie bringt ihr Bilirubin nicht mehr los und sie baut ihren Glycogenvorrat, der für ihr Wohlbefinden nötig ist, abnorm stark ab. Offenbar bemüht sie sich mit der aus dem verstärkten Glycogenabbau entstehenden Traubenzuckerflut, das giftige Bilirubin hinauszuschwemmen ins Blut, aus dem es der Körper dann über Nieren und Harn hinausschaffen kann. Durch Traubenzuckergaben kann man ihr dabei helfen. Die Traubenzuckerflut wird noch verstärkt und die Entlastung von Bilirubin erleichtert ihr, den gestoppten Glycogenaufbau wieder aufzunehmen. Die eigentliche Heilung muß zwar der Körper selbst vollbringen. Aber man kann durch Hilfsmaßnahmen Hindernisse auf dem Weg zur Gesundung beseitigen.
Und nun sagt Baumgärtel ganz klar: Traubenzucker ist gut, aber die ideale Form seiner Verabreichung ist Honig. Denn Honig gibt mehr als nur Traubenzucker. Seine cholinergische Wirkung (Acetylcholin) wirkt wie ein parasympathischer Reiz. Dieser ruft als Gegenreiz eine verstärkte Adrenalinabgabe aus den Nebennieren hervor. Und dieses fördert den Glycogenabbau und damit einen reinigenden Traubenzuckerstrom, der das giftige Bilirubin aus der Zelle ausschwemmt. Man kann also den Honig etwa vergleichen mit einem Automaten, der Kohlen beischafft und zugleich ins Feuer bläst, daß sie verbrennen.
Baumgärtel kommt zum Schluß: bei der einen Form von Gelbsucht kann dies gut sein, bei der andern jenes Medikament, in jedem Fall von Gelbsucht aber ist Honig von Nutzen.

6. Honig – Hafer für das Herz

Da muß ich nun mit meiner eigenen Geschichte beginnen. Im Telegrammstil: August 1928 nach starker Anstrengung und Erhitzung kalter Trunk. Herzblock, Ringen um jeden Herzschlag. Dann stundenlanges Herzrasen, Puls nicht mehr zu zählen. Den Winter durch jede Woche mindestens einmal ähnlichen Anfall. Stauung des Blutes im kleinen Lungenkreislauf, Blutleere im äußeren Kreislauf, Atemnot, Herzschmerzen, fast unerträgliche Müdigkeit. Auf der Treppe Stehenbleiben nach ein paar Stufen. Ostern 1929 endgültiger Totalzusammenbruch, Versagen aller inneren Organe, Verdauung, Leber, Niere. Immer wiederholte

Lebensgefahr. Diagnose Herzschwäche, falsche Innervation, unbestimmt »Veränderung im Herzinnern«. Heute würde man wohl sagen Herzinfarkt. Verbrauch der letzten Kräfte durch falsche Behandlung mit radikaler Kaltwasserkur. Geringste Anstrengung führt jeweils zu neuem Anfall. Sommer 1930 endlich zweckmäßigere Behandlung der mit einem früheren Unfall zusammenhängenden chronischen Magen-Darm-Entzündung. Langsame Besserung des Allgemeinbefindens. Ostern 1931 nach zweijähriger Pause Rückkehr in Seelsorge. Zu früh! Noch nicht fähig 3 km zu gehen. Nach einer Stunde Unterricht Erschöpfung. In Filiale W. zwei Stunden nacheinander. Total erledigt, Zittern, fluchtartige Heimkehr auf Motorrad, fast unfähig zum Mittagessen.
Eines Tages stellen mir die Schwestern in W. zu meiner Frühstücksmilch Honig hin. Ich wußte von Honig nichts, als daß er süß ist und angeblich gut sein soll für Husten. Das hatte ich nicht, sondern Herzbeschwerden. Aber nach zwei Stunden Unterricht noch bei Kräften. Hurra, nun geht es aufwärts. Doch am nächsten Tag in N. nach einer Stunde wieder erledigt. Am Freitag nach zwei Stunden in W. wieder »ein Kerl«. Und so immer in W. Dann Honig zu Ende. Nun auch in W. wieder »erschossen«. Kam wieder Honig und es war wieder gut. — Da fiel bei mir der Groschen. Honig hilft mir mehr als alle Herzmittel aus der Apotheke. Und da beschloß ich Imker zu werden. Der Honig hat mir immer wieder gute Dienste getan, mir und anderen, denen ich ihn empfahl. Ich bin den Bienen dankbar. Und die Dankbarkeit hat mich veranlaßt, die Mühe dieses Buches auf mich zu nehmen.
Und nun zu den Versuchen der Ärzte, die mir nachträglich begreiflich machten, warum und wieso mir der Honig in meinen Herznöten so gut helfen konnte.
Bevor man exakte Versuche mit Honig unternahm, prüfte man die Herzwirkung des Traubenzuckers. Dieser lag eben früher in einer Form vor, die eine Einspritzung in genau dosierbarer Menge und Konzentration ermöglicht. In den dreißiger Jahren blühten diese Versuche. Einer konnte dem andern die gute Wirkung bestätigen. Um nicht zu sehr in die Länge zu geraten, wollen wir auf eine Darstellung dieser Traubenzuckerversuche verzichten. Uns geht es ja um den Honig, mit all seinen Bestandteilen, nicht nur um einen, wenn auch wichtigen seiner Inhaltsstoffe.
Es begann zu Anfang der vierziger Jahre in Wien. Prof. Schiller ließ durch seinen Assistenten Pfeiler in Vergleichsversuchen die Wirkung von Traubenzucker-, Kunsthonig- und Honiglösungen auf das Froschherz (im Leib) prüfen. Bericht 1943: Bienenhonig jeder Herkunft wirkt auf die Zusammenziehung des Herzmuskels und auf die Regelmäßigkeit des Herzschlags schneller und dauerhafter als Traubenzucker und Kunsthonig.
1944 zeigte Schiller selber die gleiche Wirkung am herausgeschnittenen und durch Chlorkalium geschädigten Froschherzen. Schimert (1947) und Krämer (1949) arbeiteten mit der Honiglösung M2 Woelm an Hunde- und Katzenherzen. Ihnen ging es um die Durchblutung der Herzkranzarterien. Sie war bei Honig einwandfrei besser als bei der gleichen Menge Traubenzucker. An

Blutdruck und Körperkreislauf war nichts Auffallendes zu bemerken. Der Puls war am Anfang — wohl unter cholinergischem Einfluß verlangsamt.
Interessant bei dem Ganzen: beim erschöpften und geschädigten Herzen war die Wirkung auf die Durchblutung stärker und hielt länger an als am nichtgeschädigten. (Als ob der Honig »wüßte«, wo es nötiger ist!) Zugleich wurde der krankhaft abgesunkene Blutdruck wieder — und zwar anhaltend — erhöht, oft bis zu seiner normalen Höhe. Und wiederum: Traubenzucker konnte sich mit Honig im Hinblick auf gesteigerte Herzleistung nicht messen.
Ursache für die bessere Durchblutung: langandauernde *Erweiterung der Herzkranzgefäße.* (Ihre Verengung führt zu Herzschmerzen, Herzangst und Atemnot. Angina pectoris, Herzasthma.) Die Wirkung gefäßverengender Gifte wird durch Honig aufgehoben.
Versuche mit Honigdialysat verrieten, daß im Honig ein Wirkstoff sein muß, der dem Herzmuskel eine erhöhte Ausnutzung des Zuckers ermöglicht. Prof. Koch bezeichnet diesen Wirkstoff als Glykutilfaktor (Zuckerausnützungsfaktor). Er hatte am Froschherzen die gleichen Ergebnisse wie die Wiener an Herzen von Hunden und Katzen. (Koch 1949)
Um seine Versuche zu verstehen, zunächst ein Blick auf die Herztätigkeit. Frischen wir unser altes Schulwissen wieder einmal auf. Das soll ja nie schaden. Im Jahre 1546 hat der 1553 von Calvin in Genf als Ketzer verbrannte spanische Arzt Michael Servet den Lungenteil des Blutkreislaufs entdeckt. Das nach außen als einfaches Organ erscheinende Herz ist in Wirklichkeit aus zwei Druck- und Saugpumpen zusammengesetzt. Die linke stärkere besorgt den sog. »großen Kreislauf«, der durch den ganzen Körper geht, die schwächere rechte Pumpe den »kleinen Kreislauf«, der nur die Lunge versorgt. Jedes der beiden Teilherzen besteht aus einer Kammer und einem Vorhof. Im linken Vorhof sammelt sich das von der Lunge kommende mit Sauerstoff versehene helle Blut, wird an die linke Kammer weitergegeben und von dieser in die in Kopf und Körper gehenden Hauptschlagadern hinausgestoßen. In der rechten Vorkammer sammelt sich das aus dem Körper zurückkehrende, mit Kohlensäure beladene dunkle Blut, wird an die rechte Kammer weitergegeben und von dieser in die Lunge gepumpt, damit es dort seine Kohlensäure wieder gegen Sauerstoff austauschen kann. Zu all dem gehört erstens eine gewisse Kraft und zweitens eine genaue Regelung, damit der ganze Vorgang in Ordnung abläuft. Beides kann gestört werden. Die Kraft des Herzmuskels kann so geschwächt werden, daß sie nicht mehr genügt und die Regelung kann aus den Fugen geraten. (Abb. 15 Kreislauf)
Kraft. Wieviel Kraft braucht so ein Herz? Was hat es zu leisten? In der Ruhe genügt es, wenn das gesamte Blut etwa in der Minute einmal durch den Körper geht. Man spricht vom Herz-Minuten-Volumen (HMV), in Ruhe 4—6 Liter. Wenn jede Herzkammer bei einem Schlag 0,07 Liter ausstößt und 70 mal in der Minute schlägt, macht das in der Minute 4,9 Liter. Das ist ein guter Durchschnitt. Wie man das mißt, brauchen wie hier nicht zu erzählen.

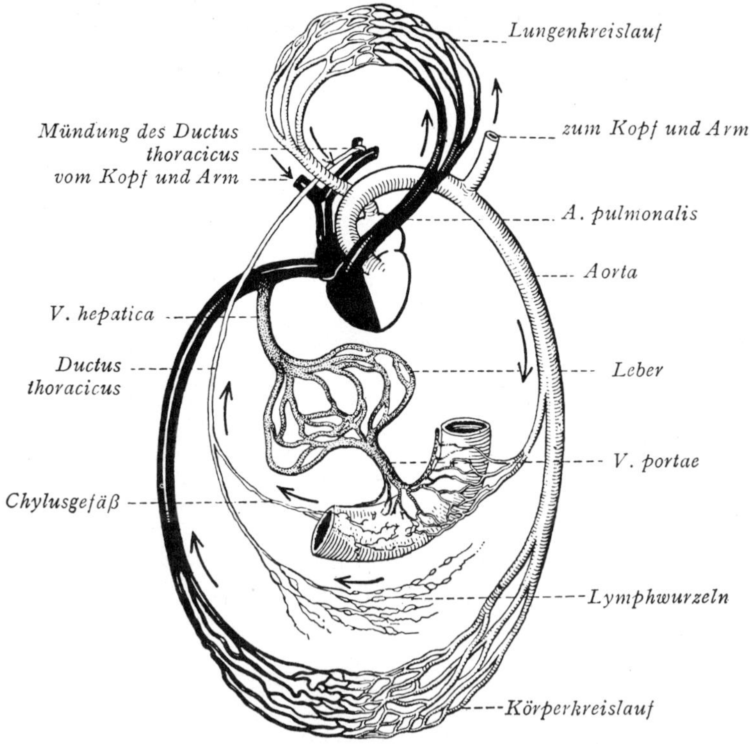

Abb. 15 Schema des Blutkreislaufs. Dunkel das sauerstoffarme mit Kohlensäure beladene venöse Blut, das vom Körper zur rechten Herzkammer strömt und von da in die Lunge gepumpt wird. Hell das sauerstoffreiche Blut, das von der linken Herzkammer durch die Arterien bis in die kleinsten Verzweigungen in den ganzen Körper gepumpt wird und ihn mit Sauerstoff und allen anderen Stoffen versorgt, die zum Aufbau und Umbau der Körpersubstanz und dem ganzen Geschehen in Muskeln, Nerven, Drüsen usw. nötig sind. (Nach Benninghoff, Anatomie, Bd. 2)

Das ist in Ruhe. Bei Anstrengung muß es mehr sein. Da steigt der Umtrieb auf 10—30 Liter. Wie das erreicht wird? Durch schnellere Schlagfolge und durch Erhöhung der auf einen Schlag ausgestoßenen Menge. Die Schlagfolge kann beim untrainierten Herzen auf 170 in der Minute gesteigert werden, beim trainierten Sportler auf 200, beim Jugendlichen sogar auf 240. Die je Schlag ausgestoßene Menge kann beim untrainierten Herzen um etwa 50 %, also auf rund 0,10 Liter vermehrt werden, beim Sportler um 100 % auf das Doppelte, also etwa um 0,14 Liter. Das Herz des Sportlers wird ja auch größer, das des Bettlägerigen kleiner.

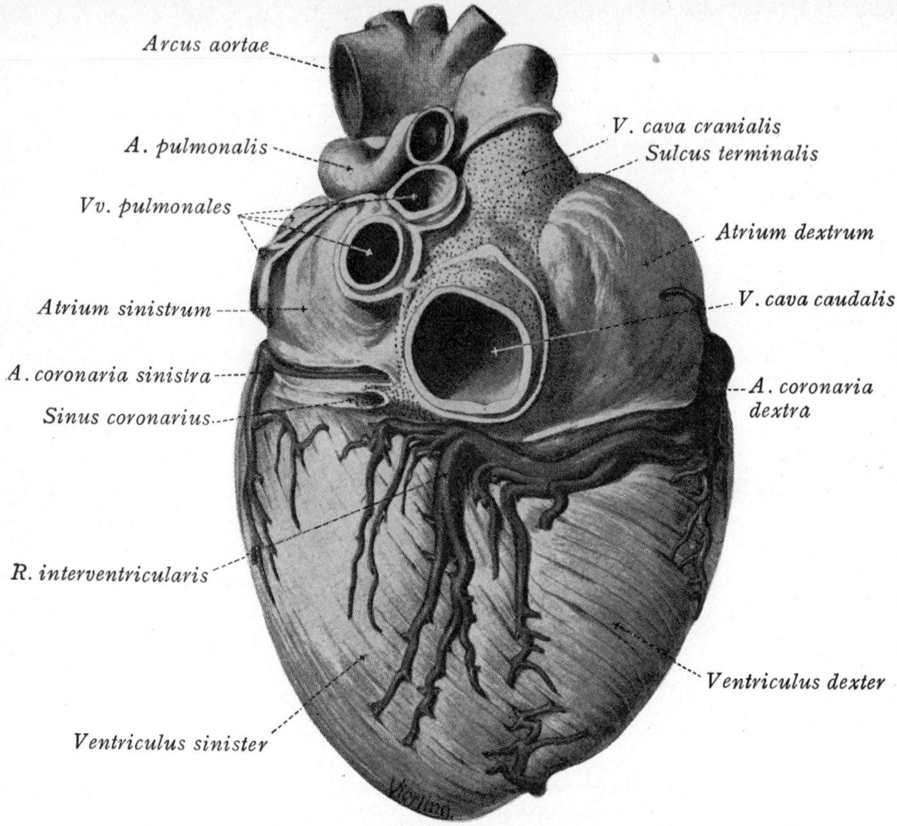

Abb. 16 Menschliches Herz vom Rücken her gesehen. Man erkennt die derbe kräftige Muskulatur, wie sie für die große Leistung erfordert ist. Ansätze der Aorten und Venen. Dunkel die Kranzarterien, die den Herzmuskel selber mit Blut versorgen. (Nach Gegenbaur-Göppert, Anatomie, entnommen aus Benninghoff, Anatomie des Menschen, Bd. 2)

Wenn ein Ruheherz in 24 Stunden 100000 mal schlägt und jedesmal 0,07 Liter befördert, sind das 7000 kg oder 7 Tonnen oder 70 Hektoliter. Eine respektable Leistung. (Abb. 16)

Gewiß helfen die Arterien dazu, das Blut weiterzutreiben bis in die kleinsten Verzweigungen. Aber sie tun das nicht mit aktiver Muskelkraft wie etwa der Darm es mit seiner durchlaufenden Peristaltik mit den Speisen tut. Es ist nur die Elastizität der Arterienwandungen, die in der Pulswelle an der jeweiligen

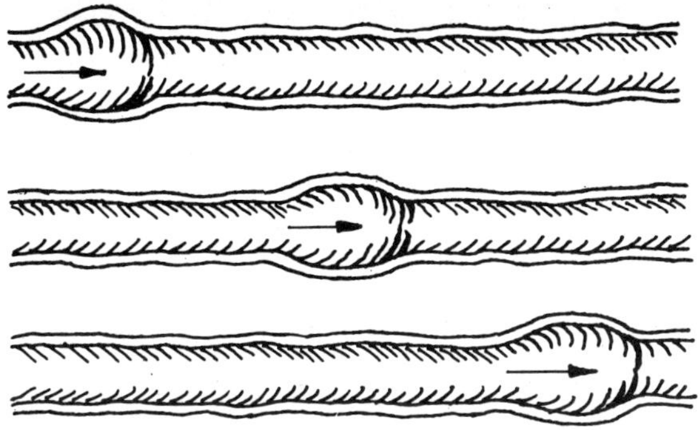

Abb. 17 Durch die elastischen Arterien fortschreitende Pulswelle. Versteifung der Arterien durch Verkalkung, Sklerose, erschwert die Herzarbeit und führt zu erhöhtem Blutdruck. (Frei nach Fischbach, Physiologie, 10. Aufl. 1967)

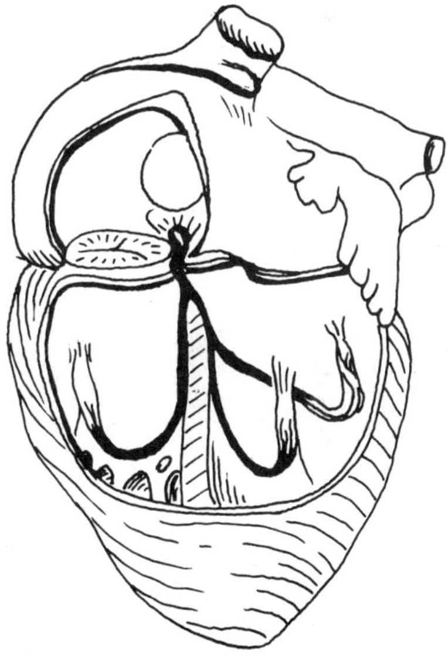

Abb 18 Schema des Reizleitungssystems im Herzen, schwarz hervorgehoben. Oben spazierstockähnlich gezeichnet, der Sinusknoten, Herzschrittmacher. Mitte, an der Scheidewand zwischen Vorkammer und Herzkammer, sich angelhakenartig in linke und rechte Herzkammer verzweigend, der Atrioventrikularknoten, der das Zusammenspiel beider Kammern regelt. (Frei nach Benninghoff, Anatomie, Bd. 2)

Stelle zu einer Ausdehnung führt, die anschließend automatisch wieder in die Ausgangslage zurückkehrt. (Abb. 17 Pulswelle)
Man berechnet sonst die Arbeit als Kraft mal Weg im Hub. Die Gesamtarbeit des Herzens in 24 Stunden beträgt 10000 mkp (Meterkilopond). Das ist soviel,

als wenn es in dieser Zeit ein kg 10000 m hoch hebt. Weil es dazu 24 Stunden braucht, ist seine Leistung im Augenblick natürlich nicht groß im Vergleich etwa zu einem Benzin- oder Elektromotor. Aber laßt einmal einen technischen Motor 60—70—80 Jahre Tag und Nacht ununterbrochen laufen! Wie lange wird es dauern bis er streikt, weil die Teile sich verbraucht haben, das Material ermüdet usw. Eine solche Dauerleistung bringt nur das Herz zustande. Und regelt sich dabei auch noch selber, paßt sich den wechselnden Ansprüchen an, pflegt und erhält sich selbst. Das ist einmalig.

Das also ist die Kraftleistung des Herzmuskelmotors. Die Energiequelle, die ihn speist, ist nicht Dampf, Benzin oder Elektrizität, sondern die chemische Energie des Traubenzuckers. Er bezieht ihn aus dem Blut und aus der im Muskel selbst deponierten Glykogenreserve.

Die *Regelung der Herztätigkeit.* — An der Hinterwand der rechten Vorkammer nennt man den Teil, an dem die obere Hohlvene einmündet, Sinus (Wölbung, Bucht). An diesem sitzt eine Verdickung, der Sinusknoten. Er besteht nicht aus Nerven, sondern aus primitiv gebliebenen Herzmuskelfasern, hat aber eine nervenähnliche Aufgabe. Er wirkt als Schrittmacher für den Herzschlag. Von ihm geht die Erregung zum Schlagen aus, pflanzt sich — ohne Nervenvermittlung über die Muskulatur der Vorkammer fort und gelangt an der Grenze zwischen Vorhof und Kammer an einen anderen ähnlichen Knoten (Atrioventrikularknoten), von dem Verzweigungen in beide Herzen auslaufen und den ganzen Ablauf der gesamten Herztätigkeit in ihrem Zusammenspiel zwischen Vorhof und Kammer regeln. Dabei haben diese Erregungszentren die Fähigkeit zu rhythmischer Tätigkeit, vielleicht zu vergleichen mit der Tätigkeit eines Pendels oder einer Unruhe in der Armbanduhr. Sie sind in ihrer Arbeit stur, insofern sie nie stillstehen. Aber sie sind nicht stur, sofern auch andere Einflüsse ihr Tempo mitbestimmen: Hitze und Kälte, Anstrengung, mechanische, chemische und seelische Einflüsse. Wichtig für uns ist hier, daß Acetylcholin die Durchlässigkeit der Herzmuskelzelle für Kalium erhöht und damit die Zahl der Herzschläge vermindert, das Herz also beruhigt. Honig enthält Acetylcholin.

Wie kommt es, daß die verschiedenen Vorgänge in den vier Herzhohlräumen harmonisch ineinandergreifen? Das schafft eben die rhythmische Erregungsbildung im Sinusknoten und die Verzögerung in der Weiterleitung der Erregungswelle im Atrioventrikularknoten. Dadurch gelangt die Erregung erst später zur Kammermuskulatur. So ziehen sich die Kammern später zusammen als die Vorhöfe. So entsteht das geordnete Nacheinander von Saug- und Druckvorgang. (Abb. 18 Reizleitung)

Nach all dem sind wir aufgeschlossen für die Versuche von Prof. Koch, dem Herzspezialisten von Bad Nauheim. Sein Name ist uns im Zusammenhang von Honig und Herz am bekanntesten geworden. Seine ersten grundlegenden Veröffentlichungen und die seines Schülers Baumgarten (1949, 1950) liegen mir vor.

Koch legt das Froschherz frei, tränkt einen Wattebausch mit der zu prüfenden

Lösung und legt ihn auf den Sinus venosus. Ein am Herz befestigter Schreibhebel zeichnet die Bewegungen nach Zeit, Zahl und Größe auf. Ergebnis: reine Traubenzuckerlösung, Fruchtzucker, Invertzucker und Rohrzucker — keine Wirkung. 0,5 % gewöhnlicher Honiglösung deutliche Wirkung auf Herzschlag, 0,5 % Honiglösung Woelm M2 noch größere Wirkung. Und zwar so, wie eine Reizung des peripheren Vagusnerven, also eine Reizung des parasympathischen Nervensystems durch Acetylcholin wirken würde. Damit wurde erstmalig im Honig ein spezifischer cholinergischer Faktor nachgewiesen, den sonst kein Zucker enthält. Und zwar in klarer Einwirkung auf die Stelle im Herzen, von der der Anstoß zum Herzschlag seinen Ausgang nimmt. *Honig ist also mehr als Zucker. Honig hat eine ganz spezielle Wirkung auf das Herz.*

»Die physiologische Bedeutung einer cholinergischen Beeinflussung des Herzens ist, der allgemeinen Aufgabe des Parasympathicus entsprechend, eine doppelte: Einerseits wird die Entladung von Energie durch Hemmung einzelner Teilfunktionen herabgesetzt: es handelt sich um eine Sparmaßnahme. Andererseits wird aber auch dafür gesorgt, daß Energie in vermehrtem Maße aufgespeichert wird.«
Acetylcholin wirkt ähnlich wie Insulin. Zucker wird aus dem Blut herausgenommen und als Glycogen in Herz und Muskulatur aufgespeichert. Nach Einwirkung des umgekehrt wirkenden Adrenalins ist der Herzmuskel fast vollkommen frei von Glycogen und damit ohne Kraftreserve.
Damit kommt Koch zum Schluß, daß der Honig einen Faktor enthält, der die Zuckerausnützung steigert. Er nennt ihn Glykutilfaktor, Zuckerausnützungsfaktor.
Unter der Einwirkung des Honigs geht der Herzschlag vorübergehend zurück, wird dann wieder schneller und *die Füllung* der Herzkammer *sehr ausgiebig*, über das ursprüngliche Maß hinaus und dies *für längere Zeit*. Eine vor der Einwirkung des Honigs blasse und matte Herzkammer wird nach Abklingen der cholinergischen Wirkung bei jeder Diastole weit, tiefrot gefüllt und zieht sich bei jeder Systole kräftig, restlos zusammen.« (Abb. 19)
»Durch wiederholte Gaben von M2 läßt sich eine ›hypodyname‹ (= schwache) Herztätigkeit immer mehr in die Höhe treiben und auf dieser Höhe halten. Bei zu hohen Gaben des bekannten Herzmittels Digitalis stellen sich Schäden ein, bei höheren Gaben von Honig nicht.« (Abb. 20)
»Diese am Froschherzen gewonnenen Ergebnisse lassen sich am Warmblüter bestätigen und erweitern.«
Koch weist dann noch darauf hin, daß die cholinergische Wirkung des Honigs nicht nur am Herzen zu beobachten ist, sondern auch an einer Verstärkung der Magen- und Darm-Peristaltik.

Zitate aus Med. Monatsschrift Mai 1949 Prof. Dr. med. Eberhard Koch, Bad Nauheim. Das Honigpräparat M2 Woelm ein Mittel mit spezifischer Förderung der Zucker-Utilisation.

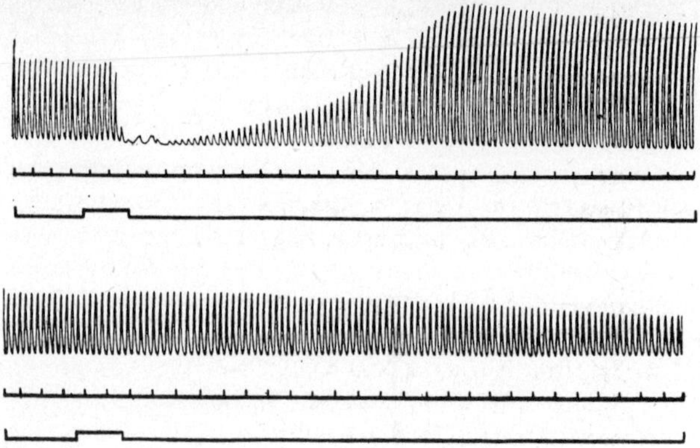

Abb. 19 Aufzeichnung eines Schreibhebels, der mit einem ermüdeten Froschherzen verbunden ist. Oben: Bei Zugabe von Honig ins Blut schlägt das Herz im Augenblick schwächer, dann aber anhaltend viel kräftiger. Unten: Bei Zugabe von Zucker erfolgt nichts.

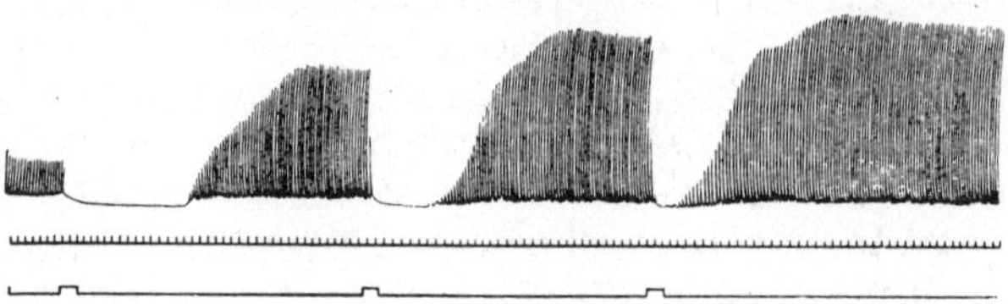

Abb. 20 Wiederholte Honiggaben erhöhen die Herzleistung immer wieder und stärker — und zwar, im Gegensatz zu Digitalis, ohne Schädigung des Herzens. (Nach Koch 1949)

Die Beobachtungen von Koch stehen nicht allein. So berichtet R. Krämer von der II. Med. Universitätsklinik München 1948 von seinen vergleichenden Versuchen mit intravenös verabreichten Lösungen von Traubenzucker und Honig. Er richtete sein Augenmerk auf die Durchblutung des Herzens. »Es zeigte sich, daß der Effekt des Honigs auf die Coronardurchblutung ein deutlich intensiverer und zeitlich erheblich länger andauernder ist. Während im allgemeinen die Zuckerwirkung auch nach Ansicht früherer Untersucher im Höchstfall 8—10 Minuten anhält, haben wir nach Honig, *besonders am geschädigten Herzen* (Auszeichnung von mir), eine Durchblutungssteigerung von 30 Min. bis zu einer Stunde und teilweise noch länger beobachtet.« Er faßt zusammen: 1. Am nichtgeschädigten Herzen kam es fast immer zu einer *Steigerung der Coronardurchblutung*, während Blutdruck und Pulsfrequenz und periphere Durchblutung unbeeinflußt blieben.

2. Am erschöpften und geschädigten Herzen kam es in der überwiegenden Zahl der Fälle zu einer Steigerung der Coronardurchblutung, die weit ausgiebiger war und länger anhielt als beim nichtgeschädigten Herzen. Zugleich mit dem Anstieg des abgesunkenen Blutdrucks kam es zu einer *Vergrößerung des Schlagvolumens*, ersichtlich aus der Vergrößerung der Blutdruckamplitude. In der Peripherie kam es zu einer blutdruckparallelen Durchblutungssteigerung.
3. In Vergleichsversuchen mit Traubenzucker gleicher Menge und Konzentration zeigte sich, daß Honig diesem sowohl nach Größe wie nach *Dauer der Wirkung* weit überlegen ist.
4. Diese Versuche stehen in Übereinstimmung mit den gleichzeitig gewonnenen Ergebnissen E. Kochs, der die spezifische Wirkung des Honigs mit dem Vorhandensein eines besonderen Faktors, den er *Glykutilfaktor* nennt, erklärt.
(Wir erinnern uns hier nochmal an die interessanten Versuche Krämers über die Schwimmleistung von Ratten, die bei Honig weit größer war als bei Fruchtzucker, Traubenzucker und Invertzucker. Auch sie wird man in erster Linie auf die Herzwirksamkeit des Honigs zurückführen dürfen.)
Zur gleichen Zeit arbeitete in der gleichen Klinik G. Schimert mit der Honiglösung M2. Auch er findet gesteigerte Durchblutung der Herzkranzgefäße, Beruhigung des übererregten Kreislaufs, Normalisierung der vegetativen Kreislaufstörung, kräftigeren Herzschlag mit verlangsamter Herzschlagfolge, ähnlich wie bei Digitalispräparaten, Regulierung unregelmäßigen Herzschlags. Er führt die Wirkungen zurück auf die bessere Durchblutung des geschädigten Herzens und die bessere Ausnützung des Zuckers und die bessere Ernährung des Herzmuskels.

Er empfiehlt darum Honig

1. Bei allen Formen der Coronarinsuffizienz (mangelhafte Herzdurchblutung) mit oder ohne Angina pectoris, bei leichten Formen allein, bei schwereren in Verbindung mit Strophantin oder Digitalis.
2. Bei Herzmuskelentzündung, besonders bei drohender Dekompensation und Rhythmusstörungen verschiedener Art.
3. Bei Herzmuskelschädigungen nach Infektionskrankheiten, z. B. Diphterie, Fokalinfekten usw.
4. Bei allen Formen überhöhten Blutdrucks (Hypertonie), besonders essentieller Hypertonie mit sympathisch-nervös gesteigertem Kreislauf.
5. Als Unterstützung für Digitalisbehandlung.
6. Zur Vorbereitung auf größere Operationen bei kreislaufgefährdeten Kranken.

Anders gingen 1959 Chemnitius, Pilz und Prüfer vom Institut für Pharmakologie in Jena vor. Sie arbeiteten mit Ratten, Meerschweinchen und Katzen, und zwar mit dem nach Langendorff isolierten Herzen, mit dem sog. Herzohr (einem zipfeligen Anhang der Vorhöfe) und den Papillarmuskeln der Herzklappen. Sie benützten Invertzucker und eine Reihe verschiedener Honige (Mischhonig, Raps-Senf, Heide, Robinie, Blatt- und Weißtannenhonig). Die

Honige wirkten unterschiedlich. Grund für die Unterschiede unbekannt. Sie glauben, daß Acetylcholin nicht frei im Honig vorhanden ist, sondern komplex mit Zucker verbunden. Die verschiedenen Honigsorten waren im allgemeinen dem Invertzucker überlegen. Warum das bei ihrem Mischhonig anders war, ist ungeklärt. (Durch falsche Behandlung beschädigter Honig?) Besonders gut wirkte ihr Blatthonig. — Die verschiedenen Tierarten reagierten gleich.

Beschließen wir dieses Kapitel mit einem Bericht aus der Allgemeinpraxis von Dr. St. Kaul, Physikalische Medizin und Rehabilitation November 1967: Auch er arbeitete mit der Honiglösung M2 von Woelm bei Herz-Kreislauf-Geschädigten, bei Leberkranken und Rekonvaleszenten. Hier geht es um die Herzkranken.

Blutunterdruck (Hypotonie) mit vielseitigen und wechselnden Erscheinungen, wie Leistungsschwäche, vermehrtes Schlafbedürfnis, Stimmungsschwankungen, Gleichgewichtsstörungen, Ohnmachtsneigung, Herzenge (Stenokardie, Angina pectoris).

Er fand Besserung der Blutdruckwerte, Verschwinden der subjektiven Beschwerden. Dies besonders auffallend. Er führt das mit zurück auf bessere Funktion des vegetativen Nervensystems. Deutlich war die Wirkung bei Patienten mit leichtem Herzmuskelschaden. In schweren Fällen war Honig neben Digitalis besser als Digitalis allein.

Blutüberdruck (Hypertonie). Es handelte sich um schwächliche (asthenische) Patienten mit labilem Hochdruck, meist mit Herzinsuffizienz. Er gab M2 und Rauwolfia-Präparate, weil Honig kein spezielles Mittel gegen Hochdruck ist. Aber es zeigt sich, daß Patienten, die bisher auf Rauwolfia allein nicht reagierten, auf die Kombination Honig und Rauwolfia deutlich gebessert wurden.

Herzmuskelschäden (Myokardschäden). Sie sind in den letzten Jahren erstaunlich häufig. Erste Anzeichen: Blutdruckschwankungen, Pulsbeschleunigung, Atemnot, blaue Lippen nach Anstrengungen. Ihnen konnte häufig mit Honiglösung M2 allein ohne weitere Medikamente geholfen werden.

Beschließen wir das Thema Honig und Herz mit einem Zitat aus einem neuesten Buch:

Arterienverkalkung. Erkennung, Vorbeugung, Behandlung. Soforthilfe bei Herzinfarkt und Schlaganfall. Von Dr. med. A. Becker, S. 71f.

»Hippokrates, Galen und Paracelsus haben uns schon die Heilkraft des Honigs nicht nur für den jüngeren, sondern auch für den alternden Menschen eingehend beschrieben. Alle drei erkannten den medizinisch-therapeutischen Wert der Honigsubstanz sehr schnell, während ihre Zeit den Honig fast ausschließlich nur zum Süßen benützte. Honig aber ist weit mehr als nur ein Zucker, wenn man bedenkt, daß wir in ihm zwei wichtige Zuckersorten, nämlich Glucose und Fructose, Wasser, Eiweiße und Aminosäuren, organische Säuren, Fermente, Vitamine und Hormone finden. Diese hervorragende Zusammensetzung des Honigs bringt eine sehr komplexe Wirkung auf den Körper mit sich. Bekannt ist der Ausspruch: Honig ist Hafer für das Herz, was die günstige

Wirkung auf die Herzfunktion beinhaltet. Eigentlich jede Herzerkrankung, besonders aber die, die durch Infektionen wie Scharlach, Diphtherie und Mandelentzündungen entstanden ist, sowie die Rhythmus- und Durchblutungsstörungen des Herzens werden durch die unspezifische Behandlung mit Honig günstig beeinflußt.
Man kann nie etwas mit Honig verkehrt machen, wenn auch je nach Erkrankung, Alter und Menschentyp selbstverständlich eine spezielle Herzbehandlung durch den Arzt erfolgen muß. Honig ist kein Ersatz unserer gängigen Herzmittel, sondern eine gute Unterstützung.
Auf Erkrankungen der Leber wirkt Honig schützend und entgiftend, auf die Darmflora (Besiedlung mit lebenden Bakterien) wachstumsfördernd, auf die Darmdrüsen anregend, bei Erkrankungen der Luftwege schleimlösend und bei Infekten energiesteigernd.
Bei allen peripheren Durchblutungsstörungen, besonders bei denen im Alter, ist Honig als Hilfsmittel sehr nützlich. Wie soll man nun dieses so komplex wirkende Lebensmittel, das wirklich Leben erhält, verabfolgen? Die Verträglichkeit ist nicht bei jedem gleichmäßig, darauf muß Rücksicht genommen werden. Am besten wird mit einem Eßlöffel oder Teelöffel Honig frühmorgens Grund gelegt und abends eine etwa gleiche Dosis genommen. Es soll jedoch bedacht werden, daß Honig nicht gleich Honig, wie Wein nicht gleich Wein ist. Der beste Honig, nicht denaturiert und dafür vollwertig, ist in der Therapie gerade gut genug.«

7. Blut und Honig

Blut ist nicht bloß eine rote Brühe, sondern »ein ganz besonderer Saft«, kompliziert zusammengesetzt und vielseitig in seinen Aufgaben. Noch scheinen uns Arbeiten zu fehlen, die sich die Wirkung des Honigs auf das Blut als Hauptziel gesetzt hätten. Aber als Nebenergebnis bei anderen Arbeiten (siehe z. B. Honig für Kinder) ist einiges abgefallen. Man könnte sich denken, daß eines Tages dieses Thema doch aufgegriffen wird. Schwierig wird es sein, die Wirkung des Honigs auf die einzelnen Blutbildungsorgane im einzelnen zu prüfen. Aber es wäre wohl nicht schwer, Versuchstieren Blut bis nahe an die Grenze des Möglichen (etwa $^1/_3$) zu entziehen, durch isotonische Salzlösung zu ersetzen und dann zu kontrollieren, in welcher Zeit die Blutzusammensetzung sich wieder normalisiert, hier bei normaler Kost, dort bei teilweisem Ersatz der sonstigen Kohlehydrate durch Honig. Vielleicht läßt sich ein Mediziner durch diese Bemerkung dazu anregen. Bis das kommt, können wir uns durch einen Blick auf die Zusammensetzung des Blutes und des Honigs an mögliche oder wahrscheinliche Wirkungen herantasten.
Wir unterscheiden zunächst beim Blut die Blutflüssigkeit, Plasma, und die geformten Bestandteile. Das *Plasma* besteht aus dem für die Blutgerinnung (bei

Verletzungen) notwendigen Fibrinogen und Serum. *Fibrinogen* wird in der *Leber* gebildet, deren Funktion ganz allgemein durch Honig gefördert wird.

Das *Serum* besteht aus 90% Wasser
0,6% Kochsalz
0,3—0,34% Natrium
0,02% Kalium
0,01% Calcium
0,002% Magnesium.

Alle diese *anorganischen Stoffe* sind in gut aufnehmbarer Form *in Honig* enthalten. Dazu kommen an organischen Stoffen
7—8% Eiweiß
0,07—0,12% Blutzucker
0,36—0,82% Fett
0,18—0,24% Cholesterin
0,042—0,85% Reststickstoff.

Für Eiweiß ist von Honig direkt nicht viel zu erwarten. Aber auch hier ist wieder die *Leber als Bildungsstätte der Bluteiweißstoffe* indirekt im Spiel. Fett und Cholesterin liefert Honig nicht, wohl aber Traubenzucker.

Serum und Honig

Das Serum spielt eine wichtige Rolle bei der Abwehr körperfremder, zum großen Teil schädlicher Stoffe. Man nennt sie *Antikörper*. Sie haben drei Methoden, diese Fremdstoffe unschädlich zu machen: Entweder
1. sie verklammern sich so mit ihnen, daß ihnen gleichsam Hände und Füße gebunden sind, so daß sie dem Körper nichts mehr antun können. Oder
2. sie ballen die Bakterien zusammen, so daß sie nicht weiterwachsen können (Agglutinine). Oder
3. sie lösen die Bakterien direkt auf (Bacteriolysine).

Jene Antikörper, die sich mit der Unschädlichmachung giftiger Stoffwechselprodukte (Toxine) der Bakterien befassen, nennt man Antitoxine.

Alle diese Antikörper befinden sich teils im Serum, speziell in einem seiner beiden Eiweißarten, den Gamma-Globulinen, teils in den Leukozyten, von denen nachher die Rede sein wird.

Inwiefern nützt Honig dem Serum?
1. Er wirkt entgiftend und ist so Bundesgenosse des Serums.
2. Er wirkt günstig auf die Funktionsfähigkeit der Leber, zu deren Aufgabe die Erzeugung der Serumeiweißstoffe, der Albumine und Globuline gehört.
3. Er hilft in kleinen Gaben mit, den Körper von einer übersteigerten Abwehrreaktion, der allergischen Überempfindlichkeit gegen gewisse Stoffe, wie Pollen (Heuschnupfen) und andere in der Luft schwebende Staubteilchen, durch langsame Gewöhnung zu befreien. (Asthma)

Hierüber liegen ausreichende Erfahrungen aus den USA vor. Dazu meinen eigenen Kurzbericht aus der Januarnummer 1970 des »Imkerfreund«:

Honig gegen allergische Erkrankungen

Der Spezialist für allergische Erkrankungen (Heuschnupfen, Asthma usw.), Dr. William G. Peterson in Ada Oklahoma USA, berichtet auf Grund der Erfahrungen mit 22000 Patienten, daß Honig bei 90% aller allergischen Erkrankungen Besserung und Heilung bewirken kann. Aber es muß »roher« — wir sagen naturbelassener Honig sein, keiner der, wie in USA üblich, erhitzt und durch Filter getrieben und damit entwertet wurde. Der Naturhonig enthält Pollen und andere Bestandteile der Luft, die allergisch wirken. Durch täglichen Genuß von einem Teelöffel Honig wird der Körper gegen diese Dinge immunisiert. Damit im einzelnen Fall all das, wogegen der Patient überempfindlich ist, auch tatsächlich im Honig enthalten ist, soll er aus der Gegend stammen, in der er lebt, etwa 10 Meilen (= etwa 16 km) im Umkreis. Außer Dr. Peterson verschreiben noch 20 andere Ärzte von seiner Klinik in Ada täglich einen Teelöffel naturbelassenen Honig. Weitere Mitteilungen hierüber sind angekündigt.
(ABJ August 1969)
Kleine tägliche Honiggaben wirken also, ähnlich wie Impfungen, immunisierend, nur in umgekehrtem Sinn wie die meisten Impfungen, nämlich dämpfend auf krankhaft übersteigerte Abwehr. Später werden wir hören, daß man nach dem gleichen Prinzip auch die Überempfindlichkeit gegen Bienengift bekämpft.

Blutkörperchen und Honig

Nun zu den geformten Bestandteilen des Blutes, den *Blutkörperchen*. Haben auch sie etwas vom Honig?
Es handelt sich um die roten Blutkörperchen (Erythrocyten), die weißen Blutkörperchen (Leukozyten) und die Blutplättchen.
Unser Blut enthält im Kubikmillimeter 5000—8000 weiße Blutkörperchen und 5 Millionen rote. Im Kubikmillimeter! Das sind bei unseren 4—5 Litern Blut 25 Billionen. Sie haben zusammen eine Oberfläche von 30 Ar, anderthalb fränkischen Morgen. Die weißen stürzen sich auf Fremdkörper — Schmutz, Bakterien —, hüllen sie ein und lösen sie womöglich auf. Die roten nehmen in der Lunge Sauerstoff auf, tragen ihn in die Organe, beladen sich dort im Austausch mit Kohlensäure und schaffen sie in die Lunge zur Ausscheidung mit dem Atem. Außerdem puffern sie Stöße entgegengesetzter – saurer und alkalischer Reaktion ab.

Rote Blutkörperchen

So ein rotes Blutkörperchen ist ein winziges Ding. Ein in der Mitte eingedelltes Scheibchen von 0,008 mm Durchmesser. Es besteht aus einem Gerüst aus Eiweißstoffen, Cholesterin, Lezithin und Salzen — und darin eingelagert eben der wirksame rote Blutfarbstoff, das Hämoglobin. 60% sind Wasser, 10% Gerüstmasse und 30% Hämoglobin. In einem einzigen roten Blutkörperchen 270 Millionen Moleküle Hämoglobin! Dieses Hämoglobin erhält uns am Le-

ben. Denn die 80 % = etwa 4,3 Liter Wasser unseres Blutes könnten bei 37° C nur 0,03 g Sauerstoff aufnehmen. Ein Mann braucht aber schon bei Ruhe und Wärme 23,4 g Sauerstoff in der Stunde, 0,390 g in der Minute. 0,03 g wären schon in 4,5 Sekunden verbraucht. Wir müßten schon nach ganz kurzer Atempause sterben. Das verhindert in jedem Augenblick unseres Lebens still und unauffällig das Hämoglobin. Es nimmt 50 mal soviel Sauerstoff auf wie Wasser und trägt ihn in den letzten Winkel des Körpers.
Eine Eigenart des roten Blutkörperchens: es verliert bald nach seiner Entstehung seinen Kern. Der Zellkern ist das Lebenszentrum jeder Zelle. Dem roten Blutkörperchen im Arbeitsalter fehlt er. Darum ist seine Lebenszeit beschränkt auf 125 Tage. In der Sekunde sterben 2,5 Millionen, im Tag 200 Milliarden. Sie werden durch Neubildung aus dem Knochenmark ersetzt. Die verbrauchten werden beseitigt durch Milz, Leber und lymphoide Organe.

Weiße Blutkörperchen

Bei den 6000—8000 weißen Blutkörperchen je cmm unterscheidet man fünferlei Arten: 1. Lymphozyten 25 %, 2. Monozyten 3 %, 3. Neutrophile 70 %, 4. Eosinophile 2 %, 5. Basophile unter 1 %. Über ihre Aufgaben im einzelnen besteht noch keine volle Klarheit. Doch hat man schon viel von ihnen herausgebracht. So weiß man, daß sie alle sich bewegen und verhalten können, als wären sie selbständige Lebewesen. Sie verändern ihre Form wie die primitivsten Einzeller, die Amöben. Sie verlassen, wenn es nötig ist, die Blutbahn, schlüpfen in die Gewebsspalten und versammeln sich an Orten der Gefahr. Sie fühlen sich angelockt durch chemische Reize, die von Fremdkörperchen, Bakterien oder Zerfallsprodukten der Gewebe ausgehen. Sie fressen Bakterien, tote Zellen und auch die etwa bei Stoß und Quetschungen ins Gewebe geratenen roten Blutkörperchen auf und bauen sie mit Hilfe ihrer Fermente ab. Sie gehören also ähnlich wie das Serum zur Schutzpolizei des Körpers.
Man kennt auch Unterschiede in ihrer Herkunft und eine gewisse Spezialisierung in ihrer Tätigkeit. So stammen die Neutrophilen, Eosinophilen, Basophilen und wahrscheinlich auch die Monozyten aus dem Knochenmark, die Lymphozyten vom lymphatischen System (Lymphdrüsen, Milz usw.).
Die an Zahl meisten, beweglichsten, enzymreichsten und fleißigsten im Fressen sind die Neutrophilen. Allerdings können sie sich nur an Bakterien und kleinere Gewebstrümmer wagen, weil sie selber klein von Gestalt sind. Man nennt sie deshalb Mikrophagen (Kleinfresser). Für die größeren Zellen und Gewebstrümmer sind ihre größeren Kameraden, die Monozyten da. Sie sind die Makrophagen (Großfresser).
Die Eosinophilen und Basophilen haben es mit der Verarbeitung von Stoffen zu tun, die auf den Körper allergisch wirken. Sie finden sich deshalb bei allergischen Zuständen (Heufieber, Asthma, überheftige Reaktion auf Bienengift, Erdbeeren, Fische, Muscheln, Krebse, Primeln usw.) vermehrt im Blut.
Die Lymphozyten sind keine großen Fresser und sind auch nur mäßig mit

Fermenten begabt. Sie treten an, wenn der Hauptkampf von den andern geleistet ist. Sie müssen eine Art Sanitäter oder Lazarettgehilfen sein, die nach der Schlacht sich um Heilung und Wiederherstellung friedlicher Verhältnisse bemühen. Man spricht von neutrophiler Kampfphase und lymphozytärer Heilphase.
Von den Eosinophilen wäre noch zu berichten, daß sie im Blut vermehrt auftreten, wenn es gilt, blutauflösende (hämolytische) Gifte, z. B. von Würmern herrührend, zu bekämpfen.

Blutplättchen

Auch diese sollen nicht vergessen sein. Es sind kleine, nur 0,004 mm messende Gebilde mit zackigem Rand, 300000 im cmm Blut. Entstehung im roten Knochenmark. Sie haben mit der Blutgerinnung zu tun. Sie zerfallen leicht. Dabei entsteht die sog. Thrombokinase, ein Ferment, das zur Blutgerinnung benötigt wird. Darum sind auch um sie herum die ersten Fibrinfäden zu beobachten.
Und damit wir alles haben, seien auch noch die *Blutstäubchen* (Hämokonien) erwähnt. Das sind winzige, selbst mikroskopisch schwer zu erkennende Fetttröpfchen, die nach der Mahlzeit dem Milchbrustgang zugeführt werden und eine Zeitlang im Blut mitkreisen.
Und nun die Frage: Was hat mit all diesen Blutkörperchen der Honig zu tun? Muß er überall seine Nase hineinhängen? Kann er dem Milliardenheer dieser arbeitenden, kämpfenden, heilenden Mini-Heinzelmännchen etwas nützen? Es sieht danach aus, daß er es kann, sei es, daß er mithilft zu ihrer Entstehung, sei es, daß er als guter Kamerad Seite an Seite mit ihnen zusammenwirkt.
Rote Blutkörperchen. Schön wäre es, würde einer uns experimentell nachweisen, daß die Bildungsstätten dieser Körperchen, das rote Knochenmark der flachen Knochen von Brustbein, Rippen und Wirbel und der roten Markteile der Röhrenknochen, durch Honig zu vermehrter Erzeugung angeregt werden. Das fehlt bis jetzt. Aber wir kennen ja z. B. die gute Wirkung des Honigs auf das Blutbild der Kinder aus den Versuchen von Frauenfelder (siehe Honig für Kinder). Oder den Hämoglobinanstieg, den Kaul (siehe Honig für Genesende) bei Operierten und Wöchnerinnen fand. Fügen wir noch einige Versuche hinzu: A. Rolleder berichtet im »Bienenvater« Österreich, 1934 von seinen Versuchen in einem Waisenhaus. Von 29 Paaren erhielt je einer 6 Wochen lang vor- und nachmittags einen Eßlöffel Honig, der andere nicht. Erfolg, die Honigbuben hatten mehr Hämoglobin und größere Gewichtszunahme als die andern.
Die Amerikaner Knott, Schlutz und Shukers (1941) betonen die Bedeutung von Eisen und Kupfer im Honig für die Bildung des für die Sauerstoffversorgung unentbehrlichen Farbstoffs der roten Blutkörperchen. Man kann Jungtiere künstlich durch entsprechende Ernährung blutarm machen (Ernährungsanämie). Eine drei Wochen alte Ratte hat 11 Gramm Hämoglobin in 100 Gramm Blut. Setzt man sie 4—5 Wochen lang auf reine Milchdiät, schwindet es auf 5 Gramm und darunter. Gibt man dann Eisen und Kupfer zur Milch, kommen

sie wieder auf normalen Stand. Das wurde 1942 von Haydak, Palmer und Tanquary durchexerziert. Sie machten Ratten anämisch und gaben ihnen dann verschiedene Honige, helle und dunkle. Dabei zeigte sich, daß die mineralstoffreicheren dunklen Honige das Hämoglobin rasch vermehrten, was der helle Lindenhonig nicht tat. Wenn wir Imker wie so oft gefragt werden, welcher Honig besser sei, können wir also mit Recht sagen, daß speziell für Blutbildung der dunkle besser ist, während der helle Blütenhonig mehr auf Herz und innere Organe wirkt. Erfahrungsgemäß werden dann in der Regel beide genommen.

Die *weißen Blutkörperchen* (Leukozyten) können im Honig einen aktiven Bundesgenossen sehen. Er arbeitet in gleicher Richtung wie die Zell- und Bakterienfresser, die Neutrophilen und Monozyten, durch seine Inhibine. Er steht auf Seite der Lymphozyten, indem er sie bei verschmutzten und eiternden Wunden als reichen Lymphstrom, der ausspült und heilt, an den Ort des Unfalls ruft. (Darüber später bei Honig in der Wundbehandlung.) Er kann benützt werden, um, im Sinn der Eosinophilen und Basophilen, sich antiallergisch zu betätigen.

Wenn man die kleinen Blutzellen für den Körper als »Polizei, dein Freund und Helfer« bezeichnen kann, dann den Honig als Freund und Helfer dieser Polizei.

Die *Blutplättchen* sind auch nicht stief. Auch für ihre Gerinnungsarbeit können sie Unterstützung vom Honig haben. Spöttel (1950) nennt da eine Reihe von Namen, leider ohne Angabe von Ort und Zeit der Veröffentlichungen: Bürger, Schrade, Schmidt, Stühmer, Schönbauer, Kausch, Recht, Löwy, Kohl, van der Velde. Die Versuche wurden mit Traubenzucker gemacht, sollen aber auch vom Honig gelten. Danach wird durch Traubenzuckerlösungen, intravenös oder parenteral gegeben, die gerinnungsfördernde Gewebsthrombokinase mobilisiert. Eine 20—30 %ige Lösung, schluckweise getrunken, stillt Blutungen bei Magengeschwür, eine 50 %ige Lebergewebsblutungen, eine 20 %ige Darmblutungen bei Typhus und überhaupt innere Blutungen. Auch bei der Bluterkrankheit sei sie von Nutzen. Beim Honig kommt zur Zuckerwirkung noch hinzu der gerinnungsfördernde Einfluß seines Gehaltes an Calcium und Aminosäuren und Vitamin C (soweit vorhanden). Nach Schmidt geht die Wirkung der Aminosäuren über einen Pankreaswirkstoff, der an Trypsin gebunden ist und zu seiner Resorption Aminosäuren, Calcium und Vitamin C braucht.

8. Honig nützt den Nieren und der Blase

Hat Honig Einfluß auf die Niere und ihre Tätigkeit? Kann er es haben? — Sehen wir uns die Niere an und achten dabei auf Punkte, an denen ein Ansatz von Natur aus möglich erscheint. Jeder hat schon eine Schweinsniere gesehen, bohnenförmig, fest, dunkel wie Leber, Milz und Lunge, was eine reiche Durchblutung vermuten läßt. Beim Menschen etwa 10 cm lang, in doppelter Aus-

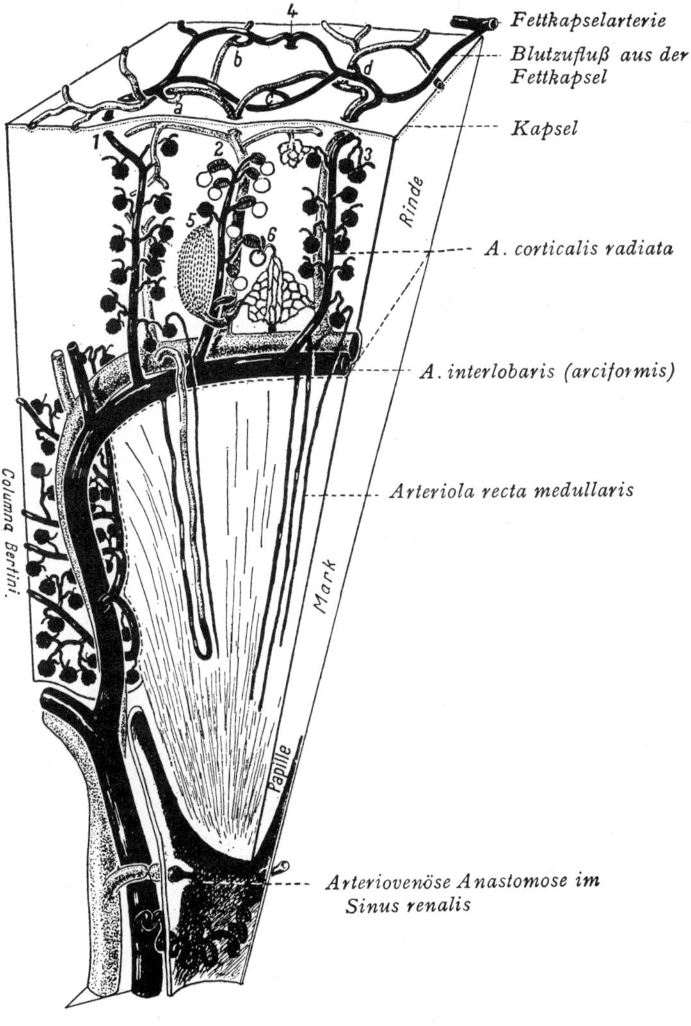

Abb. 21 Ein kompliziertes Gefäßsystem in Rinde und Mark der Niere wirkt zusammen, um die täglichen 170—180 Liter Vorharn zu bilden und ihn durch Rückfilterung in das 1—1,5 Liter betragende Konzentrat des Endharns zu verwandeln. Arterien (schwarz) und Venen (punktiert). Kurzschlüsse zwischen beiden (arteriovenöse Anastomosen), knäuelartige Kapillarsysteme (Glomeruli) und Schleifen erinnern in ihrer Zusammenschaltung an das Gewirr von Kesseln, Röhren, Filtern usw. einer chemischen Großfabrik. Wer Nieren verspeist, ahnt kaum, welches Wunderwerk an zweckmäßiger Konstruktion er zwischen den Zähnen zermalmt. (Nach Spanner 1937 aus Benninghoff, Anatomie, Bd. 2)

führung an der Rückwand der Bauchhöhle sitzend. Eine genügt im Notfall, sagen die Ärzte und beweisen das durch Entfernung einer hoffnungslos erkrankten. Ausfall beider bedeutet unweigerlich den Tod durch Selbstvergiftung (Urämie). Denn neben Lunge, Darm und Schweißdrüsen ist die Niere das wichtigste Ausscheidungsorgan. Ihr Erzeugnis, der Harn, eine hochkompliziert zusammengesetzte Flüssigkeit. Ihre Leistung enorm. Denn die 1—1,5 Liter Harn im Tag lassen ihre wirkliche Arbeit nicht erkennen. Sie sind nur das Ende vom Lied, ähnlich wie die kurze Zusammenfassung am Schluß einer wissenschaftlichen Veröffentlichung. Es ist der *Endharn*. Seine Vorstufe, der *Vor*harn, macht in 24 Stunden 170–180 Liter aus. Ginge der so ab, wären wir in weniger als einer Stunde restlos ausgelaufen. Er wird bis auf die Kleinigkeit von 1,5 Liter in der gleichen Niere wieder in den Kreislauf zurückgeholt. Ein Doppelfiltrat. Der Vorharn ist ähnlich dem Blut-Plasma, aber ohne Eiweiß. Das wird abfiltriert und dem Körper erhalten. In der zweiten Filterung wird aus ihm noch Nutzbares wieder in den Kreislauf zurückgeholt, rückresorbiert: z. B. Zucker (Glucose bzw. Glucose-phosphat), und natürlich Wasser. Dafür werden andere Stoffe hineingegeben, manche auch erst hier für die Ausscheidung zurechtgemacht (Abb. 21 Nierenschleife). Was sich dann endgültig im Harn befindet, sind anorganische und organische Bestandteile.

Anorganische Stoffe:

Chloride, davon das meiste *Kochsalz* (etwa 10 g im Tag), stammt aus der Nahrung. Bei kochsalzfreier Kost fehlt es.

Sulfate. Sie stammen aus dem Schwefel der Aminosäuren im abgebauten Eiweiß. Er wird zu Schwefelsäure oxidiert. So etwas Scharfes muß natürlich heraus. Sie wird als Sulfat organisch gebunden und im Harn ausgeschieden.

Phosphate. Herkunft aus anorganischen und organischen Phosphaten der Nahrung und aus dem Abbau phosphorhaltiger Zellbestandteile (Nucleinsäuren, Phosphatide).

Carbonate, an Calcium gebundene Kohlensäure, stammen aus Pflanzenkost und wohl auch aus verbrauchten Zuckern.

Ammoniumsalze, größtenteils in der Niere selbst gebildet. Ammonium dient zur Neutralisierung schädlicher Säuren. Ausscheidung täglich etwa 0,7 g, bei krankhaft vermehrtem Säureanfall (Acidosis) bis 10 g und mehr.

Honig hilft durch seinen Mineralstoffgehalt mit beim Nachschub dieser im Harn abgehenden Stoffe.

Organische Stoffe

Harnstoff ist das Endprodukt des Eiweiß- und Aminosäurenabbaus. Ausscheidung täglich 30 g. Gebildet wird er in der *Leber*. Damit kommt indirekt der Honig ins Spiel, den wir als Förderer der Leberfunktion bereits kennen.

Harnsäure. Sie ist das Endergebnis des Purinstoffwechsels, in Wasser schwer löslich, fällt beim Ansäuern des Harns in Form von salzsauren Salzen (Uraten) aus, täglich 0,5—2 g im Harn. Fällt mehr Harnsäure an als die Niere bewältigen kann, kommt es zu ihrer Ablagerung in Form von Natriumsalzen in den

Gelenkknorpeln und Sehnen. Gichtknoten! Zu ihrer Bekämpfung ist Bienengift wichtiger als Honig. Doch dürfte er auch hier indirekt nützlich sein, durch seine Förderung des Kreislaufs.

Hippursäure. Name vom griechischen Wort für Pferd, Hippos, weil von Liebig (1829) zuerst in Pferdeharn entdeckt. Ausscheidung 0,1—0,8 g täglich, bei Pflanzenkost mehr. Wie kommt sie zustande? Bestimmte Aminosäuren (Tyrosin, Phenylalanin) werden in Leber und Niere zu Benzoesäure verbrannt. Benzoesäure ist giftig. Um ihr den Giftstachel zu nehmen, wird sie mit Glycocoll gepaart. Die Verbindung ist die Hippursäure. Ort dieser Entgiftungsaktion — Niere und Leber. Und mit der Leber stoßen wir also wieder auf ihren Freund und Helfer, den Honig.

Kreatinin. Name vom griechischen Wort für Fleisch, Kreas. Im Fleisch wurde es zuerst gefunden, in Form seiner Ausgangsverbindung, des Kreatins. Tagesmenge 1—2 g. Entstehung bei der Muskeltätigkeit im eigenen Körper, mitgenossen bei der Fleischnahrung.

Schwefelsäure-Ester. Bei der Eiweißfäulnis im Darm entstehen Gifte: Phenol, Kresol, Indol. Sie gelangen zum Teil ins Darmblut, mit diesem über die Pfortader glücklicherweise in die große Entgiftungsstation, die Leber. Diese kennt für vielerlei Gifte vielerlei Rezepte. In diesem Fall setzt sie Schwefelsäure ein. Mit ihr werden diese Gifte verestert und damit unschädlich gemacht und ausgeschieden. Man braucht nun schon fast nicht mehr zu wiederholen: Leber, unterstützt durch Honig, tut sich leichter.

Glucuronide. An Stelle von Schwefelsäure kann auch Glucuronsäure mit Giften gepaart werden, um sie unschädlich zu machen. Das geschieht tatsächlich mit den vorhin genannten Darmgiften Phenol, Kresol und Indol. Weiterhin mit Alkohol und vielen körperfremden Giften und Medikamenten, wie Chloralhydrat, Salicylsäure, Campfer, Morphin usw.

Glucuronsäure aber entsteht aus Glucose (Traubenzucker). Honig bringt Traubenzucker. Aber auch sein Fruchtzucker wird auf dem Umweg über das Glycogen der Leber in Traubenzucker verwandelt. Honig hilft also auch hier der Niere. Er bringt Gifte in eine Form, in der sie nicht mehr giftig sind und somit auch der Niere nicht mehr schaden, die sie auszuscheiden hat.

Und noch eins: Durch die Niere muß das ganze Blut mehrmals im Tag durchgepumpt werden, um es von allem, was nichts taugt, durch Filtration zu reinigen. Wir haben oben schon gehört, daß ihre Leistung an dem Erstfiltrat »Vorharn« 180 Liter im Tag ausmacht. Als Filter stehen dazu jeder Einzelniere eine Million kleinster Filter, Nephrone genannt, zur Verfügung. Jedes Nephron besteht aus einem vielfach gewundenen Knäuel kleinster Arterien (Glomerulus) und einer haarnadelförmigen Schleife (Tubulus). Im Knäuel wird der Vorharn gebildet, in der Schleife der Endharn. Zur Filtration gehört ein gewisser Druck. Sinkt der Druck unter 40—70 mm Quecksilberhöhe, bricht die Filterarbeit und damit die Harnausscheidung zusammen. Den Blutdruck und die ganze Blutbewegung besorgt das Herz. Versagt das Herz, bleibt Wasser im Kör-

per. Es entstehen Wasseransammlungen (Oedeme) in allen möglichen Teilen des Körpers. Drückt man z. B. mit dem Finger eine Delle in Arm oder Bein und sie verschwindet nicht sofort wieder, sondern bleibt eine Zeitlang stehen, weiß man, das Herz schafft nicht mehr ausreichend (Herzinsuffizienz). Dicke Beine am Abend sind ein Alarmzeichen. Wird nicht abgeholfen, gibt es große Wasseransammlungen im Leib, die zum Tod führen können (Wassersucht). Um die Herzkraft zu erhalten oder wiederherzustellen, ist Honig ein ausgezeichnetes Mittel, für sich allein oder in Verbindung mit Medikamenten. Honig ist Hafer für das Herz und damit auch ein Helfer für die Nieren.
Das alles ergibt sich wie von selbst aus der Natur des Honigs und den Aufgaben der Niere. Kein Wunder, wenn die Medizin aus praktischer Erprobung Gutes über Honig und Nieren zu berichten weiß.

Ärztliche Erfahrungen

Die wenigen mir bekannten beziehen sich hauptsächlich auf die wassertreibende Kraft des Honigs.
Schon der alte Vater der Heilkunde, Hippokrates, geb. 460 v. Chr., gestorben zwischen 377 und 359, also vielleicht 100 Jahre alt, bekannt durch seine scharfsinnigen Beobachtungen, kannte die wassertreibende Kraft des Honigs. Er verordnete zur Entwässerung Ziegenmilch mit $^{1}/_{3}$ Honig.
Hassenkamp (1934) beseitigte Stauungen, die von Herz oder Nieren kamen, durch Injektionen von 10—30 % Traubenzucker zusammen mit harntreibenden Medikamenten.
Madaus (1938) fand gesteigerten Wasserabgang, besonders durch Heidehonig. Er denkt in erster Linie an die Wirkung der im Honig enthaltenen organischen Säuren, ätherischen Öle und Flavonverbindungen. Schon geringe Mengen ätherischer Öle erweitern die Nierengefäße und machen sie durchlässiger. Die Japaner Fukuda und Nakamura (1936) beobachteten die stark wassertreibende Wirkung der Oxyflavone, die in allen gelbgefärbten Honigen vorhanden sind.
Holtz und Mitarbeiter (1929, 1932) gaben hypertonische Infusionen von Traubenzucker. Sie erreichten damit im ersten Stadium eine Entwässerung aller Körpergewebe. Ödeme, besonders des Gehirns, gehen zurück. Im zweiten Stadium geht das Wasser durch die Nieren ab. Endergebnis, Entwässerung des Körpers. In USA benutzte man diese Erfahrung, um vor und nach Hirnoperationen den Gehirndruck herabzusetzen.
Von Wanke, Ramm und Buschka berichtet Spöttel (1950), daß sie bei Schädelbruch und Gehirnerschütterung durch wiederholte Injektion von 5 %iger Traubenzuckerlösung Kopfweh und Erbrechen wegbrachten.
Kühne und Deller (1947) nahmen statt Traubenzucker die 40 %ige Honiglösung M2 mit gleichem Erfolg. Dabei hat die Honiglösung den Vorteil, daß sie dünnflüssiger ist. Man wird wohl sagen dürfen, daß auch die andern, die mit bloßem Traubenzucker arbeiteten, mit Vorteil zur Honiglösung hätten greifen können. Auch bei Gehirnblutungen (Schlaganfall), bei denen Holtz

eine 50 %ige Traubenzuckerlösung empfiehlt und Westphal rasche Besserung und Rückgang der Lähmungserscheinungen sah. Holtz empfiehlt 50 % Traubenzucker bei allen Nierenerkrankungen, die mit hohem Druck verbunden sind. Philipp (1936) sieht in Honig, in warmem Wasser oder Tee gelöst, das gegebene Mittel für jede Schonungsdiät, vor allem bei frischer und chronischer Nierenentzündung, Nierensteinen, Gallensteinen und Gelbsucht.
Auch Zaiß (1920—1936) sieht in Honig die Grundlage der Schonungs- und Aufbaudiät für alle Nierenkranken, dabei ist von Vorteil seine Freiheit von Kochsalz und sein geringer Gehalt an Eiweiß. Er wirkt entwässernd und kann sowohl für Durstkuren wie für Kohlehydrattage verwendet werden.
Theobald (1924) sah günstige Beeinflussung von Nierenerkrankungen durch Honig.
Sack (1932) erkennt die wassertreibende (diuretische) Wirkung des Honigs.
Kühne und Deller finden, daß Patienten mit Nierenentzündung die Hungertage leichter ertragen, wenn man M2 einspritzt. Sack (1932) gab bei Nierenbeckenentzündung und Entzündung des vorderen Blasenteils anfangs 100 g, später 50 g Honig täglich. Die Bakterienmassen und der üble Geruch des Urins verschwanden rasch. Der Urin war wesentlich klarer, solange Honig genommen wurde.
Nach Spöttel (1950) geht die gute Wirkung des Honigs bei Nieren- und Blasenerkrankungen zurück auf die osmotische Wirkung des Zuckers, die wassertreibende Kraft seiner Beistoffe und bei dunkelroten oder rotbraunen Honigen auf den Gehalt an *Arbutin*. Dieses Phenylglucosid wird in der Niere hydrolytisch gespalten. Dabei entsteht das desinfizierende Hydrochinon.
Diese Versuche sollten und könnten sicher durch neuere Forschungen ergänzt und bestätigt werden. Honig ist gut für die Nieren.

9. Honig für die Verdauungsorgane

Mund

Viele Mütter kennen den sog. Rosenhonig aus der Apotheke für Mundentzündungen und Mundfäule bei kleinen Kindern. Hier wirken die bakterienfeindlichen Stoffe des Honigs mit der von Borax in gleicher Richtung. Zugleich macht die Süße die Anwendung leichter.
Die Diastase des Honigs verbündet sich mit dem Ptyalin des Speichels bei der Umwandlung von Stärke in Zucker. Das geschieht während des Kauens. Die Wirkung geht im Magen noch eine Zeitlang weiter, weil der Speisebrei erst nach und nach von den salzsauren Magensäften durchtränkt wird, die diesen Fermenten die Wirkung nicht mehr ermöglichen.
Bei Mandelentzündungen saugt die wasserziehende Kraft kristallisierten Honigs, den man im Hals zergehen läßt, Flüssigkeit aus den Mandeln und damit zugleich die Bakterien und tötet diese ab. Sogar Dauerträger von Diphteriebazillen konnten Prof. Dold, Freiburg, und andere (1949) bakterienfrei machen durch Einpinseln von Mandeln und Nasenhöhle während etwa drei Wochen.

Mit den gebräuchlichen Medikamenten hatten sie das nicht zustande gebracht.

Magen

Daß *Honig verdauen hilft*, wurde eben schon gesagt. Das gilt nicht nur für die Diastase, sondern auch für die Invertase, die Rohrzucker in Trauben- und Fruchtzucker aufspaltet. Dabei kann es sein, daß im Honig enthaltene Kolloide die Fermente länger vor der Salzsäure des Magens schützen. Auch der Magenschleim kann dazu helfen. Die Honigfermente teilen hier das Schicksal der in Tablettenform verabreichten Verdauungsfermente (Intestinal, Pankreasdispert, Enzynorm, Panzynorm usw.). Bei solchen Tabletten hat man die Fermente an Tannin gebunden. Dieser Komplex wird durch die Magensäure nicht gespalten und kann dann im alkalischen Darm zur Wirkung kommen. Auch im Honig wurde Tannin gefunden (Spöttel 1950). Für Tabletten wird auch pflanzliche Diastase verwendet. Diese kommt durch den Magen bis weit in den Darm, weil ihre beste Wirksamkeit im leicht sauren Bereich von 4,5—5,0 liegt. Das ist auch das Optimum für die Honigdiastase. Sie wird also vermutlich auch die Magensäure überstehen und im Darm ihre Wirkung entfalten können.

Bei *Magengeschwüren* liegen gute Erfahrungen mit Honig vor. Die Ursachen für Magengeschwüre können verschieden sein. Mechanische Verletzungen, Entzündungen, seelisch-nervöse Belastungen, örtliche Kreislaufstörungen, bedingt durch Gefäßkrämpfe und Gefäßschäden, zu wenig, meist aber zuviel Magensäure. Immer wird nach Panesi ein umschriebenes Gebiet der Magenschleimhaut in seiner Vitalität geschwächt.

Schon 1896 hat Schuele gezeigt, daß man durch große Zuckergaben von 50—80 g die Salzsäureerzeugung im Magen nicht aufheben, aber verlangsamen kann. Zugleich wird unter seiner Einwirkung ein Schleim gebildet, der die Speisen einhüllt, so daß sie der Salzsäure-Pepsinwirkung länger widerstehen. Auch Thomson findet, daß nach Zuckergaben die Salzsäure länger, aber nicht so heftig wirkt.

Noel und Wiessinger glauben an eine gewisse Neutralisierung der überreichlichen Salzsäure. Schwer verträgliche Speisen werden dadurch leichter vertragen. Doch dürfen die Zuckergaben 50 g nicht überschreiten.

Nach William, Gerry und Morgan wird durch Zucker die freie Salzsäure um die Hälfte verringert.

Andere machten ähnliche Erfahrungen mit konzentrierten Traubenzuckergaben.

Auch nach Traubenzucker, intravenös gegeben, nimmt nach Stejskal die Salzsäureerzeugung schon nach einer Viertelstunde ab und das hält 72 Stunden an.

Aldor hat vergleichende Versuche mit verschiedenen Zuckern gemacht. Danach wirkt Milchzucker stärker als Trauben- und Rohrzucker, am stärksten aber der Fruchtzucker. Damit kommt von selbst der Honig in Verdacht, gut oder noch besser zu wirken.

Tatsächlich wirkt nach Reichard und Zaiß Honig gut bei zu *wenig* Säure. Er führt das auf die Bitterstoffe des Honigs zurück. Hier wird also die Salzsäurebildung angeregt. Bei schon übersäuertem Magen kann es zu Sodbrennen kommen. Bei normalem Salzsäurestand aber wirkt er ausgezeichnet. Er schont den erkrankten Magen, weil er für sich selbst keine Verdauungsarbeit braucht, erleichtert also die Heilung. Nach Franke wirkt er schon rein osmotisch (durch Wasseranziehung) fördernd auf die Blut- und Lymphzirkulation. Früher heilte man Hautgeschwüre durch Auflage von Honig oder einem Brei aus Honig und Roggenmehl. Das veranlaßte, es auch bei Magengeschwüren mit Honig zu versuchen. In neuerer Zeit taten das Pretti, Phillip und Zaiß. Schenk gab mit gutem Erfolg Honiglösung M2 als Injektion.

Schacht in Wiesbaden heilte hoffnungslose Fälle von Magengeschwüren mit Honig ohne Operation.

Levenson, Moskau, gab 29 Patienten im Alter zwischen 30 und 50 bei Magen- und Zwölffingerdarmgeschwüren täglich innerhalb zwei Stunden 500 g Honig. Nach 4—5 Tagen gingen die Geschwüre zurück, nach 10 Tagen hatten 20 von ihnen keine Beschwerden mehr, bei den andern 9 hatten die Schmerzen nachgelassen. Von 19, die nachher geröntgt wurden, waren bei 7 keine Geschwüre mehr zu erkennen, bei 6 weiteren waren sie sehr zurückgegangen und die Zone der Entzündung stark eingeschränkt.

Im Ostrooumov-Krankenhaus in Moskau erzielten (1944) die Professoren Muller, Arkhipova, Menschikov und Feldmann gute Erfolge mit Honigbehandlung von Magengeschwüren. Muller und Arkhipova behandelten 155 Magenkranke mit Honig. Säurestand und Magenabsonderung normalisierten sich, Sodbrennen und Aufstoßen verschwanden bei 111 von 113, 101 von 111 hatten keine Schmerzen mehr. Vor der Behandlung mit Honig hatten 68 normalen Stuhlgang, 47 waren verstopft. Nach der Behandlung waren 107 Patienten in Ordnung, nur 8 waren noch verstopft.

Im medizinischen Institut Kursk, unter Prof. Menschikov und Feldmann, wurden im Lauf von drei Jahren 46 Kranke mit Magengeschwüren mit Honig behandelt. Erfolg: keine Schmerzen mehr, Stuhlgang in Ordnung, Appetit gut, Magensäure vermindert, Gewicht erhöht, roter Blutfarbstoff und rote und weiße Blutkörperchen deutlich vermehrt.

In einer Klinik in Irkutsk wurden von 1944—1949 600 Patienten mit Magengeschwür einer Honigbehandlung unterzogen. M. Khotkina beschreibt 302 typische Fälle. 253 Männer, 49 Frauen. 76 hatten zuviel Säure, 54 zu wenig, 24 gar keine, 67 normal. Nach der Honigkur hatten nur 5,9 % davon Schmerzen. 29 % waren nach der herkömmlichen Methode behandelt worden, 59 % mit Honig. Bei letzteren konnte der Krankenhausaufenthalt abgekürzt werden. Ähnlich war der Erfolg der Honigbehandlung bei Geschwüren im Zwölffingerdarm (Bericht Joirisch, Heilkraft des Honigs 1960).

Darm

Der Darm besteht aus dem 30 cm langen Zwölffingerdarm, in den die Ausführgänge von Leber und Bauchspeicheldrüse münden, aus dem 5 m langen Dünndarm und dem 1,20—1,40 m langen Dickdarm. Damit er seine Arbeit gut verrichten kann, sind drei Dinge wichtig:

1. Leber und Bauchspeicheldrüse müssen die von ihnen ausgehenden Verdauungssäfte in genügender Menge liefern.
2. Er muß gut durchblutet werden. Und dies aus drei Gründen: damit er selber seine eigenen Verdauungssäfte bereiten kann, damit er die aus dem Speisebrei gewonnenen Nährstoffe weitertransportieren kann, und damit die gegen schädliche Bakterien nötige Abwehrkraft des Blutes ständig zur Verfügung steht.
3. Seine Muskulatur muß die nötigen Bewegungen (Peristaltik) erzeugen, damit er den Speisebrei auf dem langen und reichlich verwinkelten Weg weiter und den unbrauchbaren Rest in nicht allzu langer Zeit aus dem Körper hinausbringt.

Kann ihm bei dieser Aufgabe der Honig behilflich sein? Er kann es. Und zwar auf der ganzen Linie.

Zu 1.: Über Honig als Freund der Leber brauchen wir kein Wort mehr zu verlieren. Siehe dort! Für die Bauchspeicheldrüse wissen wir aus den Arbeiten von Koch und anderen, daß Honig durch seinen Zuckernützungsfaktor (Glykutilfaktor) ähnlich wirkt wie das Erzeugnis der Bauchspeicheldrüse Insulin.

Zu 2.: Durchblutung. Man sehe sich nur das reiche Gefäßgeflecht einer Dünndarmzotte an (Abb. 22). Wir wissen, daß nach einer Mahlzeit die Eingeweide viel stärker durchblutet sind. Ja, es ist geradezu gefährlich, wenn man unmittelbar nachher etwa heiß badet und damit Blut in die Haut zieht, so daß der Kreislauf überlastet wird. Wir wissen auch, daß bei ungenügender Herzkraft gerade im Bauch große Wassermengen hängen bleiben (Wassersucht). Der Darm braucht also ein gutes, leistungsfähiges Herz. Und dazu hilft der Honig. Die Abwehrkraft des Blutes wird durch die bakterienfeindlichen Kräfte des Honigs unterstützt.

Zu 3.: Peristaltik. Seit Alters kennt man die leicht abführende Wirkung des Honigs bei Kindern wie bei Erwachsenen. Er wirkt also, gleichviel durch was, ob Säuren, ätherische Öle oder Hormone, auf die Darmbewegung kräftigend und beschleunigend. So hatte also schon der Vater der wissenschaftlichen Medizin, der alte Hippokrates, recht, wenn er lehrte: »Wenn man beim Kranken den Stuhl verflüssigen will durch Diät, so gibt man als Getränk Weißwein mit Honig, unter Umständen mit Wasser verdünnt oder auch Honigmischtrank.« Um Kleinkindern den Leib zu öffnen, gab er Zäpfchen aus ungewaschener Wolle und Honig. So tat man auch im Mittelalter. Regelmäßiger Honiggenuß führt zu regelmäßigem Stuhl. Bei hartnäckiger Verstopfung gaben Koch und Zaiß zum Honig noch Sennesblätter und Faulbaumrinde.

Zaiß gab bei Darmentzündung von Kleinkindern Honigtee. Ja, man hat Kleinkinder viele Tage allein mit Honigwasser ernährt und geheilt.

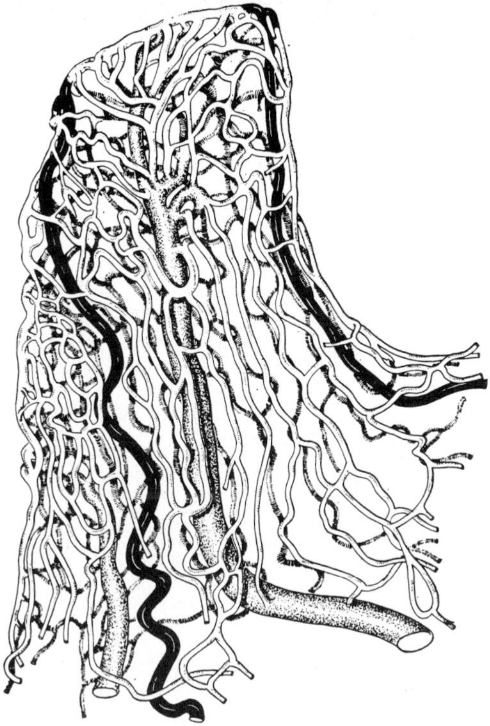

Abb. 22 Gefäßsystem einer Darmzotte. (Arterien schwarz). Für ein Organ, das in Wirklichkeit nur 0,3 bis 1,0 mm mißt, ist das reichlich viel Einrichtung. Dabei zeigt aber die Zeichnung gar nicht alles. Die Zotte besitzt auch noch eine Muskulatur, die als Pumpe zum Abtransport der Fettaufspaltungen durch das in der Mitte liegende Lymphgefäßsystem wirkt. Außerdem Drüsen, die Verdauungsfermente absondern. Die Hauptarbeit der passiven und aktiven Resorption der in Moleküle und Jonen aufgespaltenen Nährstoffe leistet die umhüllende Zellschicht (Epithel). Jede ihrer Zellen besitzt einen Kern, einen sog. Golgiapparat, ein im Plasma verzweigtes Netz (endoplasmatisches Reticulum), Mitochondrien und einen Stäbchensaum (Mikrovilli). Durch Zotten und Stäbchen wird die aufsaugende Fläche des 5 m langen Dünndarms so vergrößert, als ob er 50 m lang wäre, insgesamt 200 qm! (Nach Spanner, aus Benninghoff, Anatomie, Bd. 2)

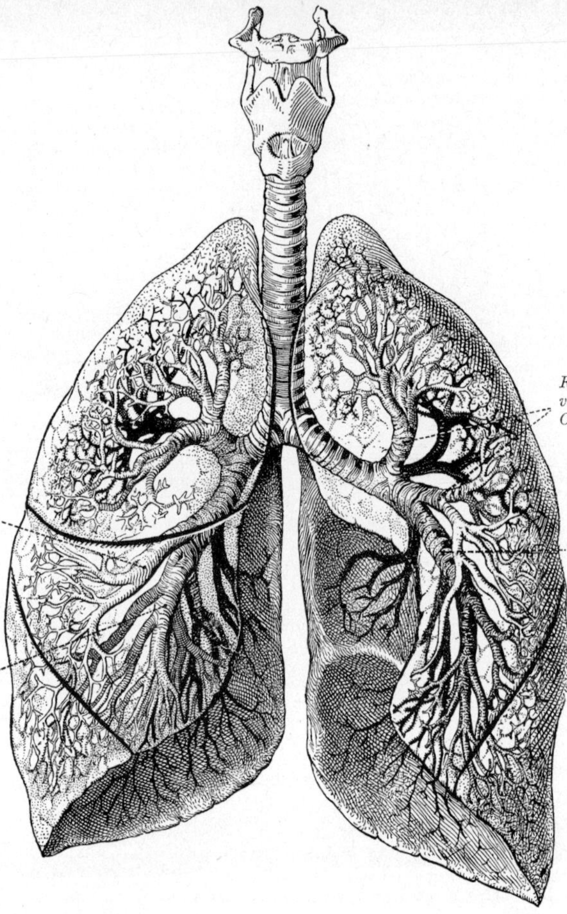

Abb. 23 Lungen mit Bronchialbaum. Von der Luftröhre aus ziehen die Verzweigungen der Bronchien in alle Teile des schwammigen Gewebes, wo in den Endbläschen der Luftaustausch zwischen kohlenstoffbeladenem venösem und sauerstoffreichem arteriellem Blut stattfindet. (Aus Benninghoff, Anatomie, Bd. 2)

Amerikaner (Johnsen, Demade) halfen bei gastrischem Fieber und Darmentzündungen mit Honig.
Nach Zaiß kann man sogar Darmoperierten sehr bald nach der Operation Honig geben.
Vorhin blieb die Frage offen, was im Honig die Darmbewegung fördert. Da weist nun Spöttel (1950) zunächst hin auf den Fruchtzucker. Er regt, zwar nicht bei allen Menschen gleich, die Darmperistaltik an. Meyer und Gottlieb (1932) denken an die ätherischen Öle. Sie lockern Krämpfe, durch die Darmgase festgehalten werden. Auch Verzár und Kokas haben den Einfluß von Aromastoffen auf die Zottenbewegung des Darmes nachgewiesen. Nelken, Zimt, Kümmel, Knoblauch usw. wirken noch in Verdünnungen von 1 : 1000 bis 1 : 25000 beschleunigend auf die Zottenbewegung. Sowohl die Zahl wie der Rhythmus der sich bewegenden Zotten wurden bis auf das Dreifache vermehrt und die Pendelbewegung wurde lebhafter. Das muß auch für die Aromastoffe des Honigs gelten. Spöttel hat im Honig Anthracenglycoside nachgewiesen. Aus diesen entstehen nach Tschirch im Darm durch Hydrolyse oder Oxidation Oxymethylantrachinone, die abführend wirken.
Übrigens wirken die ätherischen Öle auch mit bei der desinfizierenden Wirkung des Honigs.

10. Honig für die Atmungsorgane

Der einzige Fall, der uns als Kinder in den Genuß von echtem Bienenhonig brachte, war damals, als wir den Keuchhusten hatten. Auch wer den Bienen ferne stand, wußte eben, daß nach alter Überlieferung Honig gut für Husten sei. Und diese Überlieferung ist uralt. Inder, Ägypter, Griechen, Römer, kurz alle alten Völker kannten sie. Hippokrates, Vater der Medizin, gab bei Bronchitis Kuhmilch mit $^1/_3$ Honig, bei Lungen- und Brustfellentzündung dreimal täglich Schleimsuppe mit Honig, bei Halsentzündung Saubohnen mit Honig. Er wußte, Honig beruhigt die Lunge, fördert den Auswurf, lindert den Husten, erleichtert das Atmen. Dieses Wissen hielt sich, wie das Wissen um die Heilkraft von Digitalis, Kamille, Salbei, Minze, Knoblauch usw. bis in unsere Tage. Einfach praktische Erfahrung, von der modernen Medizin bestätigt, auch wenn man noch nicht bis ins letzte durchsieht, wodurch und wie sie genau wirken. Lassen wir darum in diesem Fall zunächst auch einfach die medizinische Erfahrung sprechen. Ob wir hinterher dann eine mehr oder weniger einleuchtende Erklärung dafür finden, wird sich zeigen. (Abb. 23)
So kennt die Volksmedizin die Wirkung von heißer Milch mit Honig, schluckweise getrunken, bei Husten und Heiserkeit. Zaiß, Koch, Philipp, Scheel und andere nehmen noch Fenchel, Salbei, Thymian und Spitzwegerich als reizmildernde und schleimlösende Mittel dazu, andere auch Schafgarbe und Lungenkraut. Hertwig, Martens, Kneipp u. a. mischen Zitronensaft mit Honig. Oertel und Bauer geben einen Eßlöffel Honig zu einer Tasse Tee von Honig-

klee. Andere mischen Rettichsaft mit Honig halb und halb. Andere Möhrensaft mit Honig. Joirisch, Moskau, weiß von Erfahrungen bei Lungenkranken in der Klinik von F. Udintsev. Sie bekamen täglich 100—150 g Honig. Wirkung: Besseres Allgemeinbefinden, Gewichtszunahme, Abnahme des Hustens, Vermehrung des Blutfarbstoffs, langsamere Blutsenkung.

N. J. Brusso berichtet in Apicultura November 1955 über Honig bei Tuberkulose: auffallend gutes Allgemeinbefinden, ähnlich wie bei Gesunden.

Interessant die Versuche von I. Kieselstein (Joirisch 1960). Er verordnete 20 Kranken mit fortschreitender Atrophie der oberen Luftwege Inhalationen mit einer 10%igen Honiglösung, täglich 5 Minuten lang. Nur bei 2 von den 20 gab es keine Besserung. Er schildert einige Fälle: Patientin S, 30 Jahre alt, seit 3 Jahren trockene Kehle, ständige Neigung zu Auswurf. Befund: Schlundschleimhaut trocken und eitrig, Nase ähnlich. Nach sechs Inhalationen Trokkenheit verschwunden, Schleimhaut wieder feucht, kein Eiter mehr.

Patientin L, 35, seit langer Zeit Katarrh der oberen Luftwege, Eiterkrusten auf der Schleimhaut der Nase, ebenso hintere Wand von Schlund und Stimmbänder. Nach 15 Sitzungen große Erleichterung, Eiterkrusten total verschwunden.

P. D, 50, typische Stinknase. Nach 19 Inhalationen Geruch fast unmerklich, Krusten verschwunden, Nasenschleimhaut normal durchblutet, feucht.

P. S, 32, seit 2 Jahren trockener Hals, zeitweise Stimmlosigkeit. An Schleimhaut von Nase und hinterer Wand des Schlundes nichts Auffälliges, aber Kehlkopf und Oberteil der Luftröhre bedeckt mit kleinen Eiterkrusten. Nach 7 Inhalationen sehr gebessert, Krusten verschwunden, Stimme wieder klar.

Für Keuchhusten geben Fiehe, Zaiß und Philipp an, daß er rasch beseitigt wird oder gar nicht voll zum Ausbruch kommt, wenn man Zwiebel oder Johannisbrot zu einer sirupähnlichen Flüssigkeit eine Stunde lang kocht, flüssigen Honig darunter mischt und den Kindern ein- bis dreimal täglich einen Teelöffel voll davon gibt.

Nach Spöttel hatten Zaiß, Massalongo und Diano auch bei Tuberkulose gute Wirkungen von Honigkuren zu verzeichnen. Zum mindesten wurde die Widerstandskraft des Körpers gesteigert. Ähnlich berichtet Joirisch von russischen Erfahrungen. Zwar keine Heilung der Tuberkulose, aber Besserung des Allgemeinbefindens und der Widerstandskraft durch Honig.

Fragen wir nun, was an den guten Wirkungen des Honigs auf die Atmungsorgane schuld sein kann, dann richtet sich der Verdacht auf drei seiner Bestandteilsgruppen: Zucker, ätherische Öle und desinfizierende Stoffe des Honigs.

Zucker: Franke hat (nach Spöttel) durch seine Farbinhalationsmethode nachgewiesen, daß nach Zuckergenuß die Resorption der Bronchialschleimhaut gesteigert wird. Es wird also Wasser in den Körper zurückgesaugt und dadurch die Schleimmasse vermindert. Die gleiche Wirkung erzielt man durch Ammoniumchlorid, Jodkali und Honig.

Nach La Monaco hängt die Wirkung des Zuckers von seiner Menge ab. Kleine Dosen steigern die Sekretion, große hemmen sie. Er erklärt die Wirkung mit

einem Einfluß des Zuckers auf die ausscheidende Zellschicht (sezernierende Epithelien) und auf die Weite der sie versorgenden Blutgefäße. Große Mengen wirken verengend und führen so zur Einschränkung der Schleimausscheidung aus der entzündeten Bronchialschleimhaut. (Wir kennen das heute von den gefäßverengenden Mitteln gegen Schnupfen.) Gleichzeitig wird die Resorption erhöht. Beides zusammen vermindert die Schleimmenge.
Moggi erreichte das Gleiche durch Injektionen von 5 ccm einer 40 %igen Lösung von Traubenzucker, Milchzucker und Rohrzucker.
Lucherini, Galea, Rosenthal und Bodmer beobachteten auch bei Lungentuberkulose und Keuchhusten eine Einschränkung der krankhaft gesteigerten Schleimbildung der Bronchien durch Zucker. Ähnlich melden Massalongo, Daino und Zaiß gute Wirkung von Honig auf Tuberkulose.
Ätherische Öle: Ihre Anwendung bei Katarrhen der Luftwege ist seit langem bekannt, heute sehr verbreitet in Form von Mischungen z. B. aus Menthol, Eukalyptus, Muskatöl, Thujaöl, Terpentinöl, Thymol (»Wick Vaporup« und ähnliche Präparate). Sie wirken in kleinen Mengen anregend auf die erschlafften, in größeren entspannend auf die verkrampften Bronchien. Das Flimmerepithel, das den Schleim nach auswärts bewegt, wird angeregt (Franke, Kochmann, Januschke, Grams). Außerdem wird der zähe Schleim flüssiger, so daß er sich leichter ablöst und bewegen läßt. In diesem Sinn wirken auch die ätherischen Öle des Honigs.
Desinfektionsstoffe: Hier wären nochmal die ätherischen Öle zu nennen. So wirkt z. B. Thymol, das durch den Körper aufgenommen und durch die Lungen wieder ausgeschieden wird, bakterienfeindlich.
Aber auch die übrigen bactericiden Stoffe des Honigs (Inhibine, Penicillin B, Wasserstoffsuperoxid und was sonst noch dazu gehören mag) kommen für die Wirkung in Frage. So vor allem bei direkter Einwirkung des Honigs auf Hals und Stimmbänder oder auch bei der Inhalation von Moniglösung, wie sie von Kieselstein erprobt wurde.
Die gute Gesamtwirkung wird am besten aus der Zusammenarbeit dieser drei Stoffgruppen des Honigs zu verstehen sein.

Heuschnupfen, Asthma und Honig

Ein Sonderfall lästiger Erkrankungen der Atmungsorgane ist der Komplex Heuschnupfen und Asthma. Ursache eine Überempfindlichkeit (Allergie) gegen in der Luft schwebenden Blütenstaub und andere Staubteilchen. Der Körper reagiert auf sie so übertrieben, daß die Abwehr selber zu einer Krankheit wird. Die Ärzte suchen oft lange, bis sie die auslösende Ursache im Einzelfall gefunden haben. Und dann bemühen sie sich, durch zunächst ganz kleine und dann steigende Gaben eben dieser Reizstoffe den Körper langsam daran zu gewöhnen und so immun zu machen.
Nun sagten sich amerikanische Ärzte: Honig aus der Gegend, in der der Kranke lebt, enthält auf alle Fälle den Pollen, auf den seine Atemorgane Nase und

Bronchien so heftig reagieren. Da Honig klebrig ist, wird er auch andere Entzündung und Krampf auslösende Staubteilchen der Umgebung festhalten. Man braucht also gar nicht lange zu erforschen, auf welchen Fremdkörper jeder Kranke speziell reagiert. Im Honig sind alle diese Dinge enthalten. Versuchen wir also die Patienten mit Honig immun zu machen. Und das gelang. So berichtet Dr. William G. Peterson in Ada Oklahama von Erfahrungen an 22000 Patienten mit allergischen Erkrankungen, Heufieber, Asthma. Durch täglichen Genuß von nur einem Teelöffel Honig wurden 90 % gebessert oder geheilt. Aber es muß »roher«, das heißt naturbelassener Honig sein. Das ist bei deutschem Honig selbstverständlich, bei amerikanischem nicht. Dort wird der Honig auf 75° C erhitzt, um alle Hefen abzutöten und die Kristallisation hinauszuschieben oder ganz zu unterbinden. Außerdem wird er noch durch feinkörnige Quarzfilter getrieben. Dabei gehen alle kleinen Fremdkörper und natürlich auch der Pollen verloren. Solcher Honig ist für die Immunisierung unbrauchbar. Der Honig muß auch aus der Gegend stammen, wo der Patient lebt. Denn dort kann man rechnen, daß in einem Umkreis von 10 Meilen (16 km) die Stoffe in der Luft schweben, gegen die der Kranke allergisch ist. Außer Peterson arbeiten noch andere 20 Ärzte mit Erfolg nach diesem Verfahren. (Am. Bee Journal August 1969)
So findet also die uralte Lehre von der Wirksamkeit des Honigs bei Erkrankungen der Atmungsorgane auch in unserer Zeit ihre Bestätigung.

Honig in der Wabe

Hier ist noch etwas zu erwähnen, was bislang nicht ausreichend erklärbar scheint. Nämlich die gute Wirkung von Honig, den man mit der Wabe kaut, auf Stirnhöhlenentzündung (Sinusitis) und Heufieber. Der bekannte amerikanische Arzt D. C. Jarvis erfuhr, daß die Volksheilkunde im Gebiet von Vermont das Wabenkauen gegen Schnupfen, Stirnhöhlenentzündung und Heu-Asthma verschreibt. Er konnte sich das nicht erklären und prüfte es nach. Zu seinem Erstaunen hatte er bei seinen Versuchen einwandfreien Erfolg. Er berichtet:
Ein achtjähriger Bub hatte seit 5 Monaten eine *dauernd verschnupfte Nase*. Kein Mittel wollte helfen. Wässerige Abscheidungen, häufiges Schneuzen. Mit drei Jahren waren ihm Mandeln und Drüsen entfernt worden. Bild der Nase wie bei Heuschnupfen. Dazu aber war es zu früh in der Jahreszeit. Nasenschleimhaut bleich und schwammig. Atmung durch den Mund wegen Verstopfung der Nasengänge. Jarvis gab ihm nach eingehender Untersuchung ein Stück Honigwabe zu kauen und wartete ab, was daraus werden könnte. Schon nach 5 Minuten sagt der Bub.: »Meine Nase ist offen. Ich kann wieder durch sie atmen.« Er gab ihm noch Waben mit nach Hause mit Anweisung für den Gebrauch. In der nächsten Sprechstunde neue Untersuchung, Schleimhaut abgeschwollen, leichtrosa. Nach einer Woche immer noch gut, normale Atmung durch die Nase.

Anderer Fall. Frau mit sehr engen Nasengängen beiderseits. Wabenkauen, nach 5 Minuten weit bessere Nasenatmung, nach 2 Wochen noch so. Bei anderen Patienten immer der gleiche Erfolg.

Stirnhöhlenentzündung (Sinusitis). — Von den 8 Nebenhöhlen der Nasengänge haben die beiden über den Augen in der Stirne keine direkte Verbindung mit den Nasenhöhlen. Ihre Abscheidungen gelangen erst auf einem Umweg in die Nase. Die mikroskopisch kleinen Flimmerhärchen, die das Sekret wegwedeln müssen, haben es also hier besonders schwer. Die Stirnhöhlen sind besonders anfällig für Erkältung, die Entzündung oft sehr schmerzhaft, wie viele aus Erfahrung wissen. Jarvis läßt die Patienten Honigwabe kauen nach dem Maß, in dem man Kaugummi kaut. Alle 4—6 Stunden einen Bissen, 15 Minuten kauen und den Rest ausspucken. Wenn das 4—6 mal geschehen ist, soll ein akuter Anfall in etwa einem Tag behoben sein. Nase offen, Schmerz verschwunden. Um Rückfall zu verhindern ist es gut, noch eine Woche lang täglich einmal Wabe zu kauen. Auch sollte man als Nachtisch nach jeder Mahlzeit zwei Kaffeelöffel anderen Honig nehmen. Das ist auch gut gegen Influenza und Erkältungen überhaupt. »Meine Studien führen mich zu dem Schluß, daß in der Honigwabe irgendetwas ist, was die Atmungsorgane kräftig gegen Erkrankungen schützt.«

Zur *Vorbeugung gegen Heufieber* empfiehlt Jarvis schon einen Monat bevor das Heufieber einzutreten pflegt, Honigwabe zu kauen. Wer nur leicht zu erkranken pflegt, soll etwa dreimal in der Woche, Montag, Mittwoch und Freitag täglich einmal kauen. Wer stärker, in den ersten zwei Tagen fünfmal am Tag, dann dreimal, solange es nötig ist. Wer keinen Wabenhonig hat, soll wenigstens täglich geschleuderten Honig nehmen, zwei Teelöffel voll. Bei mäßigem akutem Befall hat er folgende Wirkung beobachtet: Wässerige Augen trocken nach 3 Minuten Kauen, zugleich Beginn der Nasenabschwellung, nach 6 Minuten Atmung durch die Nase möglich. Nasenlaufen behoben nach 3–5 Minuten, ebenso Nachlassen der Heiserkeit.

Vermutlich wird in absehbarer Zeit auch in Deutschland Honig in der Wabe zu haben sein. Wir nennen ihn Scheibenhonig, Wabenhonig oder Honigwabe (siehe Kapitel 2, Wachs, Seite 183-187).

Gibt es eine Erklärung für die Wirkung der Honigwabe? Tatsächlich hat schon White (1906) antibakterielle Wirkungen von Waben festgestellt, allerdings ohne die Wirkung von Wachs und Kittharz zu unterscheiden. Doch wurde später die antibakterielle Wirkung des Wachses und des Kittharzes getrennt voneinander festgestellt (Metalnikow 1927, Lemay 1947 u. a.). Es dürfte aber eine nur antibakterielle Wirkung nicht zur Erklärung ausreichen. Man muß wohl noch mehr an antihistaminisch-antiallergisch wirksame Stoffe denken, wie man sie heute in bekannten Schnupfenmitteln zur Abschwellung der Schleimhäute benützt. Hier liegt noch eine Aufgabe für die Forschung.

11. Honig gut für die Nerven

Bei den alten Griechen und Römern galt Honig als Beruhigungs- und Schlafmittel. In alten russischen Rezepten wird empfohlen: Senfkörner, rote Kamille (Pyrethrum = Chrysanthemum roseum?), Ingwer zu gleichen Teilen zerstoßen und mit Honig mischen und zur Spülung möglichst lang im Mund behalten. Das zieht die schädlichen Säfte aus dem Hirn, die Kopfweh verursachen. (Bedenklich erscheint dabei das Pyrethrum, das bei uns als Mittel gegen Ungeziefer verwendet wurde, Insektenpulver gegen Läuse usw. Es steht allerdings nicht dabei, daß man das dann schlucken soll. Auch soll es der Geruch sein, was die Insekten nicht vertragen.)
In unserer Zeit wird immer wieder empfohlen, gegen Schlaflosigkeit am Abend ein Glas Honigwasser zu trinken. Ich kann das aus eigener Erfahrung bestätigen. Wenn nach dem Erwachen das Wiedereinschlafen nicht gelingen wollte, ein Glas Honigwasser und nach 20—30 Minuten kam der Schlaf. Auch Zander, Bauer, Oertel und andere raten dazu.
Winterstein, Philipp, Zaiß, Nußbaumer, Scheel, Pretti u. a. bezeichnen Honig als ausgezeichnete Nervennahrung. Sie sehen als Ursache den Gehalt an Invertzucker, Calcium und Phosphorsäure.
Die russischen Professoren N. Bogolépov und Kisséléva behandelten zwei Patienten, die an Veitstanz litten, mit Honig, ohne jedes sonstige Medikament. Nach drei Wochen konnten sie wieder schlafen, hatten wieder Mut, das Kopfweh war verschwunden, Schwäche und Reizbarkeit hatten nachgelassen.
Klinische Versuche ergaben, daß man mit Injektion von 40 %iger hypertonischer Traubenzuckerlösung Nervenkranken rasch helfen kann. Schon nach drei Injektionen ist das subjektive Befinden gebessert, das Kopfweh läßt nach, das Aussehen ist gesünder. Der objektive Allgemeinbefund hat sich gehoben. Ähnlich ist die Wirkung des Honigs bei Nervenkranken. Ärzte führen das besonders auf seinen Traubenzuckergehalt zurück. Man wird aber vermuten dürfen, daß andere Inhaltsstoffe dabei nicht unbeteiligt sind. Nähere Erforschung der Zusammenhänge wäre zu wünschen.

12. Der Honig und die Menschenhaut

Drei Schichten machen zusammen unsere Haut aus: Die Oberhaut (Epidermis), die feste Bindegewebsschicht der Lederhaut (Cutis oder Derma) und die lockere leicht verschiebbare Unterhaut (Subcutis). Weit vielgestaltiger ist ihr Aufgabenbereich, auch wenn wir uns dessen meist gar nicht bewußt werden.
Da ist zunächst der Schutz vor Austrocknung. Ohne sie würden wir in kurzem zur Mumie einschrumpfen. Dann der Schutz vor Bakterien. Ohne die Haut würden sie von allen Seiten eindringen und uns schon umbringen, bevor wir ausgetrocknet wären. Dann ist da die Wärmeregulierung. Eingelagerte Wärme-

und Kältepunkte melden, ob wir uns dicker oder dünner anziehen müssen. Sie befehlen auch den zahlreichen Blutgefäßen sich bei Kälte zusammenzuziehen und bei Wärme zu erweitern und dadurch die Wärmeabstrahlung zu erniedrigen oder zu erhöhen. Und wenn die Hitze zu groß wird für diese Art von Regelung, befehlen sie den Schweißdrüsen, Wasser auszuscheiden und die Verdunstungskälte von 580 Kalorien pro Liter in Anspruch zu nehmen. Das geschieht auch, wenn die innere Wärmeerzeugung durch Arbeit, Fieber oder auch ein reichliches Essen erhöht wird. Die Haut sagt uns auch, ob die Luft naßkalt oder feuchtwarm ist. Bei feuchter Luft ertragen wir weniger Kälte und weniger Wärme als bei trockener. Warnung hier vor Hitzschlag, dort vor Erkältung.

Die schmerzempfindlichen Nervenenden in der Haut lehren uns, wovor wir uns in acht nehmen müssen.

Die Druck- und Tastpunkte der Haut verraten uns, wie die Lage unserer Glieder untereinander ist, wie unsere Bewegungen ablaufen, wie unsere Muskeln und Sehnen mehr oder weniger gespannt sind, wie schwer wir auf etwas oder etwas auf uns liegt.

Die Talgdrüsen der Haut sorgen für das nötige Einfetten von Haut und Haar.

Und schließlich ist die Haut auch noch mit 1 % an der Aus- und Einatmung von Sauerstoff beteiligt. Ebenso an der Ausscheidung harnfähiger Substanzen. Nicht zu vergessen auch die Abgabe gewisser Körpergerüche, die uns einander sympathisch oder unsympathisch machen können.

Aus all dem wird klar, wie wichtig ein richtiges Funktionieren der Haut für Gesundheit und Wohlbefinden sein muß.

Frage: Was hat das alles mit Honig zu tun oder der Honig mit ihm? Nun schon einiges:

Honig enthält — zwar nicht viel, aber immerhin etwas *Biotin*, das auch als Vitamin H = *Hautvitamin* bezeichnet wird. Biotinmangel führt zu Hauterkrankungen (Dermatitis, Ekzem). Es wird zwar normalerweise in uns selbst, nämlich durch Darmbakterien erzeugt. Wenn aber, wie heute nicht selten, durch Sulfonamide, Streptomycin und ähnliche Medikamente die Tätigkeit dieser Bakterien gehemmt wird, muß es von außen zugeführt werden. Nach solcher Behandlung kann also Honig zur Verhütung von Hautschäden beitragen.

Indirekt kann Honig auf vielen Wegen in die Tätigkeit der Haut eingreifen. Wir wissen alle, wie sehr die Haut mit unserem Gesamtbefinden zusammenhängt. Wir sehen gut oder schlecht aus, bleich, grau oder rosig, je nachdem wie Magen, Darm, Leber, Nieren, Herz und Kreislauf oder auch die Nerven funktionieren. Wir erröten oder erbleichen unter seelischen Einflüssen. Wir wissen aber aus dem Bisherigen, wie wohltuend Honig auf alle Organe wirkt und damit eben auch auf unsere Haut.

Es gibt neben dieser inneren Wirkung aber auch noch äußere, *unmittelbar auf die Haut*. Lassen wir zunächst die Wundbehandlung mit Honig beiseite und denken an Hauterkrankungen und an die Haut- und Schönheitspflege.

Hauterkrankungen

Das oft so lästige *Hautjucken* hält man für einen unterschwelligen Schmerzreiz. Er kann auftreten bei Gelbsucht, Ekzemen, Geschwülsten, Erkrankungen des Lymphsystems usw. Zur Bekämpfung liegen gute Erfahrungen mit Honiginjektionen (M2) vor. Man denkt da an eine Herabsetzung des Druckes in den Kapillargefäßen. Erfolge werden berichtet von Ammich (1947) bei Hauterkrankungen, von Schirm (1947) bei Gelbsucht. Schirm fand bei 2 Patienten nach 4 Injektionen wesentliche Besserung, bei einer 40jährigen, die schon mit allen möglichen homöopathischen und allopathischen Medikamenten erfolglos behandelt war, rasches Nachlassen des Juckreizes nach mehrmaliger Injektion. Ammich hatte Erfolg mit Honiglösung, gleichviel von welcher Art Hauterkrankung das Jucken kam: bei nässendem, zum Teil schon seit Jahrzehnten bestehendem Ekzem, nach falscher Anwendung eines Krätzemittels, Krätze, Ekzem auf Grund von Gallenblasenentzündung, seelischen Erschütterungen usw. Der Honig kann auf das Grundleiden wirken, aber auch direkt auf die gereizten Nervenfasern. Die Wirkung von M2 auf Juckreiz übertrifft die von Luminal und Calciumgluconat.

Auch Bingold 1948 hatte schlagartigen Erfolg mit M2 bei Hautjucken ganz verschiedener Herkunft, z. B. auch im Zusammenhang mit bösartiger Lymphogranulomatose und bösartigen Tumoren. Erfolge mit M2 bei Juckreiz durch Gelbsucht melden Kühne und Deller (1947). Auch sie denken an direkte Einwirkung auf die Nerven, können diese aber nicht erklären. Hauptsache, es hilft.

Schönheitspflege

Wieder kann man auf Hippokrates verweisen, der lehrte, Honig mache einen schönen Teint. In unserer Zeit empfehlen die russischen Professoren M. Brémener und D. Lass und Dr. Polikarpova Gesichtsmasken aus reinem Honig oder aus gleichen Teilen Honig, Eigelb und frischem Rahm, um die Haut straff und geschmeidig zu machen.

Ein anderes Rezept lautet: 100 g flüssiger Honig, 25 g Alkohol, 25 g Wasser, fein verrührt, mit Watte auf die vorher mit Öl gereinigte Haut gebracht, 10—15 Minuten einwirken lassen, mit lauwarmem Wasser abwaschen, abtrocknen und leicht pudern.

Oder Maske aus Eigelb, Hafermehl und Honig, oder auch aus Eiweiß und Honig. Menge: ein Eigelb geschlagen, 1 Kaffeelöffel Honig, 1 Eßlöffel Hafermehl, alles gut verrührt.

Oder 1 Eigelb, 1 Kaffeelöffel Honig, 1 Kaffeelöffel Glyzerin. Der Honig zieht, weil hygroskopisch, Unreinigkeiten aus der Haut, seine Inhibine töten Bakterien, seine Nährstoffe und die der andern Mittel ernähren die Haut. Sie wird frisch, samtartig weich, Falten und Runzeln verschwinden. So nach Prof. Joirisch, Moskau.

Als Gegenstück noch eine Reihe von Rezepten aus dem amerikanischen ABC von Root:

1 Eßlöffel Süßmandelöl, 2 Eßlöffel geseihter Honig. Haut gut waschen, auflegen, halbe Stunde lassen, mit weichem Tuch und lauwarmem Wasser entfernen, dann zusammenziehendes Mittel zum Schließen der Poren.
Oder — halbe Tasse Kleie, soviel Honig, daß weiche Paste entsteht, wenn zu dick, etwas Rosenwasser dazu. Gesicht gut reinigen, reichlich auftragen, 30 Minuten, dann mit weichem Tuch und lauem Wasser entfernen, zusammenziehendes Mittel.
Gegen Sommersprossen: 250 g Honig, 60 g Glyzerin, 60 g Alkohol, 10 g Zitronensäure, 15 Tropfen Ambergis, abends und morgens. (Ambergis mir unbekannt.)
Rauhe Hände: 1 Pfund Honig, 8 Eigelb, verrühren, nach und nach 1 Pfund Süßmandelöl darunter und unter ständigem Rühren $^1/_2$ Pfund bittere Mandeln hineinschaffen, zum Parfümieren 3 g Bergamottöl und 3 g Nelkenöl dazu.
Honigseife: 2 Pfund gelbe Seife in dünne Schnitzel schneiden, in Tiegel mit genügend Wasser erhitzen bis Seife gelöst, ein Pfund Honig dazu, rühren bis das Ganze nochmal aufkocht. Vom Feuer weg, einige Tropfen Zimtessenz dazu, in tiefer Schüssel erkalten lassen, in Würfel schneiden. Ist älter besser als frisch.
Das dürfte reichen. Es lebe die Schönheit! Nicht nur die der Damen!

13. Wundbehandlung mit Honig

Was ist eine Wunde? Allgemein gesprochen Zertrennung von natürlicherweise zusammengewachsenem Gewebe. Wundheilung = Wiederherstellung der Verbindung, möglichste Überbrückung und Ausfüllung entstandener Lücken durch neugebildetes Gewebe. Dies ist umso leichter, je glatter die Trennungsflächen sind, je weniger sie auseinanderklaffen, und je weniger sich dabei Hindernisse in den Weg stellen. Darum heilen Operationswunden, auch große, verhältnismäßig leicht und schnell, weil sie mit scharfem Messer gesetzt, von störenden Hindernissen freigehalten und durch Vernähen am Klaffen verhindert werden. Erste Selbsthilfe des Körpers ist der provisorische Verschluß der Wunde durch geronnenes Blut. Hierbei kann Honig von innen mithelfen. Er besitzt das Blutgerinnungsvitamin K.
Dann aber muß die eigentliche Reparatur einsetzen. Dabei helfen die verschiedenen Gewebsarten je nach ihrer Weise so zusammen, wie sie es einst beim Aufbau des Körpers im Mutterleib taten. Man nennt dies Regeneration, Wiederbildung, im Unterschied zur Erstbildung, die man als Generation bezeichnen kann.
Die *Oberhaut* (Epithel) schließt sich dadurch, daß an den Wundrändern Zellen sich lebhaft teilen. Die Tochterzellen wandern gleich selbständigen Lebewesen durch Kriechbewegungen über die Wundfläche hin und vereinigen sich zu einer zusammenhängenden Schicht, die die Öffnung bedeckt.
Bevor das aber einen Sinn hat, müssen auch die unter der Oberhaut liegenden

Gewebe wieder ergänzt werden. Diese Aufgabe obliegt in der Hauptsache dem *Bindegewebe*. Es bildet zunächst eine gallertige bis dichtzellige Masse um Aussprossungsherde von Kapillaren (feinsten Blutgefäßen). Es entstehen körnchenförmige Gebilde, Granulationsgewebe (Granula = Körnchen). Von diesen aus geht die Neubildung weiter, manchmal bis über das gewünschte Maß hinaus. Dann spricht man von »wildem Fleisch«.

Der Neubildung können Hindernisse im Weg stehen in Form von wuchernden Bakterien, von sonstigen Fremdkörpern und auch von zerstörtem und abgestorbenem (nekrotischem) Gewebe. Um diese zu beseitigen, strömt Lymphe zu, weiße Blutkörperchen eilen in Massen zum Unfallort, fressen kleinere Teilchen, wie Bakterien und tote Zellen, auf und sterben darüber. Größere hüllen sie ein und drängen sie aus der Wunde hinaus. Schutzpolizei, die sich selbst für das Wohl des Ganzen opfert. Wir sprechen von Eiter. Aber nicht der Eiter ist der Bösewicht, sondern das, was ihn veranlaßt. Ganz ähnlich, wie nicht das Fieber an sich ein Übel ist, sondern das, was diese Überhitzung als Heilversuch auslöst.

Wie kann der Honig bei der Wundheilung helfen? Zunächst durch seine osmotische Wirkung, die Fähigkeit Flüssigkeit anzuziehen. Er lockt Lymphe herbei, die die Wunde ausspült und zugleich im Verein mit den weißen Blutkörperchen den Kampf gegen schädliche Stoffe aufnimmt. Er hilft also die Wunde reinigen von Fremdkörpern, die der Bildung von neuem Gewebe im Wege stehen. Dabei begünstigt er die Bildung von heilkräftigem Glutathion, regt die Zellbildung an und hilft durch seine Desinfektionskraft mit beim Kampf gegen Bakterien. Damit haben wir einen Weg, um die guten Erfahrungen mit Honig als Mittel zur Wundbehandlung zu verstehen.

Erfahrungen mit Honig zur Wundbehandlung

Die Geschichte der Wundbehandlung mit Honig läuft parallel mit der Geschichte der Honigverwendung überhaupt. Die Alten, darunter Leute wie Hippokrates, wußten nicht anders, als daß man Wunden, besonders schwere, verschmutzte und eiternde, mit Honig bedeckt. Dann kam der Rohrzucker. Man versuchte mit ihm das Gleiche und hatte auch Erfolg. So erinnere ich mich aus meiner Kindheit, daß eines unserer Pferde schwer gestürzt und die Haut handgroß an beiden Knien abgeplatzt war. Da kam einer, der beim Militär so etwas wie ein Sanitäter für Pferde gewesen sein mag, und bewarf die Wunden kräftig mit Kristallzucker. Manschette darüber und das Pferd kam wieder in Ordnung. Der Zucker reinigte und heilte die Wunden.

Dann kam der Traubenzucker in reiner Form (Dextropur). Man versuchte es auch mit ihm und hatte wieder Erfolg. Spöttel (1950) hat eine Menge Zeugnisse für beides zusammengetragen. Wir wollen hier darauf verzichten und uns mit den Zeugnissen für Honig begnügen. Denn nach dem Traubenzucker fragten

sich Ärzte, ob man es nicht doch mit dem guten alten Honig auch wieder mal versuchen sollte. Sie taten es und fanden Geschmack an der Sache.
So berichtet Joirisch (Moskau 1960) vom sowjetischen Chirurgen Krinitzki. Er behandelte in 48 Fällen infizierte Wunden mit nekrotischer (abgestorbener) Oberfläche mit einer Mischung aus Öl und Honig. Schon nach 5 Tagen war bei 90 % der Patienten das nekrotische Gewebe abgestoßen und es bildete sich rasch eine neue Haut darüber. In 37 anderen Fällen mit nur schwacher Granulationsbildung (beginnende Heilung) kam es durch die Honigsalbe in 3—4 Tagen zu kräftiger lebhaft roter Granulation. Krinitzki faßt seine Erfahrung zusammen im Urteil: Honig beschleunigt die Heilung der Wunden. Er vermehrt die Bildung des heilenden Glutathions in der Wunde. Glutathion spielt eine wichtige Rolle. Es regt die Zellteilung an und damit die Vernarbung.

Vermehrung von Glutathion im Wundsekret:

Behandlung mit	vor Behandlung	nach Behandlung
Lebertran	45 %	47 %
Lebertran mit Honig	42 %	62 %
Honig allein	39 %	68 %

In der medizinischen Klinik von Tomsk hat Prof. S. Smirnow (1946) 75 Kriegsverwundete mit Honig behandelt. Er stellte fest, daß Honig bei infizierten, nur schwer heilenden Wunden, die Bildung neuen Gewebes anregt.
A. Boudai, verdienter Militärarzt aus der Ukraine, behandelte Wunden und hartnäckige Geschwüre mit einer Salbe folgender Zusammensetzung:

80 g Honig,
20 g Lebertran
3 g Xeroform

Er berichtet unter anderem folgenden Fall:
Ch., kriegsversehrt, 25 Jahre, Narbe am rechten Fußrücken. In deren Mitte ein 3 × 5 cm großes Geschwür, toter Rand, das Innere glänzend, gräulich. So seit 3 Monaten. Wischnewski-Salbe, Lichtbehandlung und andere Methoden brachten keine Änderung. Durch Honigsalbe Heilung in 22 Tagen.
In einem Militärlazarett benützte A. Helfmann (1946) Honig zusammen mit dem Elektrophoreseverfahren (Erklärung hier zu weitführend) zur Behandlung von 35 Patienten, deren Knochenverletzungen zu Knochenmarksentzündung geführt hatten und nur schwer heilten. Durch die Honig-Elektrophorese wurde die Granulation aktiviert. Die schlecht durchbluteten, schwach granulierenden und stark eiternden Wunden wurden sauberer, besser durchblutet und vernarbten gut.
1945 veröffentlichte das Ärztekollegium der Hautklinik II in Moskau eine

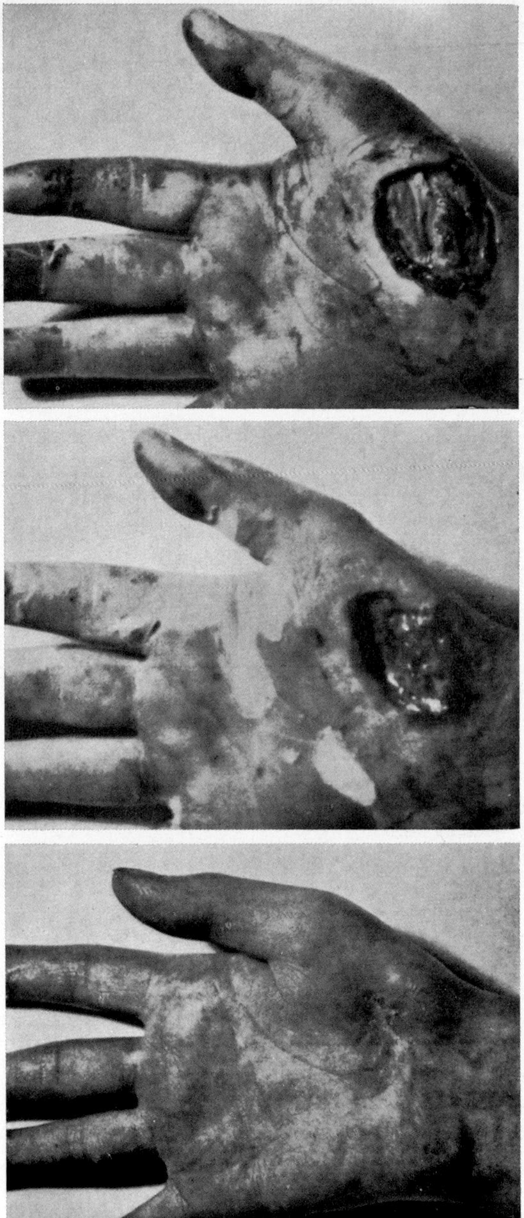

Abb. 24

Oben: Spontannekrose (Absterben des Gewebes) durch Ernährungsstörung nach Armbruch, am rechten Daumenballen.

Mitte: Nach sechstägiger Behandlung mit Honiglebertransalbe. Nekrotisches Gewebe abgestoßen, schnelle und kräftige Granulation aus der Tiefe und von der Seite her.

Unten: Nach weiteren 10 Tagen Behandlung völlige Heilung zu markstückgroßer Narbe.

Abb. 24 und 25 aus Lücke, Med. Wochenschrift 1935

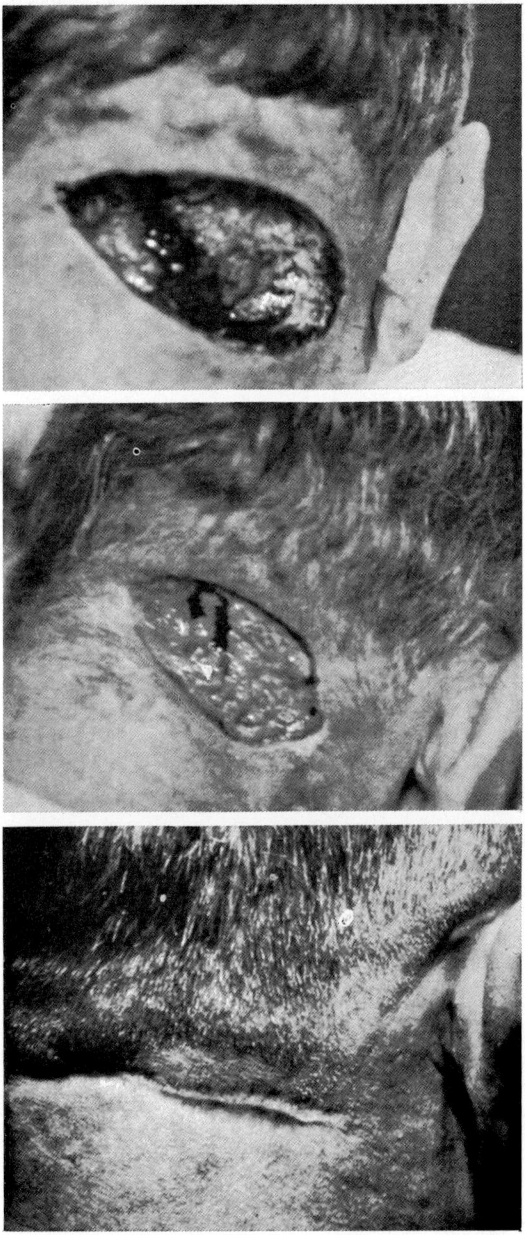

Abb. 25 Oben: Aufgeschnittener Nackenkarbunkel, das breite und tiefe Wundbett ausgefüllt mit Honiglebertran. 48-stündiger Verbandswechsel.

Mitte: Nach fünftägiger Behandlung mit Honiglebertran sehr gute Granulation aus der Tiefe und von der Seite her. (Die schwarzen Striche sind herabgelaufene Blutstropfen).

Unten: Volle Heilung zu glatter Narbe nach weiteren 12 Tagen.

Arbeit über den Heilerfolg mit Honig bei 27 Patienten, die meist mit Furunkeln und Karbunkeln behaftet waren. Hervorgehoben wurde ein Fall, wo eine Patientin an Gesichtstuberkulose litt und zugleich eine Menge großer Knoten an Arm und Beinen aufwies. Durch Honigauflagen wurden die Knoten rasch frei von Eiter und vernarbten. Soweit Joirisch (1960).

Im Westen haben nach Spöttel (1950) in den dreißiger Jahren Börner, Kühner, Michaelis und vor allem Zaiß viel und mit Erfolg Honig zur Wundbehandlung verwendet. Ihre Erfahrungen wurden von Ascher und Becke bestätigt. Statt eines sterilen Verbandes wurde ein Honigverband aufgelegt und alle 24 Stunden gewechselt. Der Wechsel ist nicht mehr nötig, wenn die Wunde nicht mehr viel näßt und an der Luft der Honig lackartig eingetrocknet ist. Der Honig brennt zunächst etwas, dann aber wirkt er kühlend, beruhigend und entspannend. Zaiß hatte einen Fall, wo die Zunge vollständig zerfetzt war. Durch regelmäßige Honiggaben blieb die Entzündung, die zur Erstickung führen konnte, mäßig, der Honig wirkte desinfizierend und als Nahrung. Zaiß rät, in jede verschmutzte oder sonstwie bedenkliche Wunde Honig zu träufeln, ohne vorher auszuwaschen. Honig wirkt besser als jedes andere Mittel. Die Wunde reinigt sich, oft schon in 24 Stunden, und heilt. Auch Sack (1932) machte diese Erfahrung.

Eindrucksvoll ist der mit guten Abbildungen versehene Bericht von H. Lücke in der Med. Wochenschrift 1935. Er wurde angeregt durch die Versuche von Gundel und Blattner (1934), die er neben den Arbeiten von Zaiß und Sack als die einzig wissenschaftlichen betrachtet. Sie infizierten Mäuse mit Staphylokokken und behandelten die entstandenen Abszesse vergleichsweise mit Kamille, Borsalbe und Honig. Dabei schnitt der Honig am besten ab, vor allem im Vergleich mit Borsalbe.

Lücke selbst behandelte stark verschmutzte, schlecht granulierende und nekrotisch belegte Wunden mit Honig allein oder mit Lebertran. Er fand, daß eine Verbindung von beiden zusammen besser wirkt als beide allein. Sie ergänzen sich glücklich. Honig reinigt besser und Lebertran regt die Granulation besser an. Er verwendete Desitin-Honigsalbe. In dieser sind naturreiner Honig und roher Dorschlebertran mit indifferenter Salbengrundlage zu homogener Form verbunden. Wir greifen aus seinen Versuchen zwei Fälle mit den zugehörigen Abbildungen heraus. (Abb. 24 und 25)

Honig zieht einen starken Blut- und Lymphstrom herbei, damit körpereigene Abwehrstoffe die Bakterien vernichten. Man findet massenhaft weiße Blutkörperchen, die Bakterien gefressen haben. Die bakterienfeindlichen Inhibine des Honigs helfen dabei mit. Absterbestoffe, Zellzerfallsprodukte, die in jeder Wunde entstehen, bewirken nach Bürger (1923) eine Steigerung des Stoffwechsels. Honig entfernt schon durch die osmotische Wirkung seiner Zucker diese Absterbestoffe aus der Wunde, so daß sie nicht mehr reizen. Die Wunde wird sauber. Schon nach 24 Stunden hängt der Schmutz der Wunde am Verbandstoff. Die Wunde läßt sich noch nähen wie eine frische. Auch bei Verunreini-

16. Honig für Zuckerkranke? (Diabetiker)

Darf man als Diabetiker Honig essen? Diese Frage wird immer wieder gestellt, auch von Imkern, die an Diabetes leiden. Stellt man in Deutschland diese Frage einem Arzt, wird er ohne Einschränkung mit Nein antworten. Eines Teils aus erzieherischen Gründen. Der Diabetiker soll den Begriff »Süß« möglichst aus seinem Wortschatz streichen, damit er gar nicht mehr in die Versuchung kommt, mit Kuchen und dergleichen zu sündigen. Es besteht auch da die Gefahr: Mit Kleinem fängt man an ... Erst ein kleines Sündlein, dann ein größeres und dann ist der Stoffwechsel »entgleist«. Honig ist zwar nur halb so gefährlich wie etwa Traubenzucker. Die gute Hälfte seines Zuckergehalts besteht aus Fruchtzucker. Dieser geht im Körper einen anderen Weg als der Traubenzucker. Er ist nicht auf Insulin angewiesen. Allerdings sind sich die Ärzte auch bezüglich des Fruchtzuckers nicht ganz einig. Eine Kapazität erlaubt dem Diabetiker 80 Gramm Fruchtzucker im Tag, die andere nur 10. Es gibt ja auch viele Grade in der Schwere des Diabetes. Am schwersten ist der Jugend-Diabetes. Beim Altersdiabetes kommt man vielfach ohne Insulinspritzen aus. Er läßt sich mit Diät allein oder mit Diät und Tabletten beherrschen. Die jetzigen Tabletten (Euglocon) sind um ein Vielfaches wirksamer als die früheren und anscheinend weitgehend ohne Nebenwirkungen.

Im Ausland sind die Mediziner zum Teil weniger streng mit dem Verbot von Honig. Sie antworten vielleicht mit Ja und Nein, je nach der Schwere des Falles und der Zuverlässigkeit der Überwachung des Zuckers in Urin und Blut. Vielleicht auch, je nachdem sie Honig mit Zucker unbesehen in einen Topf werfen, oder über die Besonderheiten des Honigs Bescheid wissen. Andere probieren mit dem Patienten zusammen aus, ob sie eine kleine Menge Honig vertragen können, ohne daß Zucker im Urin auftritt oder der Zuckerspiegel des Blutes ungehörig erhöht wird. Unter Umständen könnte Honig an Stelle eines Teiles anderer Kohlehydrate treten, wenn die täglich zulässige Menge an »Broteinheiten« festgestellt ist. Denn ohne Kohlehydrate kann ja auch ein Diabetiker nicht leben. Aber all das setzt eine gute ärztliche Überwachung des Einzelfalles voraus.

So berichtet J. B. Mervin in Am. Bee Journal Januar 1938 von seinem Diabetes. Er war mit lauter Diät sehr heruntergekommen. Da riet ihm der leitende Arzt im Städt. Krankenhaus Albany - New York, es mit Honig zu versuchen. Er nahm Thymianhonig und kam wieder zu Kräften.

Dr. Beck erwähnt in seinem Buch »Honey and your health« den russischen Dr. A. Y. Davidov, der Diabetiker unter seiner Kontrolle mit Honig behandelte.

Auch Dr. R. J. Goss in Middlebury, Vermont, fügte einem sehr geschwächten Diabetiker Honig in seinen Diätplan. Er nahm an Gewicht zu, sah glänzend aus und konnte große Spaziergänge unternehmen.

Dr. F. C. Ameiss genehmigte seinen Patienten Tupelohonig, der besonders reich ist an Fruchtzucker und arm an Traubenzucker.
Diese Ärzte kannten noch nicht den durch Prof. Koch entdeckten »Glykutilfaktor«, den Zuckerausnützungsfaktor des Honigs. Er befähigt das Herz und andere Organe Zucker in erhöhtem Maß auszunützen. Dadurch wird der Blutzuckerspiegel ähnlich wie durch Insulin herabgesetzt. Ich besitze eine Veröffentlichung von Dr. Fritz Baumgarten, dem Mitarbeiter von Prof. Koch, in »Ärztliche Forschung« Oktober 1950 »Honig und Diabetes«. Er arbeitete mit der Honiglösung M2, verglich ihre Wirkung mit Traubenzucker, Invertzucker und Fruchtzucker bei Diabetes an Hunden. Ergebnis: »Wird Glucose (Traubenzucker) schlecht utilisiert (ausgenützt), so steigt der Blutzucker auch nach Invertzucker und Lävulose (Fruchtzucker) entsprechend höher an und umgekehrt. Dagegen verläuft die Blutzuckerkurve bei Honiginfusionen stets niedrig, unabhängig von der individuellen Reaktionslage des Kohlehydratstoffwechsels.« Die bessere Wirkung des Honigs zeigte sich bei Diabetikern stärker als bei gesunden Tieren. Darum »muß der Honig eine gleichgerichtete Wirkung haben wie Insulin«. Die Abbildung zeigt den Unterschied des Blutzuckerspiegels nach Infusion von Fruchtzucker und Honiglösung M2.

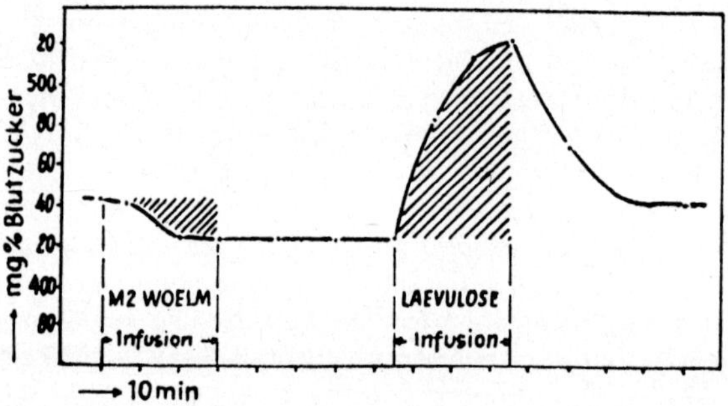

Abb. 26 Verschiedene Wirkung einer Infusion von Honig und Fruchtzucker (Lävulose) auf den Blutzuckerspiegel. Honig senkt, Fruchtzucker dagegen erhöht den Blutzuckerspiegel um 102 mg %. Obwohl Fruchtzucker vom Diabetiker besser vertragen wird als Traubenzucker, ist es im Honig doch nicht der Fruchtzuckeranteil, der den Blutzucker erniedrigt, sondern ein anderer besonderer Faktor, der im Honig enthalten sein muß. (Nach Baumgarten, Utilisation der Zucker, Ärztliche Forschung 19/1950)

Was an gesunden und künstlich diabetisch gemachten Hunden beobachtet wurde, zeigt sich auch beim Versuch an zuckerkranken Menschen: »Werden in Form von Honig die gleichen Zuckermengen zugeführt wie mit Glukose, so kommt es beim Diabetiker anstelle des Anstieges zu einem erheblichen Absinken des Blutzuckers. Diese Honigwirkung ist beim Diabetiker gegenüber Gesunden wesentlich verstärkt.« Trotz dieser günstig verlaufenen Versuche

sei noch einmal davor gewarnt, als Diabetiker auf eigene Faust ohne ärztliche Kontrolle sich auf Honiggenuß einzulassen. Zum mindesten muß der Urinzucker laufend mit den bekannten Teststreifen kontrolliert werden. Da aber die Nierenschwelle für Zuckerdurchlaß auch höher liegen kann als normal (180 mg %), bietet die Zuckerfreiheit des Urins keine absolute Garantie für normalen Blutzuckerstand. Dieser liegt bei 80—120 mg %. Zudem ist ein nicht nur vorübergehender (etwa nach der Mahlzeit), sondern dauernder Zuckerspiegel zwischen 120 und der Ausscheidungsgrenze von 180 auch schon nicht mehr in Ordnung. Deshalb sind außer den Urinproben von Zeit zu Zeit auch Blutproben zu machen. Und die liegen in der Hand des Arztes.
Also, wenn bei Altersdiabetes Honig, dann nur in kleinen Mengen und unter ärztlicher Überwachung. Niemand möchte verantworten, was ich an meinem nächsten Imkernachbar erlebt habe, daß er bewußtlos ins Krankenhaus eingeliefert wird und Arzt und Angehörige hilflos zusehen müssen, wie er nach wenigen Tagen an Azetonvergiftung als Endstadium seines Diabetes dahinstirbt.

17. Honig gegen Blutalkohol?

Mit allem Vorbehalt sei auf Mitteilungen hingewiesen, nach denen man den Blutalkohol durch Honig oder Traubenzucker rasch stark herabsetzen könne. So hat nach Bee World 1967 ein Dr. Pawan im New Scientist festgestellt, daß durch Einnehmen einer Unze (28,33 g) Fruchtzucker eine halbe Stunde nach mäßigem Alkoholgenuß der Blutalkohol nach 3 Stunden auf 5 mg je 100 ccm Blut zurückging, ohne Fruchtzucker nur auf 25 mg. 1954 hat der Däne Dr. Martensen-Larsen geraten, statt Fruchtzucker 125 g Honig zu essen.
1964 sagt Dr. E. Balogh, Rumänien, mit seinen Mitarbeitern, daß Honig um 39 % besser wirke als der bloße Fruchtzucker.
Auf meine Anfrage beim ADAC München, ob man diese Sache nicht nachprüfen wolle, erhielt ich unter dem 13. 3. 70 folgende Antwort:
Ihre Vermutung, daß durch Fruchtzucker oder Honig der Blutalkoholspiegel gesenkt werden könnte, trifft leider nicht zu. Es tauchen zwar immer wieder derartige Gerüchte auf, jedoch haben diese in aller Regel subjektiv gefärbten »Erfahrungsberichte« den wissenschaftlichen und ernsthaften Untersuchungen nicht standhalten können. Die Wissenschaftler erwarten auch nicht, daß eines Tages vielleicht doch noch die »Wunderdroge« gegen den Blutalkohol gefunden wird. Für den Autofahrer bleibt es also nach wie vor bei der Devise »trinken oder fahren«.

Mit freundlichen Grüßen
ALLGEMEINER DEUTSCHER AUTOMOBIL CLUB
Abteilung für Verkehrserziehung und -aufklärung
i. V.
gez.: *Gerhard Kugler*

18. Milch und Honig

Die Bibel bezeichnet Palästina als das Land, das von Milch und Honig fließt. Wir nennen auch heute zuweilen noch eine fruchtbare Gegend ebenso. Wir haben die Verbindung von Milch und Honig schon im Kapitel »Honig für Säuglinge« kennen gelernt. Man kann aber die Ernährung von Kind und Erwachsenem nicht ohne weiteres vergleichen. So kann z. B. das Kind bis zu 10 Monaten das Vitamin C selbst aufbauen, der Erwachsene muß es von außen beziehen. Könnte ein Erwachsener sich mit Milch und Honig vollwertig ernähren? Milch als Quelle von Eiweiß und Fett, Honig von Kohlehydraten. Tatsächlich kann der Mensch das Milcheiweiß als einziges 100 % verwerten, das Eiweiß von Fleisch nur 90 %, von Kartoffeln 80 %, von Weizen 50 %, von Hülsenfrüchten wie Erbsen und Bohnen nur 25 %. Milcheiweiß ist zugleich das billigste Eiweiß, wenn man bedenkt, daß 1 Liter Milch den Eiweißwert von 6 Eiern hat. Könnte also ein Erwachsener nicht am billigsten sich nur von Milch ernähren wie der Säugling? Nein. Seinen Eiweiß- und Fettbedarf könnte er wohl mit ihr decken, nicht aber seinen Zuckerbedarf. Denn Milch besteht nun einmal zu 87,8 % aus Wasser. Die Trockenmasse setzt sich zusammen aus 3,4 % Fett, 3,5 % Eiweiß, 4,6 % Milchzucker und 0,7 % Salzen. Die große Menge Wasser, die er bei Vollernährung mit Milch dauernd bewältigen müßte, wäre ihm schon nicht recht zuträglich. Hapern würde es aber besonders mit den Kohlehydraten. Denn 80 % unserer Nahrung soll aus solchen bestehen. So bietet sich der Honig mit seinen etwa 80 % Zucker als passende Ergänzung an. Zwar kann er den Gehalt der Milch an den Vitaminen A, B, C und D nur unwesentlich ergänzen. Aber die Ergänzung des Mineralgehalts hat etwas zu bedeuten. So können 100 g (3 Eßlöffel) Honig den Gehalt der Milch an Eisen um ein Drittel, an Kupfer um die Hälfte vermehren. Eisen und Kupfer sind aber nötig zum Aufbau des roten Blutfarbstoffs, ohne den der Mensch nicht leben kann.

Um nun praktisch herauszubringen, ob ein Erwachsener sich für einige Zeit mit Milch und Honig ernähren könnte, hat der Amerikaner M. H. Haydak am eigenen Leib die Probe aufs Exempel gemacht. Am 9. November 1934 begann er mit dem Übergang auf reine Milch- und Honig-Diät. Zuerst trat an Stelle des Frühstücks ein gutes halbes Liter (1 Pint = 0,568 Liter) Milch mit Honig. Dann wurde das Lunch (leichtes Mittagsmahl) ebenso ersetzt. Dann kam auch das Dinner ebenso dran. Vom Dankfest an (Thanksgivingsday, 4. Donnerstag im November) gab es nur noch die reine Milch-Honig-Diät. 100 g Honig wurden in ein wenig Milch gelöst und dann mit dem Rest von 1 Quart (= 2 Pints, = 1,136 Liter) gemischt. Von solcher Mischung wurde von früh 8 bis abends 8 Uhr alle zwei Stunden ein Pint getrunken. In den ersten 4 Wochen nahm er dazu dunklen Buchweizenhonig, in den nächsten 4 Wochen hellen Steinkleehonig. Dann wechselte er täglich mit hellem und dunklem Honig ab. In der ersten Woche hatte er schrecklich Hunger. Dann aber fühlte er sich

vollkommen gesättigt. Sein Gewicht war nach den 12 Wochen des Versuchs unverändert. Sein Blutfarbstoff war leicht vermehrt. Er fühlte sich kräftiger als sonst. Während des ganzen Versuchs keine Abgeschlagenheit und Müdigkeit, keine Verstopfung. Da Milch und Honig nicht reich sind an Vitamin C, traten im zweiten Monat Pickel an Stirn und Wangen auf und weiße rundliche Flecken an der Zunge. Die Zunge fühlte sich hölzern, die Haut war trocken. Zeichen des Vitamin C-Mangels. Darum nahm er nun täglich 7 Unzen (= 7 mal 28,35 = 198,45 g) Orangensaft dazu. Daraufhin verschwanden die Erscheinungen nach einer Woche ...
Dieser unter ärztlicher Aufsicht durchgeführte Versuch zeigt, daß man sich mit Milch und Honig und zusätzlich Vitamin C tatsächlich voll ernähren kann, auch als Erwachsener. Umso eher wird man beiden einen guten Platz in gebräuchlicher gemischter Kost zuteilen dürfen. Es wäre sicher ein beachtenswerter Fortschritt für die Volksgesundheit, wenn man statt der 11 Milliarden DM für blauen Tabakdunst und dem Dreifachen für Alkohol ein bißchen mehr in Honig anlegen würde. Und von den durchschnittlich 25 kg weißem Zucker könnte gut etwas durch Honig ersetzt werden. Der Preisunterschied würde sicherlich durch verminderten Aufwand für Arzt und Apotheker mehr als reichlich ausgeglichen.

19. Überempfindlichkeit gegen Honig

In meinen zwanziger Jahren bekamen wir im Kloster an Festtagen zum Frühstück ein kleines Schüsselchen Honig. Das war ein guter Eßlöffel voll. Ich bekam darauf jedesmal ein Gefühl der Übelkeit und Magenschmerzen. Als ich mit 30 wieder Honig bekam, war das nicht mehr. Im Gegenteil, ich lernte ihn als bestes Herzstärkungsmittel kennen und wurde dadurch zur Imkerei bekehrt. Es gibt immer Leute, die gegen irgend etwas überempfindlich (allergisch) sind. Das können Erdbeeren, Eier, Milch, Blütenstaub, Medikamente wie Jod, Brom, Bienengift oder sonst etwas sein, auch Honig. Besonders bei Kindern kann es nach Honig zu Nesselausschlag, Magenbeschwerden usw. kommen. Man fragt sich, woher das kommt. Manchmal kann es einfach eine physikalische Wirkung sein. Honig zieht Wasser an. Kommt er konzentriert an die Magenwand, reißt er Säfte aus der Magenwand und reizt sie dadurch. Dem ist leicht abzuhelfen, wenn man den Honig eben nicht in dickflüssiger oder kristallisierter Form zu sich nimmt, sondern in Milch, Wasser, Fruchtsaft, Wein oder sonst einem Getränke gelöst. Dieser Rat hat schon manchen geholfen. Hilft das nicht, muß die Ursache anderswo liegen, vielleicht in den Säuren des Honigs oder in seinem Pollengehalt. Allergie gegen Pollen ist ja nicht so selten. Sie äußert sich meist in Form des Heuschnupfens. Man kann da wohl auf die von amerikanischen Ärzten mit Erfolg praktizierte langsame Gewöhnung der Heufieberleute an Pollen hinweisen: Täglich ein Kaffeelöffel Honig durch längere Zeit, dann allmählich auf größere Mengen übergehen.

Wer auch damit keinen Erfolg haben sollte, muß eben auf Honig verzichten. Oder er soll sich von einem Imker eigens ein Bienenerzeugnis bereiten lassen, das entstanden ist aus Fütterung von Zuckerlösung mit Möhrensaft oder (und) Malz und Molke. Das geschleuderte Ergebnis, das man nicht Honig nennen darf, ist arm an Pollen und wird erfahrungsgemäß auch von Leuten vertragen, die auf Honig allergisch reagieren.

III. Honigrezepte

1. Getränke

Met

Man sagt von den alten Germanen: Sie tranken immer noch eins. Das war Met, Honigwein, wohl das älteste alkoholische Getränk der Menschheit. Später wurde er weitgehend verdrängt durch Traubenwein und Bier. Aber es gibt ihn immer noch, vielen unbekannt, aber von Kennern hochgeschätzt. Der Rezepte dafür gibt es mehrere, für leichteren und schwereren Met, mit oder ohne Hopfen oder bestimmte Gewürze. Einige seien genannt. Ich selber habe verschiedene probiert. Zumeist aber bereiten wir ihn wie folgt:
Kräftiger Gewürzmet: 100 Liter Wasser (Leitungs-, besser Regenwasser), 75 Pfund Honig, je 10 Gramm Weinstein- und Zitronensäure, 5 Stangen ganzen Zimt, 1/2 Döschen geriebene Muskatnuß, 2 walnusgroße Stücke Ingwer, 1/4 Beutel gemahlene Nelken, zweimal vier Finger voll Melissentee. Honiglösung 2 Stunden kochen, dabei ständig rühren und abschäumen, damit die schlecht schmeckenden Honighefen abgetötet und alle Unreinigkeiten entfernt werden. Eine halbe oder ganze Stange Bäckerhefe aufgelöst zugeben, Gewürze in Leinenbeutel einhängen. Raum auf 20—25 Grad C warmhalten. Nach zwei Monaten etwa, wenn die stürmische und auch die schwächere Nachgärung vorüber sind, zum erstenmal abstechen. Nach weiteren 6 Monaten in Flaschen abfüllen.
Dieser Met hatte nach Untersuchung in der Landesanstalt Veitshöchheim 14,30 Grad Alkohol.
Ob ich das Rezept einmal in einem alten Buch so vorgefunden oder aus mehreren so kombiniert habe, kann ich heute nicht mehr feststellen. Ich weiß nur, daß er mir und anderen gut schmeckt.
Gelegentlich habe ich auch statt des Wassers frisch gekelterten Traubensaft oder Johannisbeersaft genommen. Das ändert den Geschmack und wegen des im Saft vorhandenen Zuckers bleibt mehr Restzucker nach der Gärung, die bei einem bestimmten Alkoholgrad aufhört. Mit Südweinhefe, die an höhere Alkoholgrade gewöhnt ist, käme man auf einen größeren Alkoholgehalt. Man kann von allerlei Fruchtsäften ausgehen: Apfel, Birne, Erdbeere, Kirsche, Zwetschge, Schlehe, Eberesche, Himbeere, Brombeere, Stachelbeere usw. Da

diese Säfte selber Säure besitzen, kann man da auf Zugabe von Weinsteinsäure verzichten.
Statt des Saftes kann man auch die zerquetschten Früchte mitvergären lassen. Das hebt den besonderen Geschmack noch deutlicher heraus. Bei roten Trauben wird man das ohnehin machen wie beim Rotwein. Einigemal haben wir das mit Weißdornfrüchten gemacht. Auf ein Gläschen von diesem Met hin fühlt man sich besonders wohl. Vermutlich kommt da die Herzwirkung des Weißdorns mit zur Geltung.
Man kann auch andere Gewürze nehmen. Irgendwo habe ich gelesen, daß man schwarzen Tee zugehängt hat. Man könnte etwa auch an den bekannten Bienentee denken, der aus Orangenschalen (natürlich ungespritzten!), Schafgarbe, Poleiminze oder Pfefferminze, Kamille und Zitronenmelisse besteht. Hier besteht ein weites Feld zum Experimentieren. Hauptsache, man versteht oder lernt etwas über Weinbehandlung.
Auch durch verschiedene Hefen läßt sich der Geschmack beeinflussen, Weinhefe, Südweinhefe, Bierhefe. So empfehlen die Franzosen z. B. besondere Weinsorten wie Chablis oder Sauternes. Letzteren besonders für starken Met, Chablis für mittleren und leichteren.
Grundsätzlich muß man sich merken, daß man für 1 Grad Alkohol in 100 Liter 2,420 kg Honig braucht, für 10 Grad also 24,2 kg, für 15 Grad 36,3 kg. Das ist ungefähr die Menge, die wir nehmen. Dabei bleibt ein Restbestand an Honig, der nicht mehr vergären konnte. Das mildert dann den Geschmack.
Man kann auch bereits vergorenen Traubenwein mit Honig süßen. So habe ich einmal spaßhalber meinen Pfarrkollegen bei einem Besuch viererlei Weine kredenzt, die alle aus dem gleichen Faß stammten. Erst den in jenem Jahr

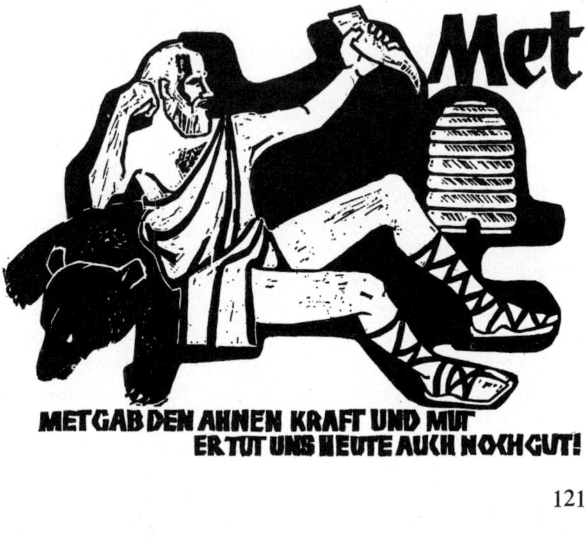

Abb. 27 Werbeplakat und Etikett auf den Metflaschen des Verfassers

ziemlich sauer geratenen in Natur, dann den gleichen mit Kalk etwas entsäuert, den dritten mit etwas Honig, den vierten mit viel Honig. Natürlich durch Filtrieren wieder auf Hochglanz gebracht. Den guten Kollegen hat jeder folgende besser geschmeckt. Hinterher habe ich dann meine Schandtat bekannt.

Ein besonderer Fall ist *Honigwein mit Hopfen*. Doch muß man sich hüten, ihn als Honigbier zu bezeichnen, sonst hat man empfindliche Bierbrauer auf dem Hals, die einen auf Verletzung des Biersteuergesetzes verklagen. Danach ist die Veröffentlichung von Bierrezepten strafbar. Aber ich halte das für unberechtigt. Denn alles Bier geht von vermälztem Getreide, Gerste oder Weizen aus. Honig ist Honig und Malz ist Malz. Das darf auch kein Gesetzeslehrer verwechseln. Darum hier auch ein Rezept für *Honigwein mit Hopfen:*

Auf 4 Liter Wasser 1 Pfund Honig, gekocht, abgeschäumt, eine Prise Hopfen auf 4 Liter in Leinensäckchen in die kochende Lösung gehängt, noch einigemal aufwallen lassen, abkühlen lassen, in sauberes Faß und mit Bierhefe vergären lassen. Nach Abschluß der Gärung in gut verkorkte Flaschen füllen. Soll mit der Zeit immer besser werden. Doch möchte ich bei der schwachen Honiglösung keine Garantie für Haltbarkeit übernehmen. Eigene Erfahrung fehlt mir hier.

Honigsekt — Sekt entsteht, wenn man Traubensaft oder sonst eine zuckerhaltige Flüssigkeit nach der ersten stürmischen Gärung in Flaschen füllt und sie darin zu Ende gären läßt. Dabei ist wichtig, daß man den richtigen nicht zu starken Zuckergehalt und den richtigen Augenblick zum Abfüllen errät. Verfehlt man das, dann kann die Flasche explodieren. Und das kann wie jede Explosion gefährlich werden, wenn zufällig in diesem Augenblick ungepanzertes Menschenfleisch in der Nähe ist. Oder es kann, wesentlich harmloser, passieren, daß die ganze Geschichte bis auf einen winzigen Rest höchst eilig aus der Flasche schäumt. Das taugt dann allenfalls, wie wir es einmal taten, zu einer zünftigen Faschingsgaudi, wenn die durstigen Seelen sich krampfhaft bemühen, noch etwas mit dem Mund zu erwischen.

Ich gebe hier ein Rezept der finnischen Frau Minister Wuolijoki nach der flämischen Bienenzeitung Oktober 1968:

7 Liter Wasser, 500 g Honig, 500 g Puderzucker, 5 Liter Hopfen, 1 Zitrone, $^{1}/_{4}$ Kaffeelöffel Hefe, 20 Rosinen. Honig in kochendem Wasser lösen, von Zitrone Schale und Weißes und Kern entfernen, Fleisch in Scheiben schneiden, Honigwasser über Zitronenscheiben und den gut mit Staubzucker bestreuten Hopfen gießen, Hefe in wenig Wasser auflösen und auch dazugießen. Aber erst, wenn die Zuckerlösung auf 40 Grad C abgekühlt ist, sonst ist die Hefe tot. An warmen Platz zum Gären stellen, am nächsten Tag durch ein Tuch abseien und in Flaschen füllen. In jede Flasche vorher einen Teelöffel Puderzucker und 6—8 Rosinen geben. Flaschen mit Patentverschluß oder Korken mit Draht festbinden. Flaschen noch 10 Stunden an warmem Platz stehen lassen, dann kalt aufbewahren. Nach einer Woche trinkreif.

Bärenfang — Ein Honiglikör, der im Osten besonders beliebt sein soll. 1 Pfund Honig, gelöst in 1/2 Liter 96 %igem Alkohol, kräftig rühren, erst nach vollständiger Klärung 1/2 Liter destilliertes oder abgekochtes Wasser zugeben. Nicht Honig erst in Wasser lösen, weil sonst die feinen Öle nicht richtig zur Geltung kommen (die wohl aus dem Pollen stammen dürften). Ist die Lösung dann noch trüb, filtrieren durch dickes Filtrierpapier. Trichter bedecken, damit Duft und Alkohol nicht unnötig verfliegen. Abfüllen in Flaschen, gut verkorken und im Keller aufbewahren. Merken: Der Honig wird im Unterschied von der Metbereitung nicht gekocht! Der fertige Likör enthält 34 Vol. % Alkohol.

Vitamintrank — Unsere billigste und zugleich reichste Quelle für die Vitamine der B-Reihe ist Hefe. Am gehaltreichsten ist die untergärige Bierhefe (saccharomyces cerevisiae). Aber auch die Bäckerhefe ist wertvoll und sogar die Holzzuckerhefen (Torula utilis) sind nicht zu verachten. So enthält

Vitamin B_1 (Antineurin) in Gamma	je 100 g Trockensubstanz
Bierhefe feucht	900— 1200
Bierhefe trocken	810—36000
Backhefe	600— 2000
Dauerbackhefe	5000
Holzzuckerhefe	1500— 2400
Bierhefenextrakt	3000—20000
Vitamin B_2 (Lactoflavin) in Gamma	je 100 g Trockensubstanz
Bierhefe trocken	1800— 3000
Bierhefe feucht	1400
Bäckerhefe	2500— 4000
Holzzuckerhefe	1200— 3000
Hefeextrakt	4130— 5530
Nikotinsäureamid	
Bierhefe trocken	30000—100000
Backhefe	11000—20200
Hefepräparate	50000
Vitamin B_6 (Pyridoxin)	
Trockenbierhefe	3000— 7500
Pantothensäure	
Bierhefe	15000—21000
Backhefe	15000—18000
Holzzuckerhefe	13000
Folinsäure (Vitamin M) in Gamma %	
Hefen allgemein	5000

(Auf die Bedeutung der Vitamine kommen wir später beim Pollen.)

Jedenfalls kann man aus Milch, Hefe und Honig einen ausgezeichneten Vitamin- und Nährtrank herstellen, der besser wirkt, als manches teure Präparat, das man kaufen kann.

So wird in Garten- und Kleintierzucht 22/1969 empfohlen:
In 1/4 Liter Milch 20 Gramm Bäckerhefe kurz aufkochen, damit die Hefe bei Säuremangel sich nicht im Körper weitervermehrt und Blähungen verursacht. Nach Abkühlen reichlich Honig hineinrühren. Hilft gegen Müdigkeit, Abgeschlagenheit und Erschöpfung. Nach meiner Meinung könnte man auch Pollen statt Hefe nehmen oder noch besser Pollen und Hefe. Aber den Pollen nicht kochen, sondern erst mit dem Honig zugeben. Über den Wert des Pollens werden wir im weiteren einiges erfahren.

2. Rohkost mit Honig

Die erfreulichste Verwendung von Honig im Küchenzettel ist ohne Zweifel die zusammen mit Rohkost. Ist er doch selbst die edelste Art von Rohkost, die wir besitzen. Bei diesen Zusammenstellungen bleibt der Honig »naturbelassen«, ohne Hitzeschädigung in seiner vollen Wirksamkeit erhalten. Viele Kombinationen sind möglich. Die Phantasie der Hausfrau hat hier ein weites Feld für eigene Gestaltung. Als Muster benützen wir die Vorschläge von Hanna Dengler im Imkerfreund 12/1969, S. 379. Sie spricht von »Salaten« aus Früchten und Honig. Die Mengen gibt sie an für eine größere Familie. Als Brühe wird Fruchtsaft (Süßmost) mit Milch oder Sahne genommen.
Rezept 1 — 500 g Äpfel, 4 nicht mit Gift mißhandelte Orangen, 3 Bananen, 4 Eßlöffel gemahlene Nüsse, 3 Eßlöffel flüssigen Honig, Saft einer Zitrone. Früchte in Würfel oder dünne Scheiben geschnitten, mit Rahm und Süßmost angefeuchtet, mit Nüssen überstreut, kalt gestellt, eventuell noch kleingewürfelten Ananas untermischt und mit Schlagrahm bedeckt.
Rezept 2 — 4 Bananen, 2—3 schöne Tomaten, Saft einer Zitrone, 1 Eßlöffel Honig. 2 Bananen zu glattem Brei verschlagen, 2 in Scheiben schneiden, Tomaten ebenso. Honig und Zitronensaft untermischen. In der Traubenzeit auch Traubenbeeren darunter.
Rezept 3 — Ähnlich wie 2, im Winter, wenn frische Tomaten fehlen, Tomatenmark, Zitronensaft, einige Eßlöffel Rahm oder gut verschlagene Sauermilch mit Honig mischen und Bananenschnitzel daruntergeben.
Rezept 4 — 500 g Äpfel, 4 Bananen, 60 Rosinen, getrocknete Aprikosen, Nüsse, Rahm, Zitronensaft, 2—3 Eßlöffel Honig. Früchte wie bei Rezept 1 behandeln, Aprikosen erst über Nacht einweichen. Nüsse über die Mischung streuen.
Rezept 5 (Bircher-Müsli) — Für eine Person. 2 Eßlöffel Haferflocken (Kölln-Kernige, für Kleinkinder, und Schondiät Kölln-Blütenzart) in Schüssel, 2 gut gewaschene Äpfel mit Schale und Kernhaus gerieben, Saft einer ungespritzten Zitrone darüber, einige Eßlöffel Rahm, Buttermilch oder Sauermilch, geriebene Nüsse, 2 Teelöffel Honig, je nach Jahreszeit auch Bananen oder andere Früchte dazu. Alles gut mischen. Für mehr Personen angegebene Mengen entsprechend erhöhen. Dazu belegte oder unbelegte Vollkornbrotschnitten und Kräutertee.

3. Sachen zum Mixen

Joghurt-Früchtespeisen — 1 Becher Joghurt, 1 Eßlöffel Honig, Saft einer halben Zitrone, 1 Eßlöffel Kölln-Schmelzflocken miteinander im Mixer verschlagen, mit pürierten Bananen, Orangen, Pampelmusen und beliebigem püriertem Obst mischen. Auch Dörrobst ist zu verwenden.
Johannisbeerkaltschale — 300 g Johannisbeeren in Schale, 2 Eßlöffel Honig darüber, 200 g frische oder eingemachte Beeren pürieren, 1 Eßlöffel Honig auch darüber, etwas Fruchtsaft dazu und alles vermischen. Geht auch mit eingedünsteten ungezuckerten Früchten.
Buttermilchkaltschale — Beliebige Beeren, z. B. frische oder eingemachte Heidelbeeren zerquetschen, mit Buttermilch mixen und je nach den Beeren 1—2 Eßlöffel Honig dazu.
Dazu aus Beck, Honey and your health:
Aprikosenmarmelade — Getrocknete Aprikosen aufweichen, 5 Minuten in heißem Wasser, abseien, zu einer Tasse Aprikosen $1^1/_2$ Tassen flüssigen oder kristallisierten Honig, mixen, hält sich 14 Tage, gut zu Toast, heißem Biskuit, oder als Füllung für französische Toastbrötchen.

Soßen

Aus Elkon, Honey Cook Book:
»*Golden Tor*«-*Salatsoße* — 2 Eier leicht geschlagen, $^1/_4$ Tasse Honig, $^1/_4$ Tasse Zitronensaft, $^1/_2$ Tasse Orangenhonig, eine Prise Salz, $^1/_2$ Tasse Schlagsahne nach Belieben. Alles zusammenmischen, in Wasserbad unter ständigem Rühren eindicken, abkühlen, wenn gewünscht eine halbe Tasse Sahne unterheben. Mit Fruchtsalaten servieren.
Ananas-Honig-Soße — $^1/_4$ Tasse Zitronensaft, $^1/_2$ Tasse Honig, $^1/_4$ Teelöffel Salz, 3 Eßlöffel zerquetschte Ananas. Honig und Zitronensaft mischen, Salz und Ananas zugeben.
Französische Honigsoße — $^2/_3$ Tasse Olivenöl, $^1/_4$ Tasse Weinessig oder Honigessig, $^1/_4$ Tasse Honig, $^1/_4$ Teelöffel Salz, $^1/_8$ Teelöffel frisch gemahlenen schwarzen Pfeffer, $^1/_8$ Teelöffel Trockensenf. Alles in Schüssel zusammenmischen. Kann für jeden Fruchtsalat benützt werden.

4. Honiggebäck

Die Zahl der Rezepte für Honiggebäck ist unübersehbar. Jede gewiegte Köchin kann neue erfinden. Hier nur einige als Probe.
Drei, die ich erproben durfte und für sehr gut fand, besonders das erste. Aus »Bewährte Rezepte« von der Arbeitsgemeinschaft der Hauswirtschaftslehrerinnen Schweinfurt 1955:
Honigschnitten — 100—125 g Honig (im Buch begnügen sie sich allerdings mit Kunsthonig!), 250 g Zucker, 50 g Butter, 1—2 Eier, 1 Teelöffel Zimt, 1 Teelöffel

Anis, etwa 400 g Mehl, 1 guter Kaffeelöffel Backpulver, je eine Messerspitze Nelken und Kardamon, Butter oder Wachs zum Streichen des Bleches, Puderzucker zum Glasieren. Butter und Honig über heißem Wasser flüssig rühren, nach dem Abkühlen die mit Zucker schaumig gerührten Eier, das mit Backpulver und Gewürzen gemischte, gesiebte Mehl zugeben, schnell zu glattem Teig verarbeiten, sofort etwa $^1/_2$—$^3/_4$ cm dick auf ein viereckiges, gefettetes Blech streichen, backen, mit gekochtem Zuckerguß überstreichen, noch warm in schräge Vierecke schneiden. Zum Guß 2 Eßlöffel Wasser, 2 Eßlöffel Zucker solange unter Rühren kochen, bis die Masse weiß und schaumig wird. Probe machen, ob er nicht krümelig wird.

Lebkuchen (45 Stück) — 250 g Zucker, 250 g Honig, $1^1/_2$ Eier, 60 g Zitronat, 60 g Orangeat, 60 g Haselnüsse, $1^1/_2$ Eßlöffel Kakao, 10 g Zimt, 5 g Nelken, 1—2 Eßlöffel Arrak oder Rum, 625 g Mehl, $1^1/_4$ Backpulver. Zur Glasur Puderzucker, Zitronensaft, Wasser, Eigelb zum Bestreichen, halbierte Mandeln zum Belegen oder bunten Zucker zum Bestreuen.

Honig zergehen lassen (nicht heiß), mit Zucker und den Eiern schaumig rühren, Zitronat, Orangeat und Nüsse wiegen, mit Geschmackszutaten zur Schaummasse geben, mit Backpulver und Mehl gut durchkneten. Wenn nötig, noch 1—2 Handvoll Mehl darunterarbeiten. Teig etwas stehen lassen, $^1/_2$ cm dick ausrollen, ausstechen und hellbraun backen. Blech gut einfetten, nach dem Backen glasieren, mit Buntzucker bestreuen.

Honigbusserl — 375 g Mehl, 250 g Honig, 125 g Zucker, 62 g Butter, 2 Eßlöffel Kakao, 4 g Nelken, 10 g Zimt, 2 Eßlöffel Arrak, 50 g Zitronat, 60 g Mandeln oder Nüsse, Schale einer halben (ungespritzten!) Zitrone, 1 Päckchen Backpulver.

Honig zergehen lassen (nicht heiß), mit Zucker und Butter schaumig rühren, Zitronat, Mandeln und Nüsse fein wiegen, mit Geschmackszutaten zur Schaummasse geben, Mehl mit Backpulver einsieben, gut durchkneten, eine Rolle formen, gleichgroße Teile abschneiden, kleine Kugeln drehen, aufsetzen und backen. Nach Erkalten glasieren.

Man wird es dem »einschichtigen Mannsbild«, das vom Kochen wenig, vom Backen nichts versteht, aber in seiner Jugend nicht ungern als Versuchskaninchen für die werdenden Küchenkünste seiner 6 Schwestern gedient hat, verzeihen, wenn er sich nicht weiter als Lehrmeister für Hausfrauen aufspielen will. Wäre er eine Imkersfrau, würde er versuchen bei vielem, was im Kochbuch steht, einen Teil der angegebenen Zuckermenge durch Honig zu ersetzen und dabei seine Entdeckungen zu machen. Als Abschluß meiner Pflichtübung nur noch ein paar Nachtischrezepte aus Elkons Honey Cook Book 1960:

Frischfruchtschale — $2^1/_2$ Tassen Orangenteile, 1 Tasse Bananenschnitzel, 1 Tasse ungeschälte Äpfelschnitzel, 1 Tasse Orangensaft, etwas Zitronensaft, Honig nach Geschmack, Beeren oder Kirschen zum Garnieren. Kühl servieren als Appetitanreger oder als Nachtisch. Kann auch zusammen gegeben werden mit folgendem.

Honigschnee — 2 Eiklar, 2 Eßlöffel Zitronensaft, 3 Eßlöffel Honig, eine Prise Salz. — Eiweiß schaumig schlagen, Zitronensaft und Salz zugeben, weiterschlagen, bis es steif ist, Honig in kleinen Mengen zuträufeln und immer wieder schlagen. Sollten sich Eiweiß und Honig beim Stehen wieder trennen, mit dem Schlagmaschinchen nochmal schlagen, bis der alte Zustand wieder hergestellt ist. Servieren mit frischen Früchten (siehe oben), Brot oder Pudding.

Honigambrosia — 6 Orangen, Honig, $^1/_4$ Tasse Kokosschnitzel. Orangen schälen und teilen, die Hälfte der Orangenteile auf Servierplatte, mit der Hälfte der Kokosschnitzel überstreuen, Honig daraufträufeln, darauf der Rest der Orangen, nochmal Honig darauf und mit dem Rest der Kokosschnitzel bestreuen. — Sollten die Kokosschnitzel sehr trocken sein, erst eine Weile in Milch einweichen und wieder trocken werden lassen. Verbessert den Geschmack.

Erdbeerkreme — 1 Tasse dicken Rahm, eine Prise Salz, $^1/_2$ Tasse Honig, 2 Eßlöffel Erdbeersaft. Rahm schlagen, nach und nach Honig und Saft zugeben, mit frischen Erdbeeren servieren.

Honigbirnen — 4 Birnen, $^1/_4$ Tasse Zucker, $^1/_4$ Tasse Wasser, $^1/_2$ Tasse Honig, 3 Eßlöffel Branntwein oder Kirsch, frische Himbeeren. — Birnen schälen und entkernen, ganz lassen, Zucker und Wasser in Pfanne über leichter Flamme schmelzen, Honig zugeben, Birnen in den Sirup tauchen, bis sie zart, aber nicht schmierig sind, im Sirup abkühlen lassen, dann Branntwein oder Kirsch darüber, Birnen einzeln auf Schüsselchen mit Himbeeren umranden, Sirup darübergießen.

Fruchteis mit Honig — Erdbeeren, Kirschen, Himbeeren, Aprikosen, rote und schwarze Johannisbeeren. Früchte waschen, Stiele entfernen, erhitzen aber nicht kochen, damit Farbe und Aroma erhalten bleiben, durch feines Sieb treiben, das Püree mit Honig abschmecken, in Plastikbechern ins Gefrierfach, später mit Fruchtkreme und Fruchtsaft als Eis servieren.

Bananen-Honigeis — Saft und geriebene Schale einer Zitrone, Saft von 2 Orangen, 3 Bananen, $^1/_2$ Tasse Honig, 3 Tassen Wasser, 2 steif geschlagene Eiklar. — Bananen zu Brei schlagen, Orangen- und Zitronensaft und -schale zugeben, Wasser zum Kochen bringen, Honig darin lösen, zum Bananenbrei zugeben, abkühlen, Eiweiß darunterheben, ins Gefrierfach, wenn es anfängt fest zu werden, noch zweimal umrühren.

Und damit will der Esel, der versucht hat, ein wenig auf dem Eis der Hausfrauenkünste zu tanzen, sich davonmachen mit einem tiefen Seufzer der Erleichterung und einem eben so herzlichen »Wohl bekomm's!«

Zweiter Teil: Pollen – nützlich für den Menschen

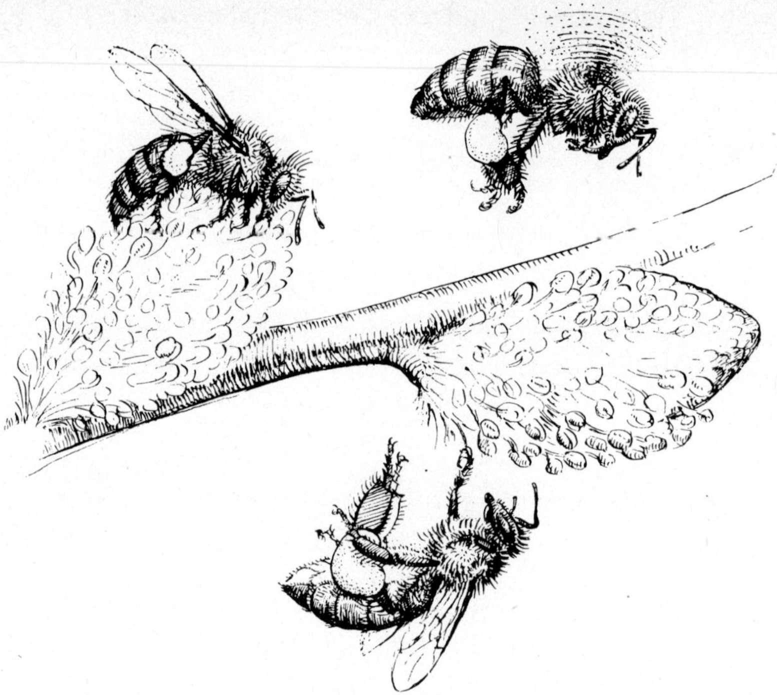

Abb. 28 Pollen höselnde Bienen an den männlichen Kätzchen der Salweide. (Nach Hodges, aus Maurizio-Grafl, Trachtpflanzenbuch.) Die Pollenhöschen kommen zustande durch ein höchst sinnreiches Zusammenspiel der Vorder-, Mittel- und Hinterbeine. Dabei wird der Pollen zuerst in einer Bürste des rechten Hinterbeins gesammelt, mit einem Kamm am linken Bein aus dieser zusammengestrichen und auf die Innenseite des linken Beins übertragen und dann durch einen eigenen Pollenschieber durch das Gelenk hindurch auf die Außenseite der linken Schiene gepreßt und mit dem Mittelbein festgepatscht, so daß er als kompaktes Knöllchen zusammenhält. Und dies natürlich auch umgekehrt. Der Zusammenhalt wird erleichtert durch Honig, den die ausfliegende Biene eigens von zuhause in ihrem Honigmagen mitnimmt und bei Bedarf auswürgt und mit ihrer Zunge den von der Blüte abgescharrten losen Pollen damit befeuchtet.

Seit Jahrmillionen sammelt die Biene neben dem Honig auch die männlichen Keimzellen der Blütenpflanzen, von Deutschen, Franzosen, Engländern und verschiedenen anderen Völkern Pollen genannt. Viele halten das Wort für Mehrzahl und sagen »die« Pollen. Sie denken vielleicht an eine Verwandtschaft mit Ball oder etwas Rundem wie Roßpollen. Das ist falsch. Es ist Einzahl, »der« Pollen. Das Wort ist unverändert aus dem Lateinischen übernommen, pollen = Staubmehl. Die Endung en bedeutet so wenig Mehrzahl wie bei Magen, Kragen oder Boden.
Die Bienen brauchen den Pollen als Eiweißquelle zur Aufzucht ihrer Brut und zur Versorgung ihrer Drüsen, die Futtersaft, Fermente und Wachs erzeugen. Der Urmensch hat sicher einst nicht nur Honig, sondern auch Brut und Pollen gegessen. Vor Erfindung der Honigschleuder wurde der Honig vielfach ausgepreßt. Dabei geriet auch Pollen hinein. Man schrieb das auffallend hohe Alter nicht weniger russischer Imker dem dauernden Genuß ihrer Honigpollenmischung zu. Im Westen fragte man sich seit Anfang der fünfziger Jahre, ob eine Nahrung, die es den Bienen ermöglicht, aus 30—50 kg im Jahr etwa 150000 Bienen zu erzeugen, nicht auch für den Menschen gut sein könnte. Die chemische Analyse hat dazu ermutigt.

A. Was enthält Pollen?

Die Chemiker fanden einen reichen Nährstoffgehalt: Eiweiß, freie Aminosäuren, Zucker, Mineralstoffe, Vitamine, Antibiotica, Wuchsstoffe und andere hormonartige Stoffe, Fette, Duftstoffe, also ungefähr alles, was im Honig auch enthalten ist, aber in anderer Menge, natürlich auch Wasser. Man kann mit Prof. Joirisch sagen: Pollen enthält alles, was der Organismus zum Leben braucht. Dabei ist das Verhältnis der Bestandteile von Pflanze zu Pflanze verschieden. Pollen ist nicht gleich Pollen. Hier eine Zusammenstellung der Stoffgruppen von 10 Pflanzen, von mir aus einer Tabelle von Todd und Bretherick herausgegriffen und nach Eiweißgehalt geordnet:
Die bekannte Bienenforscherin A. Maurizio hat 40 Pollenarten nach ihrem Wert für die Bienen untersucht. Sie fand davon 15 gut, 18 mittel, 7 schlecht.

Gut sind: Krokus, Weide, Obst, Raps, Roßkastanie, Edelkastanie, Hederich, Ackersenf, Mohn, Weißklee, Rotklee, Heide.

Mittel: Hasel, Erle, Pappel, Buche, Eiche, Ulme, Ahorn, Löwenzahn, Kornblume, Hahnenfuß.

Schlecht: Alle Nadelbäume. Bienen, die mit Fichten- und Kiefernpollen aufgezogen werden, sind so kurzlebig, wie wenn sie mit bloßem Zucker aufgezogen wären, haben unterentwickelte Drüsen und können keine Brut aufziehen.

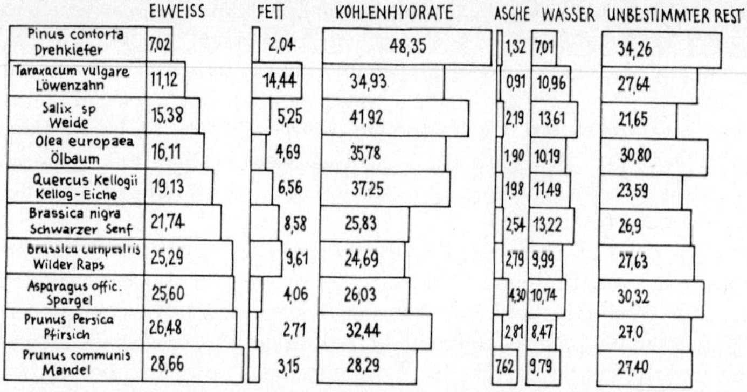

Abb. 29 So wenig Honig gleich Honig ist, ist Pollen gleich Pollen. Es gibt erhebliche Unterschiede im Gehalt. Hier eine Auswahl von 10 Pollenarten mit verschiedener Zusammensetzung, geordnet nach ihrem Gehalt an Eiweiß.

Der Wert richtet sich hauptsächlich nach dem Eiweißgehalt. Der Wert für die Bienen dürfte auch dem Wert für den Menschen entsprechen. Wer also Pollen für den menschlichen Verbrauch sammelt, sollte sich möglichst an die eiweißreiche erste Gruppe halten. Zum Glück fällt das nicht schwer. Denn diese Gruppe besteht aus lauter Pflanzen, von denen wir auch eine gute Honigernte zu erwarten haben und die zugleich auch — nach Gegenden verschieden — in genügender Menge vorhanden sind. Lediglich der in Wiesengegenden stark ins Gewicht fallende Löwenzahn gehört zur mittleren Gruppe.
Gehen wir nun auf die einzelnen Inhaltsstoffe etwas näher ein.

1. Wasser

interessiert uns nicht. Wir müssen nur beim Trocknen dafür sorgen, daß es weitgehendst entfernt wird. Sonst käme der Pollen zum Schimmeln. Und Schimmel müssen wir im allgemeinen als schädlich bis giftig betrachten. Es gibt Ausnahmen, aber auf die können wir uns nicht verlassen. Die Bienen werfen über Winter verschimmelten Pollen aus guten Gründen heraus.

2. Mineralstoffe (Asche)

Die kleinste Gruppe nach Prozenten, nach der obigen grobchemischen Tabelle wenigstens. Vitamine und verschiedene andere Stoffgruppen sind da ja nicht genannt. Trotz der gewichtsmäßig geringen Mengen der Mineralstoffe kann man sie nicht als unbedeutend in ihrer Wirkung bezeichnen. Es handelt sich nach Caillas (1964) »Vivez vieux«, der seine Angaben wohl aus Planta (1885), Elser (1930), Vivino (1944), Ridi (1950) oder Nielsen (1957) bezogen hat, um folgende (nach % des Aschengehaltes):

Kalium	20—40%	Silicium	2—10%
Magnesium	1—12%	Phosphor	1—20%
Calcium	1—15%	Schwefel	1%
Kupfer	0,05—0,08%	Chlor	0,8%
Eisen	1—12%	Mangan	1,4%

Für die gesundheitliche Bedeutung dieser Mineralstoffe sei auf die Ausführungen im Honigteil (Seite 45—51) verwiesen.

3. Zuckerstoffe (Kohlenhydrate)

Als Quelle für Zuckerstoffe werden wir den Pollen nicht benützen, obwohl sie der Menge nach bis nahezu die Hälfte des Gewichts ausmachen können. Für unseren Bedarf an Zucker halten wir uns an den Honig, der ihn »hauptamtlich« vertritt.

4. Fette

Fette können im Pollen nach unserer Tabelle mit 2,71—14,44%, nach anderen Angaben bis 20%, vertreten sein. Nach den italienischen Wissenschaftlern Prof. Battaglini und Dr. Bosi bestehen die Pollenfette zu 43% aus den drei wichtigsten mehrfach ungesättigten Fettsäuren: Linolsäure, Linolensäure und Arachidonsäure.

Noch ist die Wirkungsweise der essentiellen Fettsäuren nicht genau bekannt. Aber man weiß, daß sie erstens notwendig sind zum Aufbau von Phospholipoiden, von Immun- und Abwehrstoffen und Enzymen, zweitens zur Verwertung der gesättigten Fettsäuren und des Cholesterins. Bei Tierversuchen fand man bei Mangel an essentiellen Fettsäuren Wachstumsstörungen, Hautveränderungen und Störungen des Wasserhaushalts. Ebenfalls fand man bei Tierversuchen, daß Arteriosklerose durch bevorzugte Zufuhr von tierischen Fetten verstärkt, durch erhöhte Zufuhr von ungesättigten Fettsäuren und den Vitaminen A und E vermindert wird.

Damit darf man annehmen, daß die mehrfach ungesättigten Fettsäuren auch für den Menschen von großer Bedeutung sind.

In unserem Jahrhundert hat die Arteriosklerose (sog. Adernverkalkung) stark zugenommen. In Amerika ist sie zum Todfeind Nr. 1 geworden. Für die Männer wenigstens. Warum die Frauen weniger anfällig sind, weiß man nicht. Daß aber auch sie keineswegs verschont sind, wird jeder bestätigen, der es mit alten Leuten zu tun hat. So manchmal hört man den Seufzer: »Auch das Alter

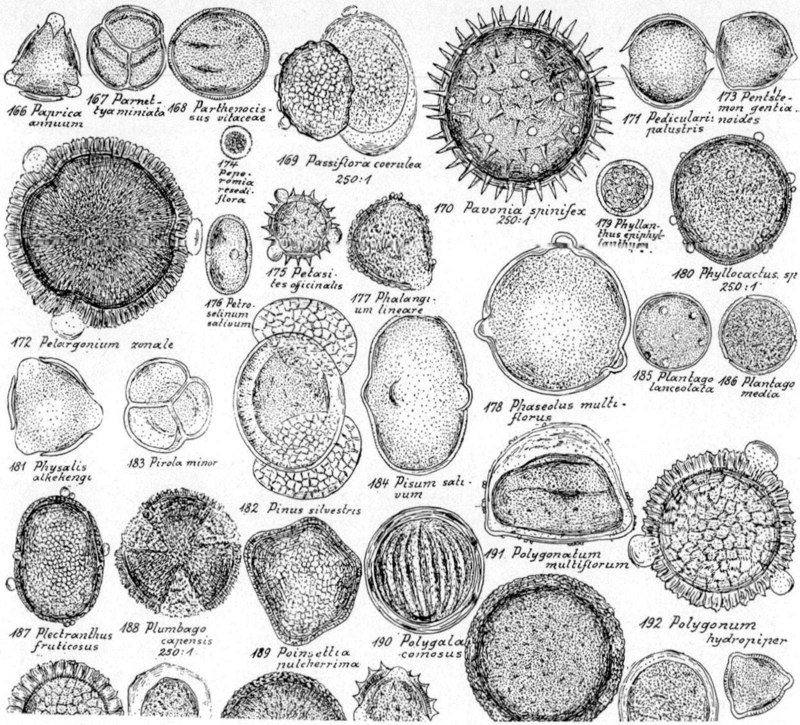

Abb. 30 Dieser Ausschnitt aus der Darstellung von annähernd 300 Pollenarten aus Armbruster-Jacobs, Pollenformen, 1935, zeigt ihre Vielgestaltigkeit. Es gibt keine Art, die völlig der anderen gleicht. Man kann aus den im Honig enthaltenen Pollen seine Herkunft von den Pflanzen und damit auch vielfach das Land seiner Erzeugung bestimmen. Wichtig für den Nachweis der widerrechtlichen Mischung von deutschem mit billigem Auslandshonig.

ist eine Krankheit!« Die früher vernünftigsten und liebenswürdigsten Menschen können schwierig werden. Das Hirn wird nicht mehr ausreichend mit Blut versorgt, weil die Adern zu eng oder gar verstopft sind.

Schon bei 20jährigen amerikanischen Soldaten in Korea hat man beginnende Arteriosklerose festgestellt. Wie kommt es, daß diese Gefahr in USA so stark ist? Antwort: Zu Beginn des Jahrhunderts enthielt die Kost der Amerikaner 30 % Fett, heute 45 %. Sie essen gern Butter und fettes Rindfleisch. Auch die Dänen sind von Arteriosklerose heimgesucht. Sie essen viel Butter. Die Italiener haben wenig darunter zu leiden. Sie essen wenig Fett und wenn, dann nicht in Form von tierischem Fett, sondern von Öl. Fett ist nicht gleich Fett. Tierisches Fett ist vielfach sog. »gesättigtes Fett«, pflanzliches ist meist einfach oder mehrfach ungesättigt.

H = Wasserstoff
C = Kohlenstoff

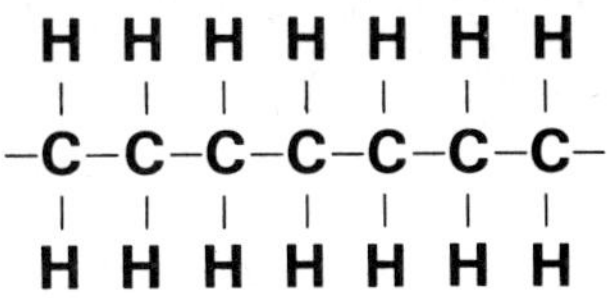

Gesättigtes Fett

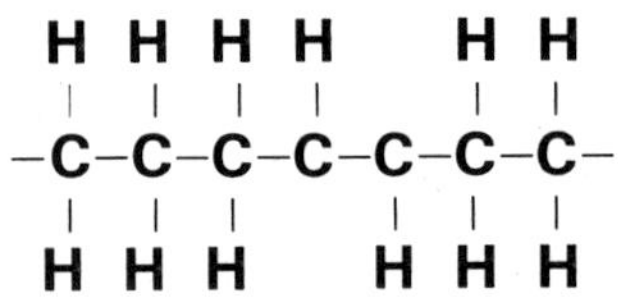

Einfach ungesättigtes Fett

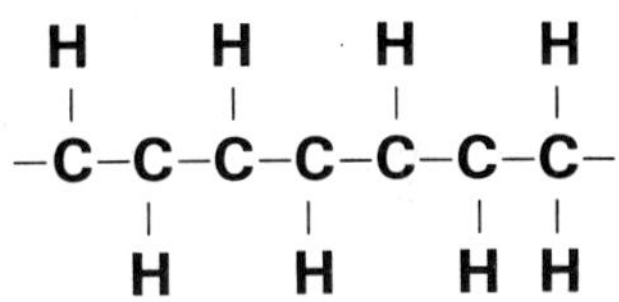

Mehrfach ungesättigtes Fett

Abb. 31 Bei gesättigten Fettsäuren besitzt jedes Kohlenstoffatom außer seiner zweifachen Bindung an benachbarte Kohlenstoffatome noch zwei Wasserstoffatome. Damit sind seine Bindungsmöglichkeiten erschöpft.
Bei einfach ungesättigten Fettsäuren fehlen nur einige Wasserstoffatome, bei mehrfach ungesättigten mehr. Die Kohlenstoffatome haben also jeweils eine »Hand« frei für andere Bindungen, können somit chemisch aktiver sein als die gesättigten. (Nach Sebrell-Haggerty, Nahrung und Ernährung 1968)

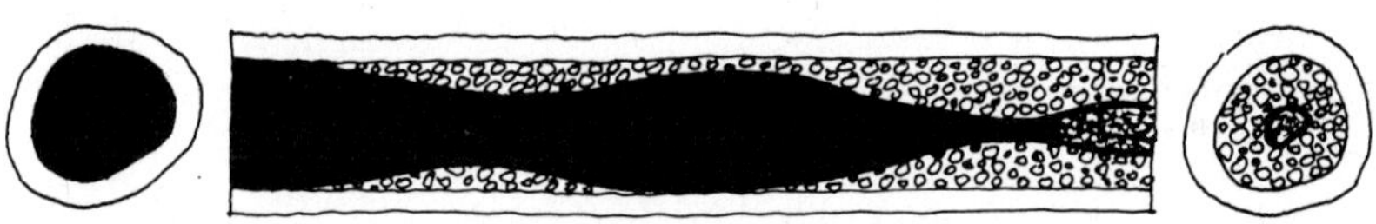

Abb. 32 Die Zeichnung deutet an, wie eine Arterie durch Fettanlagerung an der Innenwand für den Blutdurchgang verengt, im äußersten Fall sogar ganz undurchlässig wird. Das Herz muß durch gesteigerten Blutdruck den Durchgang erzwingen. Die Arterie wird versteift und brüchig, kann bei gegebenem Anlaß platzen und Blut in die Umgebung austreten lassen. Gefährlich besonders im Gehirn. Schlaganfall!

Aber auch andere Organe leiden unter mangelnder Blutversorgung, besonders die Extremitäten können absterben und müssen amputiert werden. Zehen! (Nach Dubos-Pines, Gesundheit und Krankheit 1966)

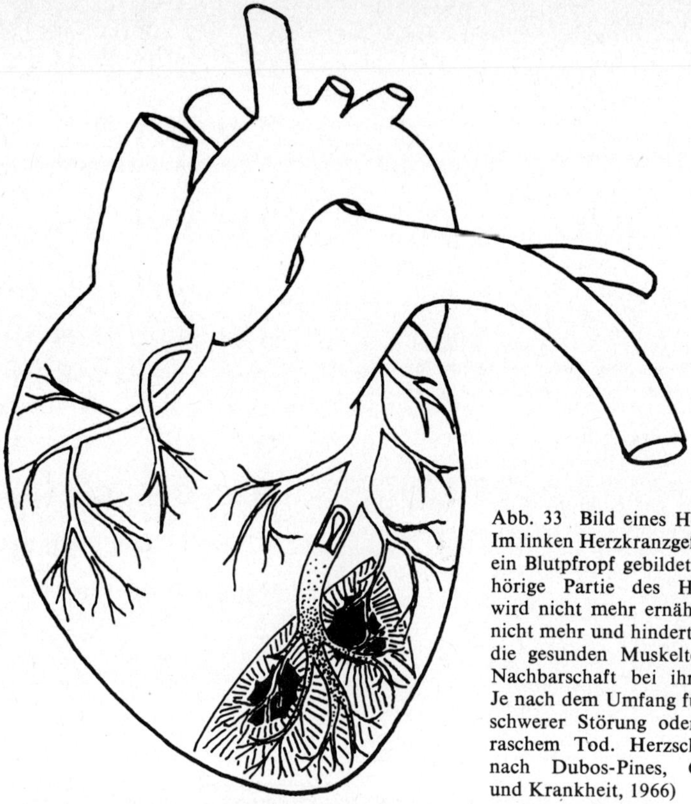

Abb. 33 Bild eines Herzinfarkts. Im linken Herzkranzgefäß hat sich ein Blutpfropf gebildet. Die zugehörige Partie des Herzmuskels wird nicht mehr ernährt, arbeitet nicht mehr und hindert auch noch die gesunden Muskelteile in der Nachbarschaft bei ihrer Arbeit. Je nach dem Umfang führt das zu schwerer Störung oder sogar zu raschem Tod. Herzschlag. (Frei nach Dubos-Pines, Gesundheit und Krankheit, 1966)

Über Herzinfarkt in Deutschland hat sich der Internistenkongreß 1969 unterhalten. Der Vorsitzende Dr. Robert Schindlbeck bezeichnet ihn als das Problem Nr. 1. Die Infarktgefahr wächst ständig. 1969 starben in Bayern 28% mehr Menschen an Herzinfarkt als vor 10 Jahren, 3600 unter einer Million. Mindestens ebensoviele hatten einen Anfall und überlebten ihn. Alarmierend dabei ist, daß nicht wie früher nur 60—70jährige betroffen werden, sondern in steigender Zahl auch 30—40jährige. Gerade bei den Jüngeren hat sich die Zahl in 10 Jahren verzehnfacht. Etwa 5 Millionen leiden in der Bundesrepublik an Verengung der Herzkranzgefäße. Methoden zur Frühdiagnose fehlen. In Erlangen pflanzt man eine zusätzliche Arterie zur Eigenversorgung des Herzens ein. Aber das ist nur bei wenigen zu machen. Umso notwendiger ist Vorbeugung. Dabei spielt die Ernährung eine große Rolle.

Thrombose der Kranzgefäße und Ernährungseinflüsse

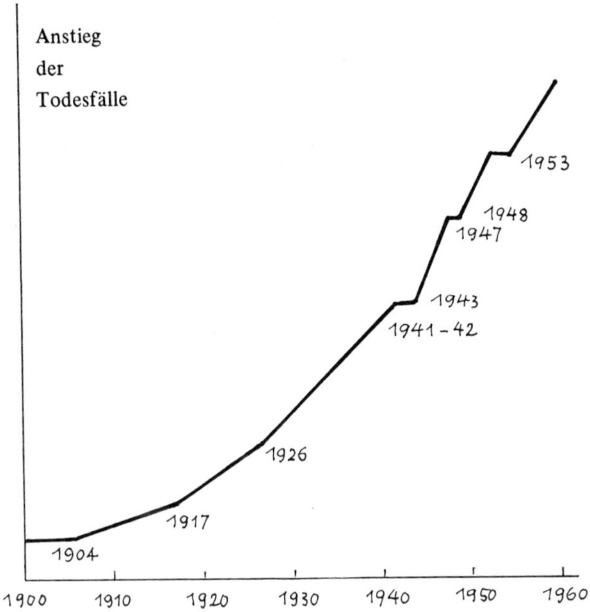

Abb. 34 Nach Prof. Dr. Hugh Sindair. Aus »Vitalstoffe« Heft 15/1959

Diätversuche mit 5000 Männern und Frauen in USA (1949) haben den Verdacht bestätigt, daß ein hoher Cholesteringehaltspiegel des Blutes zu Arteriosklerose führt, vor allem an den Herzkranzgefäßen. Gesättigte Fette erhöhen ihn, einfach ungesättigte sind neutral, mehrfach ungesättigte (Polyensäuren) senken ihn.

Die Untersuchungen sind nicht leicht. Der Körper braucht Cholesterin und bildet es selber. Durch direkte Zufuhr von Cholesterin erhöht sich der Blutspiegel kaum. Bei der Fettverarbeitung spielen eine Reihe anderer Faktoren mit herein. So das Verhältnis zwischen Eiweiß und Fett in der Kost. Fettablagerung in den Arterien wird auch begünstigt durch Zigarettenrauchen, hohen Blutdruck, Zuckerkrankheit und seelische Belastungen, die ganze Hast des modernen Lebens. (So kann man z. B. auch eine Parallele ziehen zwischen der Kurve der Telefonanschlüsse und der Herzanfälle.) Es ist auch noch nicht klar, auf welchem Weg die Fettablagerungen in der Arterie erfolgen. Allgemein anerkannt ist aber wohl dies:

1. Bei Nüchternzufuhrversuchen steigt die Fettüberschwemmung des Blutes mit der gleichen Menge gesättigter Fette doppelt so hoch wie mit ungesättigten.

Die Zahl der kleinsten Fetttröpfchen (Chylomikronen) im Serum ist verdoppelt.
2. Die Überfettung hält länger an, es dauert länger bis zur Klärung des getrübten Serums.
3. Der Blutstrom in den Kapillaren ist verlangsamt.

Das alles begünstigt die Verfettung der Arterien und die Bildung von Blutgerinnseln, durch die eine Verstopfung der Arterien erfolgen kann. Das scheint mir auf kürzeste Form gebracht, was ich den mir vorliegenden Arbeiten von Anemueller, Böhle, Halden, Lang, Löhr, Schön und Wolf in »Medizin und Ernährung« und dem Time-Life-Band über Nahrung und Ernährung entnehmen kann. (Siehe Literaturverzeichnis.)

Es sei auch noch hingewiesen auf die Versuche des Anti-Rotary-Clubs von New York mit 900 Mitgliedern. Bei denen, die eine Diät mit wenig gesättigten Fettsäuren einhielten, gab es nur den dritten Teil von Herzanfällen, als bei denen mit herkömmlicher Ernährung. Damit stimmt überein, was Schön (1961) sagt, nämlich daß die Arbeiten von Aschoff und Page voraussetzen, »daß den im Serum anzutreffenden Inhaltsstoffen die wesentliche Rolle in der Atherogenese zukommt. Die von Anitschkow ausgeführten Tierversuche weisen den Fetten und besonders dem Cholesterin die entscheidende pathogenetische Rolle zu.« Weiter spricht er von jüngsten Arbeiten über Krankheiten, die zu Atherosklerose führen. »Es steht nach den Untersuchungen von Tuna und Kinsell außer Frage, daß das normale Verhältnis von ungesättigten zu gesättigten Fettsäuren im Blut dabei (= bei diesen Krankheiten) zu Gunsten der gesättigten verschoben ist. Die Untersuchungen von Schrade bestätigen diese Feststellung. Die Zusammensetzung der Fettsäuren des Blutes ist von der Art des täglichen Nahrungsfettes abhängig.« Nach Rokitansky, O. Brien, Witte und Lasch kommt es bei der Blutüberfettung (Hyperlipämie) nach Mahlzeiten leichter zu Zusammenballung und Verklumpung der roten Blutkörperchen in den Gefäßen (Sludge-Phänomen von Knisley und anderen). Vielleicht haben wir alle schon gelesen oder gehört, daß dieser und jener alte Mann unmittelbar nach einer Geburtstagsfeier plötzlich an Herzschlag gestorben ist. Das Festtagsmahl mit Braten und Kuchen und einer Zigarre war schuld daran. Die gesunden, mehrfach ungesättigten Fettsäuren, finden wir zwar nicht in allen Pflanzenölen, z. B. nicht in Olivenöl und Kokosfett, wohl aber in Leinöl, Maisöl und Weizenöl. Nur sollen auch diese nicht erhitzt werden, weil sie dabei ihre guten Wirkungen verlieren, ja sogar giftig werden können. Darum fordert Anemueller: Öl nicht *in* den Speisen, sondern *zu* den Speisen! Zum Beispiel im Salat.

Bei den bis 20% Fetten des Pollens handelt es sich hauptsächlich um ungesättigte Fette. Sie ergänzen also seine übrigen Bestandteile (Vitamine, Aminosäuren usw.) in glücklicher Weise. Besonders gut ist es, wenn wir Honig und Pollen zusammen essen. Denn nach alter Lehre müssen »Fette im Feuer der Kohlenhydrate verbrennen«. Honig und Pollen, die Vollnahrung der Bienen, ist auch eine ausgezeichnete Zusammenstellung für den Menschen.

5. *Vitamine im Pollen*

a) Was sind Vitamine?

A. Maurizio, die bekannte Schweizer Bienenforscherin, sagt: »Der Pollen ist außerordentlich reich an Wirkstoffen.«* Was sind Wirkstoffe? Wirkstoffe sind »Biokatalysatoren«. Bios heißt Leben. Katalyse ist ein chemischer Vorgang, der von Haus aus nicht oder nur langsam abläuft, aber schnell und sicher, wenn bestimmte Fremdstoffe in winzigen Mengen zugegen sind. Diese Fremdstoffe, »Katalysatoren« genannt, sind kleine Hexenmeister. Sie bringen es fertig, daß bestimmte Stoffe oder Stoffgruppen sich vereinigen, ohne daß sie selber in diese Verbindung eingehen, oder höchstens nur ganz kurz. Man kann sie vergleichen mit der Zughülse in einem Reißverschluß. Die beiden Teile eines Reißverschlusses kämen allein nie zusammen. Und wenn man sie etwa mit bloßer Hand verknüpfen wollte, wäre das eine schwierige und zeitraubende Geschichte. Die mittlere Zughülle aber faßt ritschratsch die einzelnen Glieder, verknüpft sie und gleitet weiter zu den nächsten. Der Reißverschluß hält, ohne daß die Zughülse weiter daran beteiligt ist. Nur zum Auftrennen braucht man sie wieder. — So ähnlich schafft ein Biokatalysator, ein lebenswichtiger Wirkstoff. Er ist in der lebendigen Zelle, er dient aber nicht selbst als Baustein ihrer lebenden Substanz, auch nicht als Brennstoff für die notwendige Lebensenergie. Aber er sorgt dafür, daß Baustoffe entstehen und sich zusammenfügen zu größeren Ganzen, und auch daß die zur Energielieferung benötigten Umsetzungs- und Verbrennungsvorgänge zustandekommen können. Ohne Wirkstoffe und ihren sinnvoll geordneten Einsatz kann das Leben sich nicht vollziehen.
Man teilt die Wirkstoffe ein in drei Gruppen: Vitamine, Enzyme und Hormone. Die Wirkstoffe des Pollens gehören in der Hauptsache zur ersten Gruppe, den Vitaminen.
Was versteht man unter Vitaminen?
Das griechische Wort Bios heißt Leben. Das lateinische Vita heißt auch Leben. Amine sind bestimmte Stickstoffverbindungen, die man vom Ammoniak (NH_3) ableiten kann. Vitamin ist also ein »lebenswichtiges Amin«. Ursprünglich nahm man an, alle Vitamine seien Aminoverbindungen. Es sind aber nur einige davon.
Ihrem Wesen nach kann man die Vitamine ansprechen als *lebensnotwendige organische Wirkstoffe, die dem tierischen und menschlichen Organismus mit der Nahrung zugeführt werden müssen.* Sie sind maßgebend beteiligt an biochemischen Zellvorgängen. Sie wirken entweder für sich als Biokatalysatoren oder sie gehen als wirksames Teilstück ein in Wirkstoffe der zweiten Gruppe, der Enzyme. Die höheren Organismen, Tiere und Menschen, sind nicht oder nur ganz unzureichend fähig, selbst Vitamine aus einfachen Grundstoffen zu bilden. Sie müssen die Vitamine also von Pflanzen beziehen, die diese Fähigkeit zum Aufbau von Vitaminen besitzen.

* Büdel-Herold: Biene und Bienenzucht 1960, S. 79.

b) Übersicht über die Vitamine

Mengenangaben in Gamma = millionstel Gramm = μg

	Vitamin	Tagesbedarf in μg	in 100 g Pollen enthalten in μg
	Fettlösliche Vitamine:		
	Vitamin A (Axerophthol)	600 als Beta-Carotin	5000—9000 als Provitamin A
	Vitamin D Regelung des Calcium- und Phosphathaushalts	25	vorhanden
	Vitamin E (Tocopherol)	(500)	vorhanden
	Vitamin K (Phyllochinon)	1	nicht nachgewiesen
	Wasserlösliche Vitamine:		
	Vitamin B_1 (Thiamin, Aneurin)	1500 bei körperlicher Arbeit mehr	9,2
B_2-Komplex	Riboflavin (»Vit. B_2«) (Lactoflavin)	1000—4000 (auf 1000 Kalorien 500)	18,5
B_2-Komplex	Nikotinsäure (Niacin) Nikotinsäureamid (Niacinamid)	10000—20000	200
B_2-Komplex	Pantothensäure	(10000)	50
B_2-Komplex	Folsäure (Folinsäure, Tetrahydrofolsäure)	(1000—2000)	5
	Vitamin B_6 (Pyridoxin)	(1500)	5
	Vitamin B_{12} (Cobalamin)	1	nicht nachgewiesen
	Vitamin H (Biotin)	(25)	vorhanden
	Vitamin C (Ascorbinsäure)	75000	7000

Der Mensch trägt zwar Pflanzen mit sich herum, die Vitamine bilden, seine Darmbakterien. Aber nur in seinen mittleren Darmabschnitten kann er die von seinem »inneren Hausgarten« erzeugten Vitamine aufnehmen. Und das bedeutet nicht viel.
Die Vitamine sind nicht die einzigen lebensnotwendigen Nährstoffe, aber sie gehören dazu, im Rahmen der Gesamtzahl von 45, die wir als lebensnotwendig kennen. Wir werden sehen, daß Pollen außer den Vitaminen auch noch eine Reihe anderer aus diesen 45 enthält. Man bezeichnet diese anderen aber nicht als Wirkstoffe, sondern nur als lebensnotwendige (essentielle) Nährstoffe.
Man teilt die Vitamine nach ihrer Löslichkeit ein in fettlösliche: A, D, E und K. An diesen ist Pollen nicht reich. Wasserlöslich sind die Vitamine der B-Gruppe. An diesen ist Pollen reich. Aber auch die drei anderen wasserlöslichen Vitamine C, H und P sind im Pollen vorhanden.
Verschaffen wir uns einen Überbick in Form einer Tabelle.
Die Aufstellung und den bekannten oder geschätzten Tagesbedarf entnehme ich dem »Grundriß der Physiologie und physiologischen Chemie« von E. Fischbach, 10. Aufl., S. 291f., 1967. Die Zahlen für den Vitamingehalt des Pollens stammen aus A. Caillas, Le Pollen, 1959, S. 77. (Ich gebe die Mengen durchwegs in Gamma = millionstel Gramm = μg an.)

c) Wirkung der Vitamine

Auf die Notwendigkeit der Vitamine kam man durch Krankheiten, die entstehen, wenn sie fehlen. 1880 fütterte der estnische Biochemiker Nikolai Lunin Mäuse mit Konzentraten aller damals bekannten Nahrungsmittel. Sie wurden nach wenigen Wochen krank und starben. Eine Vergleichsgruppe, die nur Milch bekam, gedieh prächtig. Er schloß daraus, daß noch unbekannte, aber unerläßliche Nährstoffe in der Milch sein müssen. Ein Vierteljahrhundert blieb dieser Gedanke unbeachtet. Erst 1906 erkannte der Engländer F. G. Hopkins (Nobelpreisträger von 1929), daß Skorbut und Rachitis vom Fehlen unbekannter Nährstoffe herrühren. 1912 fand der Pole C. Funk ein Amin, das gegen Beriberi wirksam war. Man glaubte, daß alle ähnlichen Wirkstoffe Amine seien und nannte sie, weil lebensnotwendig, Vitamine. In der ersten Hälfte unseres Jahrhunderts fand man insgesamt 13 solcher Stoffe. Es sind nicht lauter Amine, aber sie haben nun einmal den Namen Vitamine.

d) Vitamin A

Früher nannte man Vitamin A »antixerophthalmisches, antiinfektiöses Vitamin, Epithelschutz- und Wachstumsvitamin«, heute schlicht »Axerophthol«. Darin stecken die Worte »trocken« und »Auge«. Sein Fehlen führt zur Verhornung der Epithelien der Tränendrüsen, Versagen ihrer Funktion, Schädigung der Hornhaut und Erblindung: Xerophthalmie, Keratomalacie. Aber auch die

sonstigen Epithelien der Haut und Schleimhaut leiden, z. B. die Schleimhaut des Magens und Darms, der Atemorgane, des Nieren-, Blasen- und des Keimdrüsentrakts. Auch zur Zahnentwicklung, zur Bildung des Sehpurpurs in der Netzhaut des Auges und zum allgemeinen Wachstum ist Vitamin A nötig. Ein Frühsymptom des A-Mangels ist nachlassende Anpassungsfähigkeit der Netzhaut, Nachtblindheit, d. h. Unfähigkeit zum Sehen in der Dämmerung. Auch die Anfälligkeit für Infektionen ist bei A-Mangel erhöht. Vitamin A ist auch Gegenspieler der Schilddrüsenhormone, kann deshalb bei Überfunktion mildernd wirken.
Pflanzen enthalten nicht das fertige Vitamin A, sondern seine Vorstufe, das Karotin in seinen mehrfachen Formen. Man nennt es deshalb Pro-Vitamin A. Den Karotingehalt des Pollens verrät schon seine häufig gelbe Farbe.
Zur Aufnahme von Vitamin A im Körper gehört notwendig Fett. Pollen enthält auch Fett, darunter die Linolsäure, die für die Karotinaufnahme besonders wirksam ist.
Für den Tagesbedarf an Vitamin A finde ich unterschiedliche Angaben. Fischbach (1967) nennt 600 μg. Die Empfehlungen der Deutschen Gesellschaft für Ernährung (1956) verlangen für Jugendliche und Erwachsene 5000 internationale Einheiten (I.E.). Eine I.E. ist 0,3 μg Vitamin A oder 0,6 μg Beta-Karotin. Das wären also 1500 μg Vitamin A oder 3000 μg Karotin. Der große Herder (1956) nennt 1500—2500 μg ohne Angabe, ob fertiges Vitamin A oder Karotin, vermutlich fertiges A.
Abgesehen von Pollen sind Quellen für Karotin alle grünen Pflanzen, Gemüse, Möhren, Früchte, pflanzliche Öle, Blut, Leber, Milz; für fertiges Vitamin A Milch, Butter, Eigelb, Tierleber, fetter Fisch.
Wir können es uns hier ersparen, auf die drei übrigen fettlöslichen Vitamine D, E und K einzugehen. K ist im Pollen bis jetzt nicht nachgewiesen, D und E sind es, aber ohne Angabe über die vorhandene Menge.

Wasserlösliche Vitamine: Die B-Vitamine, Vitamin C, H und P

e) Vitamin B_1

Vitamin B_1 wird seinem chemischen Charakter nach als Thiamin (Theion, griechisch = Schwefel), seiner Wirkung nach als Aneurin (Nervenvitamin) bezeichnet.
Als man in Ost- und Südasien Maschinen einsetzte, um den Reis zu schälen und zu polieren, begann sich eine schwere Nervenerkrankung auszubreiten, die man Beriberi (japanisch Kakke) nannte. Auch in Brasilien und am Kongo trat sie auf. Sie äußert sich in Störungen des Kohlehydratstoffwechsels, Nervenerkrankungen, Lähmungen, Herz- und Kreislaufschäden, Wassersucht, Müdigkeit, Unlust, Appetitlosigkeit. Heute spricht man viel von vegetativer Dystonie, einer Fehlregulation des vegetativen Nervensystems, verbunden mit Kreislauf-

störungen, Schlaflosigkeit, abnormer Ermüdbarkeit und Leistungsschwäche. Ein sehr verbreiteter Krankheitskomplex.
Um 1900 erkannten zwei holländische in Java tätige Ärzte, Chr. Eijkman und G. Grijns, den Zusammenhang zwischen poliertem Reis und Beriberi. Man konnte Hühner und Tauben mit poliertem Reis krank und mit unpoliertem wieder gesund machen. Mit einem alkoholischen Extrakt aus Reisschalen konnte man Menschen von Beriberi heilen. Der in Indien geborene Missionarssohn R. R. Williams machte es sich zur Lebensaufgabe, den verantwortlichen Stoff in der Reisschale zu finden. Es war schwerer, als die Suche nach einer Stecknadel in einem Heuhaufen. Erst 1936 war es soweit. Inzwischen fand man B_1 auch in anderen Nahrungsmitteln. Besonders reich daran sind Brauerei- und Torula-Hefe und Weizenkeime. Aber auch in Sojavollmehl, Hülsenfrüchten, Wal- und Haselnüssen, Schweinefleisch sind merkliche Mengen, weniger in Kartoffeln, Rind- und Kalbfleisch und Milch, unbedeutend ist Obst.
Trotz der an sich vielen Möglichkeiten geht die B_1-Versorgung in besorgniserregendem Umfang zurück (Stepp, Scheunert, Lang u. a.). Das rührt zu nicht geringem Teil her von der Hitzeempfindlichkeit von B_1 und von gewissen Kochgewohnheiten unserer Hausfrauen. B_1 wird, wie alle wasserlöslichen Vitamine, leicht ausgelaugt beim Waschen, Wässern und Blanchieren. Auch wenn es das Kochen übersteht, wird es doch dann oft mit dem Kochwasser weggeschüttet. Zerstört wird es durch Erhitzung auf mehr als 100 Grad C. Der Verlust beträgt:

beim Kochen	20—30%
beim Backen	20—35%
beim Schmoren	35—45%
beim Braten	40—50%

Durch Sodazusatz wird B_1 weitgehend zerstört.
Den größten Verlust verschulden die Mühlen. B_1 wird wie beim Reis mit der Schale weggemahlen. So enthält feines Weizenmehl z. B. nur noch 10% seines ursprünglichen Gehaltes an B_1. Das ist besonders bedauerlich. Denn gerade für die Umsetzung der Kohlehydrate (Stärke, Zucker) ist B_1 unentbehrlich. Thiamin wird im Körper mit einer Phosphorverbindung zusammengebaut zu Thiamin-pyrophosphat. Dieses wieder ist als Co-Enzym nötig für den Aufbau des Enzyms Decarboxylase, das Kohlehydrate verbrennt. Bei Mangel an B_1 häufen sich in Blut, Geweben und Harn die Alpha-Ketosäuren. Der intermediäre Stoffwechsel ist gestört. Da die Nervenzellen ihre Energie fast ausschließlich aus dem oxydativen Kohlehydratstoffwechsel (Saccharidstoffwechsel) beziehen, leidet der Nervenstoffwechsel erheblich. Daraus erklären sich die Nervenstörungen. Darum auch die Bezeichnung von B_1 als Nervenvitamin.
Aber auch unabhängig von der Aufgabe als Co-Enzym spielt B_1 eine Rolle als *Aktionssubstanz* der Nerven. Weiterhin erhöht B_1 die Wirkung des auch

im Honig enthaltenen Acetylcholins. Es hemmt nämlich die Cholinesterase, die das Acetylcholin zerstört. (Vergleiche Honig, Seite 54-57.)
Aus all dem läßt sich erklären, daß heute auch bei uns, wenn auch nicht ausgesprochene Beriberi, wohl aber Vorstufen dazu nicht selten sind, die auf ein Zuwenig an B_1 zurückgehen.
Man schätzt den Tagesbedarf an B_1 1500 μg. Er steigt mit dem Verzehr an Nichtfetten (Kohlehydrate, Eiweiß) und mit der erforderten körperlichen und geistigen Leistung. Bei Schwerstarbeitern rechnet man 2900 μg. Russische Ärzte empfehlen für sportliche Höchstleistungen sogar 20000 μg, die man dann natürlich nur in Form von Tabletten zu sich nehmen kann.
Der B_1-Gehalt von 9,2 μg in 100 g Pollen ist zwar auch nur ein Beitrag, aber eben doch ein Beitrag zur Vollversorgung des Körpers an lebensnotwendigem Nervenvitamin.

f) Vitamin B_2 (Riboflavin, Laktoflavin)

Der Name Riboflavin hängt zusammen mit seiner Zugehörigkeit zu der verbreiteten gelben Farbstoffgruppe der Flavine (flavus = gelb) und einem Bestandteil, der ein Abkömmling eines fünfwertigen Alkohols, des Ribits, ist. Laktoflavin nannte man es wegen seines Vorkommens in Milch (lac = Milch). Genauere chemische Bezeichnung von B_2 ist Dimethyl-ribityl-isoalloxazin.
Doch Namen sind Schall und Rauch. Wir wollen wissen, wozu B_2 gut ist. Es ist notwendiger Baustein für zahlreiche »gelbe Fermente«, die vor allem in das Enzymsystem der Atmungskette, der Zellatmung, eingebaut sind. Aber auch in anderen Stoffwechselvorgängen wirken sie als Wasserstoffträger mit. B_2 spielt eine Rolle bei bestimmten Entgiftungsreaktionen der Leber, ist als Bestandteil der Netzhaut am Sehvorgang beteiligt, ist unentbehrlich für den Einbau des Eisens in den Blutfarbstoff Hämoglobin, hilft wahrscheinlich auch mit bei der Bildung der Corticoide, der Hormone der Nebennierenrinde, die unter anderen auch männliche und weibliche Geschlechtshormone liefert. Und schließlich ist B_2 auch ein unentbehrlicher Wachstumsfaktor für den werdenden Organismus. Ein weitverzweigtes Betätigungsfeld!
Mangel an B_2 führt zu Haut- und Schleimhautschädigungen, Störungen des Allgemeinbefindens, Wachstumsstörungen, Sehstörungen, Müdigkeit, Zungenentzündung, aufgerissenen Lippen und Mundwinkeln.
Der Tagesbedarf an B_2 beläuft sich von 700 μg beim Säugling, bis zu 2000 bei der werdenden und 2500 bei der stillenden Mutter. Kinder ab 10 Jahren und Erwachsene brauchen 1800 μg.
Allgemein steigt der Bedarf an B_2 mit der Kalorienzahl, vor allem mit dem Verzehr von Fett. Nimmt man weniger als 1100 μg im Tag, dann kann B_2 nicht mehr gespeichert werden. Bei weniger als 750 μg entstehen Anzeichen von Mangelschäden. Zwar bilden auch Darmbakterien B_2, aber nur wenig, und das Wenige kann nur schlecht ausgenützt werden. So ist die Zufuhr von außen unentbehrlich.

Die wichtigsten B_2-Quellen sind Milch und Milchprodukte, Leber, Vollkornerzeugnisse, grünes Gemüse, Hülsenfrüchte, Eier und Fleisch. Am reichsten an B_2 sind Brauerei- und Torula-Trockenhefe.
B_2 verträgt Hitze bis etwa 150^0 C. So kommt es nur beim Braten und Rösten zu größeren Verlusten, beim Kochen nur, wenn das Kochwasser weggeschüttet wird, in das B_2 zum großen Teil übergeht. Auch durch Soda und Natron wird es zerstört. Geschädigt wird es durch starkes Sonnenlicht und durch längeres Lagern, z. B. von Milch. Der B_2-Gehalt des Getreides geht wie B_1 durch Ausmahlen auf Feinmehl zu 90% verloren.
Schwere Gesundheitsschäden durch Mangel an B_2 sind selten, aber leichte B_2-Mangelzustände verhältnismäßig häufig. Gern treten solche auf nach Behandlung mit Antibiotiken. Sie scheinen nicht nur die Darmflora zu vernichten, sondern auch als Antivitamin zu wirken. So z. B. Aureomyzin.
Wie bei B_1 kann man sagen, Pollen liefert mit seinen 18,50 μg B_2 in 100 g einen Beitrag zur Gesamtversorgung des Körpers mit lebenswichtigem Vitamin.

g) Nikotinsäure (Niacin) und Nikotinsäureamid (Niacinamid)
(PP-Faktor, Pellagraschutzstoff des Menschen)

Zweihundert Jahre lang bemühten sich die besten Mediziner des Kontinents mit einer in Italien und Spanien verbreiteten Krankheit fertig zu werden, die sie Pellagra nannten. Italienisch pelle = Haut, agra = rauh. Andere sprachen vom »Lombardischen Aussatz«. Es gab kein Mittel dagegen. Die Haut wurde rot und rissig, die Zunge rot, die Mundschleimhaut entzündet und dunkel pigmentiert (black tongue, lingua nera des Hundes). Es kam zu Durchfällen, Salzsäuremangel des Magensaftes, Rücken- und Magenschmerzen, Schwäche, Schwindel, zu Blutarmut und psychischen Störungen bis zu Geisteskrankheit. Um die Jahrhundertwende gab es auch in Amerika 100000 Fälle von Pellagra in den Südstaaten, und zwar bei der ärmeren Bevölkerung. Man hielt das Pellagra für eine Infektionskrankheit. Jahrelang forschten die Ärzte nach der Ursache, fanden sie aber so wenig wie ihre europäischen Kollegen. Da die Krankheit ein immer beängstigenderes Ausmaß annahm, befaßte sich der Kongreß damit. So wurde der beste Epidemiefachmann Goldberger 1914 mit ihrer Erforschung beauftragt. In langwierigen Erhebungen in Waisenhäusern, Irrenhäusern und Gefängnissen und durch zum Teil widerliche Ansteckungsversuche bei sich, seiner Frau und freiwilligen Versuchspersonen (Blut, Hautschorf, Nasenschleim, Kot), kam er zur Überzeugung, daß es sich nicht um Ansteckung, sondern um einen Ernährungsfehler handeln müsse. Pellagra war in erster Linie eine Krankheit armer Leute, die sich kostspieligere Nahrungsmittel wie Fleisch, Eier, Butter, Milch nicht leisten konnten. In diesen aber steckt der gesuchte PPF (Pellagra-Präventiv-Faktor). Schließlich fand er in der Hefe ein auch für Arme erschwingliches Nahrungsmittel, das diesen Faktor enthielt, und die Krankheit verhüten und heilen konnte. Er kam auch noch dazu, diesen

Faktor aus Hefe herauszulösen, aber seine chemische Bestimmung erlebte er nicht mehr. Er starb 1929 an Krebs. Die Analyse gelang erst 1936: Nikotinsäure und Nikotinsäureamid. Man kann sie synthetisch herstellen und zu Brot, Spaghetti und Weizenprodukten zusetzen.
Mittlerweile hat man erkannt, daß die Pellagrafrage doch verwickelter ist. Es spielt da auch der Mangel an anderen Vitaminen mit hinein, so an B_1, B_2, Pantothensäure, Pyridoxin, B_{12}, Folsäure. Man spricht deshalb jetzt von Pellagra als einer Polyavitaminose (polys = viel). Auch hat sich aufgeklärt, warum Pellagra gerade in Ländern mit Mais und Maisprodukten als Hauptnahrungsmittel daheim ist. Mais hat nur einen geringen Gehalt an der lebensnotwendigen (essentiellen) Aminosäure Tryptophan. (Siehe Aminosäuren Seite 150-154.) Aus Tryptophan kann aber der Körper Nicotinsäureamid aufbauen.
Der Erwachsene braucht im Tag etwa 10000—20000 μg Pellagraschutzstoff. Doch ist dieser Bedarf abhängig von der Tryptophanmenge, die in der Nahrung enthalten ist, weil Körper und Darmbakterien daraus wenigstens einen Teil des benötigten Nikotinsäureamids aufbauen können.
Wenn der Gehalt des Pollens auch nur mit 200 μg PPF angegeben wird, wird man es doch als glücklich bezeichnen dürfen, daß Pollen auch die anderen bei Pellagra mitspielenden Vitamine und auch die Aminosäure Tryptophan enthält.

h) Vitamin B_6, (Pyridoxin, Adermin)

Der Name Pyridoxin für Vitamin B_6 geht auf seine chemische Zusammensetzung zurück, die frühere Bezeichnung Adermin auf Haarausfall und Ekzeme bei der Rattenpellagra. (Derma, griechisch = Haut, Fell.) Beim Menschen kommt es bei Mangel an B_6 zu Blutarmut und Störungen des Nervensystems. Auch für die Entstehung menschlicher Pellagra spielt der Mangel an B_6 eine Rolle. Es hat seine spezielle Aufgabe im Stoffwechsel der Aminosäuren, vor allem bei der Bildung von Aminolävulinsäure. Es ist auch mitbeteiligt an der Verwertung der essentiellen Fettsäuren. Es wirkt als Wuchsstoff bei Bakterien und Hefen, wird aber selber von Darmbakterien gebildet, so daß der Mensch nicht unbedingt auf Zufuhr von außen angewiesen ist. Doch bedeutet Aufnahme mit der Nahrung die Sicherstellung der nötigen Menge. Diese beträgt 1500 μg im Tag. Bei hohem Eiweißumsatz und Fettverzehr aber mehr. B_6 kommt in allen pflanzlichen und tierischen Geweben vor, besonders in Hefe, Getreidekeimlingen, Kartoffeln, Muskelfleisch, Eigelb und Milch. Es wird beim Kochen und Braten wenig geschädigt, tritt aber ins Kochwasser über und wird damit oft weggeschüttet.
Pollen liefert 5 μg in 100 g.

i) Pantothensäure

Pantothen, griechisch = allenthalben. Der Name deutet auf das allgemeine Vorkommen dieses Vitamins. Wegen seiner großen Verbreitung kommt eine vollständige Avitaminose (völliges Fehlen des Vitamins) beim Menschen kaum vor. Doch muß man mit Hypovitaminosen (zu wenig Vitamin) rechnen. Dabei kommt es zu Haarausfall, Fehlen von Hautpigmenten, Stoffwechselstörungen, Nebennierenrindensymptomen, Hauterkrankungen. Bei Rattenversuchen gab es Wachstumsstillstand, Blutungen, krankhafte Veränderungen an Nebennierenmark und Hoden und Grauwerden des Fells. Bei Küken führt der Mangel an Pantothensäure zu pellagraähnlichen Erscheinungen.
Chemisch ist Pantothensäure Dioxy-dimethyl-butyryl-beta-Alanin. Es bildet als Co-Enzym einen Bestandteil von Vitamin A und nimmt damit teil an dessen Schlüsselstellung im intermediären Stoffwechsel.
Der tägliche Bedarf für den Menschen wird auf 10000 μg geschätzt. Ein großer Teil davon wird in den Darmbakterien gebildet. Darum kann Pantothensäuremangel vor allem auftreten nach längerer Sulfonamid- oder Antibioticabehandlung, wobei die Darmbakterien getötet werden. Küchen- und Ausmahlschäden wie bei anderen wasserlöslichen Vitaminen. Caillas gibt einen Gehalt von 50 μg in 100 g Pollen an.

k) Vitamin B_{12} (Cobalamin)

(Andere Bezeichnungen: Anti-Perniciosa-Faktor, Intrinsecfactor)
Dieses Vitamin ist bis jetzt im Pollen nicht nachgewiesen. Das ist kein großer Mangel. Der Mensch braucht davon täglich nur etwa 2 μg. Außerdem nützt bei perniciöser Anämie das Einnehmen durch den Mund nichts, sondern nur das Einspritzen.

l) Folsäure

Die Folsäure mit ihren Abwandlungen, Verbindungen und Teilstücken wirkt ähnlich wie Vitamin B_{12}. Fehlt sie, dann ist die Blutzellbildung gestört, es treten Schleimhautentzündungen auf in Mund, Hals, Magendarmkanal mit langanhaltenden Durchfällen und Resorptionsstörungen. Man schätzt, daß der Mensch 1000—2000 μg im Tag braucht. Doch kann er diese Menge normalerweise voll aus der Erzeugung durch seine Darmbakterien beziehen. Nur wenn die Darmflora durch chronische Magen-Darmerkrankungen oder durch Behandlung mit Sulfonamiden oder Antibiotiken gestört ist, muß das Vitamin von außen zugeführt werden. Die besten Quellen dafür sind Trockenhefe, Kalbsleber, Sojamehl, Weizenkeime. Dabei ist zu bedenken, daß die Folsäure in den Nahrungsmitteln wenig haltbar ist. Schon bei mehrtägiger Lagerung von grünem Gemüse bei Zimmertemperatur gehen 75% der Folsäure verloren, beim Kochen und Einmachen und beim Ausmahlen des Getreides bis 90%. In 100 g frischem Pollen sind nach Caillas 5 μg enthalten.

m) Biotin (Vitamin H)

Biotin ist ein im Tierreich weitverbreiteter Wachstumsfaktor. Sein Fehlen zeigt sich vor allem an durch Ekzeme und Hautentzündungen. Daher der Name Hautvitamin (Vit. H). Wieviel der Mensch täglich davon braucht, ist nicht sicher bekannt. Man schätzt 150—200 μg. Er bezieht es aber normal in voller Höhe aus seinen Darmbakterien. Störung durch Darmkrankheiten, Medikamente, Kochen und Mahlen wie bei Folsäure.
Zu beachten ist noch, daß Biotin durch das im Eiklar enthaltene Avidin gebunden und damit unwirksam wird. Hohe Gaben von Eiklar können also zu Biotinmangel führen.
Im Pollen wurde Biotin nachgewiesen, doch scheint über die Menge noch nichts bekannt zu sein.

n) Vitamin C
(L-Ascorbinsäure, C-Stoff, antiskorbutisches Vitamin)

Jahrhunderte lang wurde die Kampfkraft der britischen Marine stark geschwächt durch die Erkrankung der Matrosen an Skorbut. Ein Skorbutkranker ist schwach, bleichsüchtig, niedergeschlagen. Er leidet an inneren Blutungen, Blutungen aus Zahnfleisch und Haarwurzeln, Blutungen in die Haut und Schleimhaut, in Muskeln und Gelenke. Die Kapillarwände werden durchlässig, weil die Stützgewebe keinen Kittstoff bilden können. 1747 machte der Marinearzt James Lind an skorbutkranken Matrosen einen Versuch mit verschieden zusammengesetzter Nahrung. Unter den 6 Gruppen erhielt eine täglich zwei Apfelsinen und eine Citrone. Einzig diese wurde nach wenigen Tagen wieder arbeitsfähig. Aber es dauerte noch 50 Jahre, bis die Entdeckung Linds anerkannt wurde. 1795 erst befahl die Admiralität, daß an jeden Matrosen seine Tagesration an Citrussaft auszugeben sei. Aber man hielt diesen eben für eine Medizin, an einen Ernährungsmangel dachte man noch lange nicht.
Durch einen Zufall wurde der spätere Vitaminforscher Elmer Verner McCollum vom Tod gerettet. 1879 geboren, war er mit einem Jahr dem Tode nahe. Eines Tages hatte die Mutter das Kind auf dem Schoß, während sie Äpfel schälte. Sie gab ihm Apfelschalen. Weil er sie gierig nahm, schloß sie, sie müßten ihm gut tun. Er bekam täglich seine geliebten Apfelschalen, und dann auch rohes Gemüse und Walderdbeeren. Er wurde gesund, studierte und wurde ein berühmter Ernährungsforscher. Auf ihn geht das Verfahren zurück, Nahrungsmittel an den rasch wachsenden und leicht zu vermehrenden Ratten zu erproben. Die Zusammensetzung von Vitamin C wurde allerdings nicht von ihm, sondern von dem Ungarn A. Szent-Györgyi 1928 gefunden. Nun kann man es herstellen.
Dank der Aufklärung über richtige Ernährung ist eigentlicher Skorbut, die »Pest des Meeres«, heute selten. Aber nicht selten sind die Vorstufen dazu als Folge von zu wenig Vitamin C (Hypovitaminosen). Frühjahrsmüdigkeit, Appetitlosigkeit, Wadenschmerzen, ziehende Schmerzen (Skorbutrheumatis-

mus), später Haut- und Zahnfleischblutungen. Zur Vollversorgung des Menschen gehören ordentliche Mengen:

Säuglinge im ersten Halbjahr	30000 μg
„ im zweiten Halbjahr	35000 μg
Kinder von 1—3 Jahren	40000 μg
„ von 4—6 Jahren	50000 μg
„ von 7—9 Jahren	60000 μg
„ ab 10 Jahren u. Erwachsene	75000 μg
werdende Mütter	100000 μg
stillende Mütter	20000 μg

Vitamin C-Lieferanten:
Den höchsten Gehalt an C hat das Fruchtfleisch der Hagebutte: 500000 bis 1000000 μg in 100 g. Tannen- und Fichtennadeln haben 100000 in 100 g. Mit einem Aufguß davon kann man Skorbut heilen. Vitamin C ist in Blättern, Früchten und Knollen weit verbreitet. Kartoffeln, Gemüse und Obst sind die Hauptlieferanten. Lagerung vermindert den Gehalt. Kartoffeln, in der Schale gekocht oder gedämpft, enthalten im Oktober 18000 μg auf 100 g, im Juni nur noch 7000. Der zurückgehende Kartoffelverbrauch vermindert die Versorgung mit C.
Die Küchenverluste sind bei C am höchsten unter allen Vitaminen. Außer Hitze und Auslaugen hilft auch die Berührung mit Schwermetallen (Kupfer, Zink, Zinn, Silber, Eisen) mit zur Zerstörung von C.
Pollen enthält 7000 μg in 100 g.

Vitamin P (Faktor P, Citrin, Rutin)

Unsicher ist, ob man einen in Citrusfrüchten vorkommenden Faktor P zu den Vitaminen zählen soll. Er wird aber oft als Vitamin P bezeichnet, obwohl nicht sicher festgestellt ist, ob er für den Menschen lebensnotwendig ist. Man vermutet, daß P identisch ist mit dem ursprünglich aus der Raute gewonnenen Rutin. Dieses dichtet die Kapillaren ab, so daß keine unerwünschten Blutaustritte zustandekommen. Damit wäre P in der Wirkung verwandt mit C, bei dessen Fehlen ja solche Blutungen charakteristisch sind. Rutin wird heute meist aus Buchweizen gewonnen, in dem es in hoher Konzentration vorkommt. Auch den schwarzen Johannisbeeren schreibt man einen hohen P-Gehalt zu.
Nach Caillas enthält auch der Pollen von Buchweizen etwa 17000 μg Rutin in 100 g.
Abschließend kann man sagen: Niemand wird versuchen wollen, seinen Vitaminbedarf allein aus Pollen zu befriedigen. Dazu ist der Gehalt nicht stark genug. Aber im Zusammenhang mit seinen sonstigen Nährstoffen ist sein vielseitiger Vitamingehalt eine wertvolle Ergänzung, die zu seiner Gesamtwirkung nicht wenig beitragen mag.
Im übrigen sollte man nach den Arbeiten von Serian-Back, Marburg, über den Vitaminbedarf der Bienen, die Zahlen, die ich nur bei Caillas fand, nochmal

unter die Lupe nehmen. Sie fand, daß die erwachsene Biene aus ihrer Larvenzeit einen solchen Vitaminvorrat mitbringt, daß sie praktisch keine neuen Vitamine mehr braucht. *So kann man vermuten, daß die für Pollen angegebenen Zahlen zu niedrig sind.* Die Bemerkung von Maurizio, daß der Pollen reich an Wirkstoffen ist, weist ebenfalls in diese Richtung.

6. *Aminosäuren*

a) Bedeutung

Der wichtigste Aufbaustoff für alle lebende Substanz ist Eiweiß. Es hält sich länger an Ort und Stelle als die Betriebsstoffe. Aber auch Eiweiß ist vergänglich. So wird z. B. der Eiweißbestand des menschlichen Körpers in 80 Tagen zur Hälfte ausgewechselt. Bei Leber- und Plasma-Eiweiß dauert es nur 10 Tage, bei Haut und Skelett dagegen 158 Tage. Beim Diabetiker wird der Abbau von Organeiweiß noch beschleunigt dadurch, daß aus Eiweiß Zucker gebildet wird. 100 g Eiweiß ergeben 50—64 g Zucker (Glucogenese. Vergl. Bertram-Otto, Zuckerkrankheit 1963). Darum muß der Diabetiker den Eiweißanteil auf seinem Speisezettel verstärken, damit er nicht zu sehr »vom Fleisch fällt«.
Der menschliche Körper erhält also seine Gestalt nicht wie ein Stein oder ein Gegenstand aus Metall, sondern wie eine Kerzenflamme. Bei ihr wird das Brennmaterial vorübergehend ein Teil der Flamme, gibt seine Energie ab und wird dann wieder ausgeschieden und durch neues Material ersetzt. Die Form der Flamme bleibt, ihre Bestandteile wechseln. So bin ich heute körperlich ein anderer Mensch als vor einigen Jahren. Aber meine Figur ist im Umriß die gleiche geblieben. Und geistig bin ich mir bewußt, daß ich trotz des Austausches meiner Körpersubstanz der gleiche Mensch bin, als der ich vor bald 70 Jahren ins Dasein getreten bin.
Da Eiweiß vergeht, muß es durch neues ersetzt werden. Sonst braucht sich der Körper auf und geht zugrunde. Die traurigen Kindergestalten von Biafra als Folgen des Eiweißmangels haben uns das drastisch vor Augen geführt.
Eiweiß ist nötig für den Aufbau der Zellen und zur Bildung von Fermenten und Hormonen. Auch für den Wasserhaushalt ist es unentbehrlich. Durch seine kolloidale (leimähnliche) Beschaffenheit kann es viel Wasser aufnehmen und wieder abgeben. Das gilt vor allem für die Eiweißkörper des Blutplasmas.
Der tägliche Mindestbedarf an Eiweiß beträgt 25—30 g. Zum wirklichen Wohlbefinden und zur Erhaltung der Leistungsfähigkeit braucht man aber das Dreifache, 75—80 g. Die Hälfte davon muß aus tierischem Eiweiß bestehen. Warum das? Kann der Mensch sich nicht auch von pflanzlichem Eiweiß voll ernähren? Die Kuh kann es, der Mensch nicht. Die Kuh kann alle Bausteine, aus denen das Eiweiß zusammengesetzt ist, in ihrem Körper bilden, der Mensch nur einen Teil davon.
Die Grundelemente, aus denen Eiweiß besteht, sind Wasserstoff, Sauerstoff, Kohlenstoff und Stickstoff. Dazu kommen bei manchen Eiweißen noch Schwe-

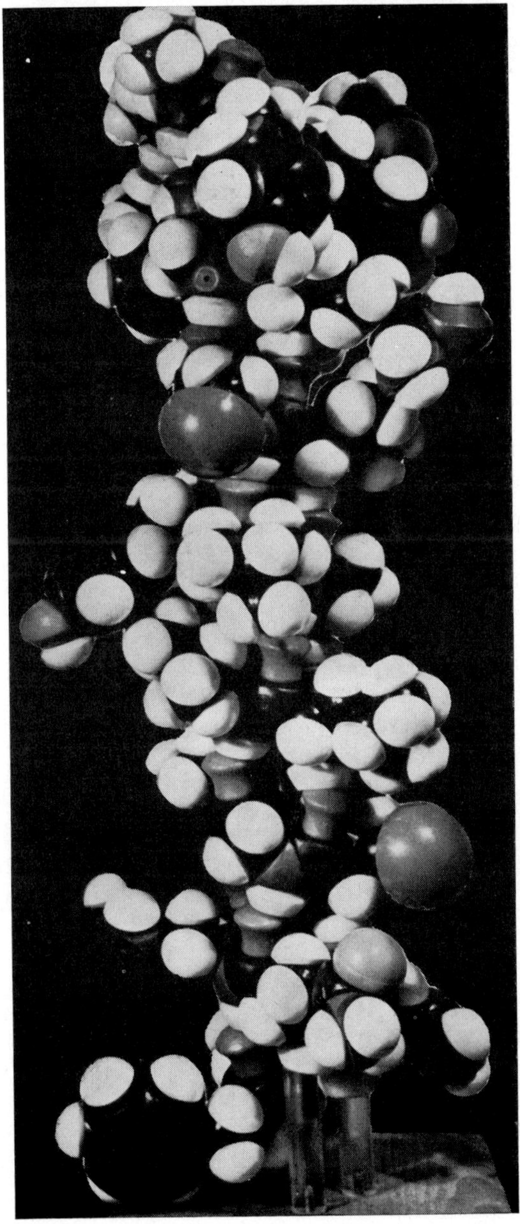

Abb. 35 Modell eines Eiweißmoleküls nach Dr. B. Low, aus Gamow. Erde, unser Planet, 1969, Seite 181. Ehrenwirth Verlag München.

fel, Phosphor, seltener auch Eisen, Kupfer, Jod und andere. Man kann aber diese Stoffe nicht in rohem Zustand in den Körper hineinstopfen, damit er sein Eiweiß und seine Organe davon aufbaut. Dieses Kunststück bringen nur die Pflanzen fertig. Nur bei der Aufnahme von Sauerstoff hat sich der Mensch einen Rest von dieser Fähigkeit bewahrt. Zur Errichtung des Eiweißgebäudes müssen die Rohstoffe erst zu Bausteinen zusammengefügt werden.

So ein Eiweißmolekül ist ein kompliziertes Ding. Das sieht man schon an seinem Molekulargewicht. Wenn man das Gewicht von Wasserstoff als 1 bezeichnet, dann hat das Atom Sauerstoff 8, Stickstoff 7, Kohlenstoff 12, Phosphor 15. Das Molekulargewicht von Eiweiß (Abb. 35) (Gewicht der kleinsten Einheit) bewegt sich zwischen 4000 und einigen Millionen. Viruseiweiß hat 20 Millionen.

Die Bausteine für diese Riesenmoleküle sind die Aminosäuren. Man kennt davon 22. Sie gleichen alle einander mit zwei Stoffgruppen, der Aminogruppe NH_2 (ein Atom Stickstoff mit zwei Atomen Wasserstoff) und der Säuregruppe COOH (ein Atom Kohlenstoff, zwei Atome Sauerstoff und ein Atom Wasserstoff).

Von diesen 22 Aminosäuren wurden 20 im Pollen festgestellt, wenn auch nicht alle in gleicher Menge und in jeder Pollenart. Aus 20 Aminosäuren lassen sich eine unüberschaubare Zahl von verschiedenen Eiweißen aufbauen, nämlich 2432902008176640000.

Und dies, wenn jede Aminosäure nur einmal, aber eben jedesmal in anderer Zusammenstellung vorkommt. Es kann aber auch jede öfter, ja hundertmale im gleichen Molekül vorkommen. Außerdem müssen sie nicht in einer geradlinigen Reihe aneinandergekoppelt sein. Der Faden knäuelt sich, legt sich in Falten, bildet Querverbindungen und Seitenäste. So kommen Strukturen zustande, die bis jetzt nur in einzelnen einfacheren Fällen durch schwierige Analysen aufgeklärt werden konnten. Einer davon ist das Molekül des für die Zuckerverdauung unentbehrlichen Insulins. (Abb. 22)

Infolge der ungeheuren Zahl von Kombinationsmöglichkeiten kann jedes Lebewesen sein eigenes Eiweiß besitzen. So gleicht kein Mensch dem andern, nicht einmal die Kinder ihren Eltern und Geschwistern. Jeder ist, was sein Eiweiß angeht, eine Spezialausgabe für sich.

Von den 22 Aminosäuren betrachtet man 8, beim Kind 9, als essentiell, das heißt lebensnotwendig. Gemeint ist, daß der Mensch sie nicht selber bilden, sondern nur fertig von außen mit der Nahrung aufnehmen kann. Ohne diese Aufnahme von außen könnte er nicht existieren.

Wir können uns diese Unentbehrlichkeit klarmachen, wenn wir etwa an einen Setzer denken, der einen Drucktext setzen soll und es fehlen ihm in seinem Setzkasten einige Buchstaben. Und wenn es auch nur einer wäre, käme dummes Zeug heraus. Wie peinlich wäre es, wenn er statt blond blind setzen würde, statt Last List oder Lust, statt Risse Rosse, Rasse oder Russe, statt Himmel Hammel oder Hummel usw. Oder wenn man ein Auto bauen würde und es

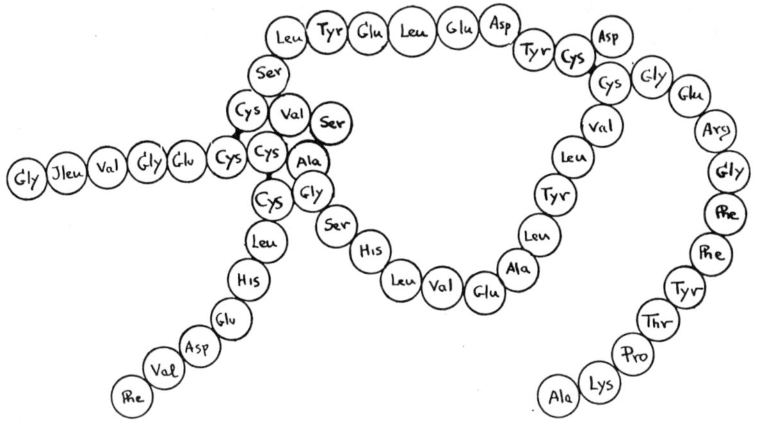

Abb. 36 Insulin-Molekül nach Frederick Sanger, aus Gamow, Erde, unser Planet, 1969, Seite 200, Ehrenwirth Verlag, München

wäre alles zu bekommen, nur keine Zündkerzen. Das ganze schöne Ding wäre umsonst. Fehlende oder falsche Teile beim Aufbau von lebenswichtigem Eiweiß könnte für den Menschen tödlich sein. Wenn wir das Bild vom Insulin anschauen, sehen wir, daß da z. B. Valin fünfmal an verschiedenen Stellen vorkommt. Fände der Körper kein Valin in seinem Angebot von Aminosäuren, dann gäbe es eben kein Insulin und er müßte an diesem Mangel sterben.
Oder nehmen wir an, einem Säugling würde es an Histidin fehlen. Histidin ist ein Bestandteil des Globins, der Eiweißkomponente des roten Blutfarbstoffs. Dann kann er diesen roten Blutfarbstoff nicht bilden und stirbt. Methionin ist der wichtigste Lieferant von Methylgruppen, die im chemischen Labor der Leber benötigt werden. Tyrosin ist die Muttersubstanz gleich von drei wichtigen Hormonen, dem Adrenalin, dem Noradrenalin und dem Thyroxin. Ähnlich sind alle Aminosäuren, die essentiellen wie die andern, notwendig zum Aufbau der Eiweißkomponenten von Fermenten und Hormonen, die eine so grundlegende Bedeutung für das Funktionieren der Lebensvorgänge besitzen. Es muß also für die richtige Eiweißbildung stets ein genügender Vorrat von Aminosäuren vorliegen, damit der Körper seine Auswahl treffen kann. Besonders wichtig sind die essentiellen Aminosäuren.
An diesen essentiellen Aminosäuren ist Pollen besonders reich. Dies zeigt ein Vergleich von Mischpollen mit Rindfleisch, Eiern und Käse:

c) Gehalt an essentiellen Aminosäuren in Gramm je 100 g Pollen

(Nach A. Caillas, Vivez, 1964, S. 113)

Nahrungsmittel	Isoleucin	Leucin	Lysin	Methionin	Phenylalanin	Threonin	Tryptophan	Valin
Rindfleisch	0,93	1,28	1,45	0,42	0,66	0,81	0,20	0,91
Eier	0,85	1,17	0,93	0,39	0,69	0,67	0,20	0,90
Käse	1,74	2,83	2,34	0,80	1,43	1,38	0,34	2,05
Mischpollen	4,5	6,7	5,7	1,8	3,9	4,0	1,3	5,7
Tagesbedarf des Menschen nach Kühnau Angew. Chemie 1949	2,7	3,9	3,0	2,1	4,2	2,1	0,6	3,0

Man gewinnt also aus 100 g Pollen soviel lebensnotwendige Aminosäuren wie aus einem ganzen Pfund Rindfleisch oder 7 Eiern. Und mit etwa 30 g Pollen kann man ohne alles andere seinen Tagesbedarf an diesen Aminosäuren decken.

Um auch ohne Briefwaage ein Maß zu besitzen, merke man sich für trockenen Pollen:

Ein Kaffeelöffel glatt gestrichen = 5 g, gehäuft 8 g
Ein Eßlöffel glatt gestrichen = 15 g, gehäuft 24 g

Mit Pollen könnte also auch ein reiner Vegetarier durchkommen, ohne eine Gefährdung seines Eiweißhaushaltes befürchten zu müssen.

Die obigen Angaben gelten für einen Erwachsenen. Um einen Anhaltspunkt für Kinder zu haben, bringe ich noch eine Liste über den Tagesmindestbedarf der Säuglinge an essentiellen Aminosäuren in mg/kg Körpergewicht, aus Gerber, Informationstabellen für den Kinderarzt:

Arginin 42, Histidin (für Kinder essentiell, für Erwachsene nicht) 24, Isoleucin 75, Leucin 135, Lysin 83, Methionin 32, Phenylalanin 61, Tryptophan 16, Threonin 51, Valin 80.

Die Angaben beziehen sich auf Ernährung mit einem Minimum an Milch.

Man kann je nach Alter der Kinder zwischen diesen Zahlen und denen für Erwachsene vermitteln. Etwa von 3—5 Jahren 12 g Pollen, von 6—12 16 g, dann wie für Erwachsene.

Da man ja in der Regel auch tierisches Eiweiß genießt, wird man auch für Erwachsene nur für eine Art Stoßtherapie zur Vollmenge von 30—35 g Pollen greifen, für längeren Gebrauch aber sich mit etwa 20 g im Tag begnügen.

7. Bakterienfeindliche Stoffe (Antibiotica)

Schon 1906 fiel dem Forscher White die Bakterienarmut des von den Bienen aufgespeicherten Pollens auf. 1952 prüften die Franzosen Chauvin und Louveaux die Wirkung von Pollen auf Mäuse. Dabei stellten sie unter anderem auch seine bakterienfeindlichen Eigenschaften fest. Der sonst von Bakterien strotzende Kot ist bei den »Pollen-Mäusen« arm an Bakterien. Pollen muß also im Darm das Wachstum der Bakterien hemmen. Er wirkt wie ein Antibioticum. Weitere Untersuchungen von Chauvin und Lavie (1956) ergaben, daß nicht jeder Pollen gleich gut antibiotisch wirkt, aber in einem Pollengemisch findet man die Wirkung immer ausgeprägt. Man kann den wirksamen Stoff extrahieren mit Äther, besser mit absolutem Alkohol oder mit kochendem Wasser. Sie haben mit 27 verschiedenen Bakterienstämmen gearbeitet und fanden:

a) Gute Wirkung gegen den sonst schwer zu bekämpfenden Proteus vulgaris und verschiedene Salmonellastämme (Erreger von Typhus, Paratyphus und Magendarmentzündung).

b) Klare, aber schwächere Wirkung gegen 12 verschiedene Coli-Stämme und gegen Pseudomonas aeruginosa. Colibakterien finden sich auch im gesunden Darm und wirken der Fäulnis entgegen. Wenn sie aber in den Blutkreislauf einbrechen, können sie ernste Erkrankungen hervorrufen. Sie siedeln sich dann hauptsächlich im Nierenbecken, den ableitenden Harnwegen und in der Gallenblase an (chronische Colibacillose). Sie können auch typhusähnliche Allgemeinerkrankungen und Lebensmittelinfektionen in Form von schweren Magen-Darm-Katarrhen hervorrufen.

c) Keine Wirkung auf Staphylococcus aureus und S. albus.

Wenn man die Wirkung je Gramm Pollen nach bestimmten Einheiten mißt, dann bekommt Mais die Stufe 1,85, Edelkastanie 1,1, Löwenzahn 1, Inkarnatklee 0,9, Zistenrose 0,1 und Erica 0,06. Dabei wirkt von Bienen gesammelter Pollen 6—7 mal stärker als handgesammelter. Auch wirkt im Volk gelagerter Pollen auf manche Bakterien etwas stärker als solcher, den man den Bienen als Höschen am Flugloch abgenommen hat. Auf jeden Fall ist die antibiotische Wirkung des von Bienen gesammelten Pollens einwandfrei gesichert. Hartnäckige Durchfälle wurden bei klinischer Erprobung durch Pollen rasch geheilt, ebenso hartnäckige Verstopfung gebessert. Gegen Pilze wirkt er nicht. (Chauvin, Traité 1968, Bd. 3. S. 66.)

8. Wirkstoffe

Unter dem Begriff Wirkstoffe faßt man zusammen Vitamine, Fermente (Enzyme) und Hormone.

Von den Vitaminen im Pollen haben wir schon gesprochen. An Fermenten wurden ähnlich wie im Honig auch im Pollen festgestellt: Diastase, Invertase,

Phosphatase, Katalase, dazu Cozymase und milchsaure und succinsaure Deshydrogenase. Pollen ist in dieser Beziehung der Hefe ähnlich.
Was uns beim Pollen vielleicht besonders interessiert, sind einige Hormone oder hormonartig wirkende Substanzen:
a) *Wuchsstoffe* — Mitchell und Whitehead haben im Ätherauszug von Pollen Stoffe gefunden, die auf Pflanzen wuchsfördernd wirken. Larsen und Tung (1950) sind dieser Sache ebenfalls nachgegangen. Sie fanden im Ätherauszug drei verschiedene Substanzen. Eine saure, die auf Haferkeime wuchsfördernd wirkt, und zwei neutrale. Von diesen wirkt eine ebenfalls beschleunigend auf das Wachstum, die andere hemmend. Sind sie beisammen, überwiegen offenbar die wuchsfördernden Kräfte.
Daß diese Wuchsförderung sich nicht auf Pflanzen beschränkt, zeigen Versuche von Chauvin mit Mäusen. Er gab jungen Mäusen ein Futter, das entweder zu 12,5%, zu 25% oder zu 50% aus Pollenextrakt bestand. Die Kontrolltiere bekamen ein an Eiweiß und Vitaminen gleichwertiges Futter. Die Wirkung auf das Wachstum war je nach Prozentsatz verschieden. Bei 50% betrug das Mehrgewicht der Pollenmäuse bei Klee 16%, bei Löwenzahn 37%, bei Obstpollen 46%. (Chauvin 1959)
Die Japaner Ishiguro, Naito, Noguche und Aoki machten 1963 Versuche mit Rapspollen an jungen Ratten. Eine Gabe von 0,1—0,5 g Pollen führte in 30 Tagen zu einem Mehrgewicht von 2,8—4,9%. Schädliche Wirkungen wurden nicht festgestellt.
b) *Futterverwertungsstoffe* — Bei den Mäuseversuchen bekam Chauvin den Eindruck, daß die Pollenmäuse im Vergleich zu den Kontrolltieren weniger Futter brauchten. Es sieht also so aus, als sei im Pollen etwas, was die Mäuse befähigt, das Futter besser auszuwerten. Das erinnert an den von Koch gefundenen Zuckerausnützungsfaktor des Honigs. Chauvin ist 1968 seiner Sache noch nicht so sicher, daß er es fest behaupten könnte. Dazu hätten die Versuche auf breiterer Basis wiederholt werden müssen. Er kam aber nicht dazu.
c) *Weibliche Hormone* — Man kann Mäuse auch mit Pollen und Wasser allein aufziehen. Dabei kommt etwas Merkwürdiges zutage. Weibliche Jungmäuse entwickeln sich normal, männliche bleiben zurück. An Vitaminmangel kann es nicht liegen. Sie wurden alle gleich gefüttert. Es muß etwas sein, was speziell auf männliche Tiere hemmend wirkt. Beim Vergleich der Organe zeigt sich, daß bei den männlichen Tieren Milz, Thymusdrüse und Samenblasen unterentwickelt waren. Bei Weibchen waren Milz und Thymus normal. Man muß vermuten, daß hier weibliche Hormone im Spiele sind. Für weibliche Hormone im Pollen spricht auch eine 1968 noch nicht veröffentlichte Arbeit von Douault. Wenn er den Mäusen 1—5% Pollen unter das Futter mischt, bekommen die Weibchen 40—80% mehr Junge als die Kontrolltiere ohne Pollen.
Mir ist nichts bekannt, ob Pollen auch bei Menschenkindern irgendwie unterschiedlich auf Knaben und Mädchen wirken würde. Für die Wirkung auf Männer siehe nächstes Kapitel.

B. Klinische Erfahrungen mit Pollen

In verschiedenen Ländern des Westens und Ostens ist Pollen seit Jahren in die Reihe gesundheitlich wertvoller Nahrungsmittel aufgenommen. Wir Deutschen hinken da — wie manchmal — etwas allzu vorsichtig hintennach. Der Verfasser hofft, daß dieses Buch ein wenig mithilft, das zu ändern.

1. Nach Chauvin

Über klinische Erfahrungen mit Pollen berichtet Prof. Dr. Remy Chauvin in »Produits Pharmaceutiques« Vol. 14, Nr. 5—6—7, Mai–Juni 1959, und ähnlich in dem von ihm mit vielen Mitarbeitern herausgegebenen 5-bändigen Werk »Traité de biologie de l'abeille«, 1968, Bd. 3, S. 135 ff.

Die Versuche begannen 1953. Klar hat sich dabei ergeben:

a) *Pollen regelt die Darmtätigkeit.* Hartnäckige Durchfälle werden rasch gestoppt, auch solche, die auf herkömmliche Antibiotica nicht reagierten. Umgekehrt wurde ebenso hartnäckige Verstopfung gebessert. Bei Verstopfung mit anormaler Darmflora wurden oft spektakuläre Erfolge erzielt, ebenso bei Darmentzündungen auf der Grundlage von Gärungs- und Fäulnisvorgängen. Tagesgaben von 1—2 Teelöffeln reinen Pollens genügten. Auch bei gleichzeitiger Störung von Darm- und Nierenfunktion (enterorenales Syndrom) kam man zu gleich gutem Erfolg. Doch ist es gut, die Kur auch nach Besserung noch länger fortzusetzen.

b) Bei *blutarmen Kindern* erreichte man durch eine Pollenkur eine Vermehrung des roten Blutfarbstoffs (Hämoglobin) und eine deutliche Hebung des Allgemeinbefindens.

c) *Alternde und Genesende* zeigten rasche Gewichtszunahme und Wiederherstellung ihrer Kräfte, Besserung des gesundheitlichen Gesamtzustandes und ein von den Patienten dankbar empfundenes Wohlgefühl (Euphorie).

Chauvin sagt, man weiß noch nicht klar, auf was diese Wirkungen zurückzuführen sind. Die gute Wirkung auf den Darm wird man nicht allein den antibiotischen Eigenschaften des Pollens zuschreiben dürfen und die Wirkung auf das Blut nicht allein der im Pollen festgestellten Folsäure. Es wirkt vieles zusammen. Nicht jeder Pollen wirkt gleichgut wie der andere. Man muß weiterforschen, um den für jeden Fall geeignetsten Pollen herauszufinden.

Fest steht eines: In Frankreich wurde kein einziger Pollen gefunden, der sich für den Menschen als giftig erwiesen hätte.

Prof. Chauvin hat auch ein Vorwort geschrieben zu dem Pollenbuch des bekannten französischen Bienenschriftstellers Alain Caillas »Le Pollen, sa récolte et ses usages« (1959). Darin weist er hin auf Völker des Ostens, die Honig und Pollen zusammen genießen und dabei vielfach ein hohes Alter erreichen. Wir Europäer kommen leider erst jetzt allmählich auf seinen Wert. Die Imker sollten sich ernsthaft auf Pollengewinnung einstellen. Sie müssen aber darauf achten, daß sie nicht feuchten oder gar schon verschimmelten Pollen abgeben und dadurch die gute Sache in Mißkredit bringen. Denn verschimmelter Pollen kann giftig wirken.

2. Nach Caillas

Caillas nennt, außer den von Chauvin aufgeführten, noch einige weitere Wirkungen des Pollens:

a) *Pollen macht Appetit* — Leute, die in dieser Richtung zu klagen haben, spüren nicht selten schon nach wenigen Tagen einen gesunden Appetit. Sie essen wieder mit Genuß. Die gesamten Verdauungsvorgänge funktionieren wieder besser.

b) *Die Nahrung schlägt besser an* — Das kommt zum Teil eben von der besseren Verdauung, zum Teil, weil sie durch den Pollen zu besseren Futterverwertern werden. Das hatte ja Chauvin schon bei seinen Mäusen gefunden.

c) *Pollen hebt die Stimmung* — Chauvin sprach von Euphorie. Schon nach 8 Tagen Pollengenuß ist man weniger nervös, weniger reizbar, weniger zum Zorn geneigt, weniger pessimistisch, verständnisvoller und freundlicher gegen seine Mitmenschen. Trübsinn und Verfolgungsgedanken, von denen oft ältere Leute geplagt sind, können nicht Fuß fassen. Auch das kann zusammenhängen mit der besseren Verdauung. Die Vitamine werden hereinspielen. Auf dem Boden des Wohlbefindens wächst die Freude am Dasein.

d) *Pollen erleichtert geistige Arbeit* — Viele putschen sich auf mit Kaffee, Tabak oder Alkohol. Aber bald nach flüchtiger Anregung kommt der Rückschlag und drängt zu neuer Nervenpeitsche. Pollen wirkt langsamer, aber seine Wirkung hält länger nach. Schädliche Folgen gibt es nicht. Caillas kann auf sich selber hinweisen. Er hat sein Pollenbuch mit 72 in 12 Tagen hingeschrieben. Heute ist er 11 Jahre älter und schreibt laufend noch in französischen Bienenzeitungen.

e) *Pollen verbessert die Hirndurchblutung* — Der russische Forscher Prof. B. A. Deviatrein hat im Pollen, vor allem im Buchweizenpollen, Rutin nachgewiesen. Rutin stärkt die feinen Blutgefäße in Herz und Hirn. Es wirkt so gegen Blutungen im Gehirn mit all den schädlichen Folgen eines Schlaganfalls.

f) *Pollen fördert das Wachstum* — Was Chauvin und Lenormand bei Versuchen mit Mäusen entdeckten, konnte man bei Kindern bestätigen. In mehreren Krankenhäusern in der Umgebung von Paris hat man das erprobt. Außer einer Vermehrung der roten Blutkörperchen um 20—30% und der Erhöhung des Blutfarbstoffspiegels um 15% hat man bei den Pollenkindern auch ein besseres Wachstum festgestellt.

g) *Pollen erhöht die Sehkraft* — Pollen enthält das Vitamin Riboflavin. Dieses wirkt unter anderem auch mit bei den Vorgängen in der Netzhaut. Nach Pollenkuren stellte man auffallende Besserung der Sehkraft fest.

h) *Pollen wirkt gegen Haarausfall* — Pollen enthält die schwefelhaltige Aminosäure Cystin. Diese wendet man gegen Haarausfall an. Auch Pollen könnte in gleichem Sinne wirken.

i) *Pollen wird auch als Kosmetikum empfohlen* — Einige große Firmen stellen Schönheitscremen mit Pollenextrakt her. Eine Ärztin aus den Meeralpen gibt folgendes Rezept für Gesichtsmasken: Einen Kaffeelöffel voll Pollen pulverisieren, sorgfältig mischen mit dem Gelben eines frischen Eies, Brei auf Gesicht und Hals auftragen, leicht massieren, wenigstens eine halbe Stunde liegen lassen. Nach einigen Anwendungen zeigt sich die Haut erfrischt.

k) *Pollen hilft Prostatikern* — Zu den spezifisch männlichen Organen gehört die Prostata. Deutsch nennt man sie Vorsteherdrüse, wohl weil sie vom Darm her gesehen bei der Sektion vor der Blase liegt. Kastaniengroß umschließt sie in zwei Teilen den Übergang von der Blase zur Harnröhre. Sie kann sich entzünden wie Blase und Niere (Prostatitis). Bei Männern ab 40—50 Jahren vergrößert sie sich nicht selten durch Geschwulstbildung bestimmter Zellpartien (Prostata-Adenom). Die Zellen können krebsig entarten und damit das Leben gefährden. Ursache unbekannt. Da sich Prostatabeschwerden in letzter Zeit mehren, kann man auch an wohlstandbedingte falsche Ernährung und Lebensweise denken. Sicher spielt auch das mit, daß wir heute älter werden. Es gibt prozentual mehr Männer über 50. Man schätzt, daß jeder dritte von ihnen eine vergrößerte Prostata herumträgt. Caillas nennt für Frankreich, laut Statistik von 1965, bei 48,7 Millionen Einwohnern etwa 6,2 Millionen Männer über 50. Davon also über 2 Millionen mit Veränderungen der Prostata. Deutschland mit 10 Millionen mehr Einwohnern auch entsprechend mehr Prostatiker. Kein Wunder, daß die urologischen Abteilungen der Kliniken alle Hände voll zu tun haben mit Behandlung und Operationen. Um nicht zu spät zu kommen, sollte jeder Mann über 45 sich von Zeit zu Zeit untersuchen lassen, besonders wenn er gewisse Veränderungen spürt. Sie können sehr schleichend auftreten, den Unachtsamen aber auch recht plötzlich überraschen. Anzeichen: Häufigeres Wasserlassen mit geringerer Menge, besonders bei Nacht. Schwächer werdender Strahl, weil die Geschwulst die Harnröhre am Blasenausgang zusammendrückt. Benässen der Schuhe. Unvollständige Entleerung, Rückstand 100 ccm und mehr. Durch zu langes Verweilen in der Blase Entwicklung von Bakterien, trübes Wasser, Entzündung der Blase, die auch zu den Nieren aufsteigen kann. Brennen und ziehende Schmerzen beim Wasserlassen, Kreuzschmerzen, Völlegefühl im After, das sich durch Stuhlgang nicht beheben läßt. Änderung der Kotsäule und der »Schußrichtung« durch Druck der Prostata auf den Enddarm. Kältegefühl. Bei akuter Entzündung Fieber um 39 und mehr, Schüttelfrost. Anhaltende körperliche und geistige Müdigkeit. Die akute Entzündung kann zurückgehen und wiederkommen. Die Geschwulst bleibt. Und eines Tages kann vollständige Harnverhaltung den Mann in höchste Not bringen, die nur durch Einführen eines Katheters zur Harnentleerung behoben werden kann.

Da man die Ursache für die Geschwulst, gleichviel ob krebsig oder nichtkrebsig, nicht kennt, kann man auch keine speziellen Angaben für Verhütung machen. Da aber Hormone mitsprechen können, sollte man männliche Hor-

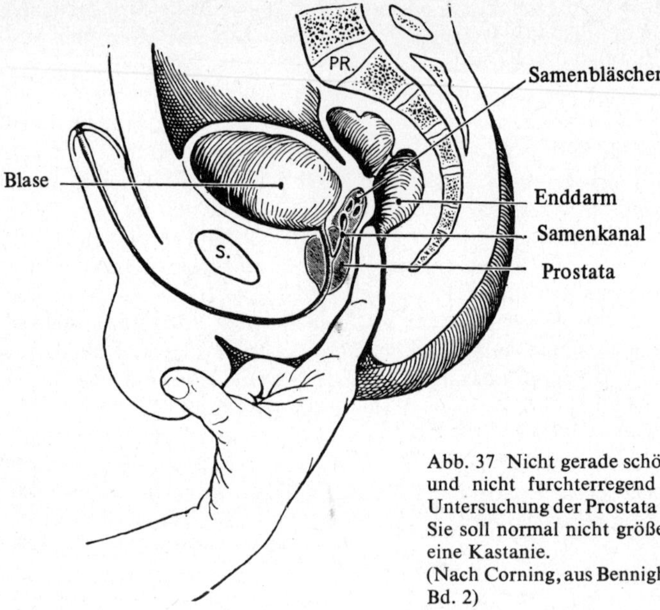

Abb. 37 Nicht gerade schön, aber einfach und nicht furchterregend ist die öftere Untersuchung der Prostata vom Darm her. Sie soll normal nicht größer sein als etwa eine Kastanie.
(Nach Corning, aus Bennighoff, Anatomie, Bd. 2)

mone nicht ohne ärztliche Beratung nehmen. Sicher nicht verkehrt ist eine allgemein gesunde Lebensweise, vitamin- und mineralreiche Kost, Bewegung, sich nicht wegen jedem Schritt ins Auto setzen, frische Luft, genügend Schlaf, Vermeidung von Überanstrengung, Aufregung und Reizmitteln wie Nikotin, Alkohol, scharfem Gewürz usw. Daß Honig zum täglichen Kostplan gehört, sollte selbstverständlich sein.

Für die Behandlung ist das gegebene Mittel die Operation. Je nach den Umständen kann sich der Arzt für die »kleine« Operation entscheiden, bei der ohne Öffnung der Bauchwand die Prostata mit einer elektrisch geheizten Metallschleife stückweise durch die Harnröhre abgetragen wird. Da dies nur unvollständig gelingt, kann es sein, daß sie nach einigen Jahren wiederholt werden muß. Bei der großen Operation wird Bauchdecke und Blase geöffnet. Hier ist bessere Sicht und mehr Bewegungsfreiheit. So kann hier gründlicher gearbeitet werden. Da aber, besonders bei krebsiger Entartung, die Abgrenzung der Prostata gegen die Nachbarorgane nicht so scharf ist, wie man es gern hätte, muß man auch mit einem Zurückbleiben bösartiger Reste rechnen. Diese können von neuem wuchern und in die Nachbarorgane wie Blase, Harnleiter, Mastdarm einwachsen oder schon vorher eingewachsen sein. Tochtergeschwülste entstehen gern in der Wirbelsäule und anderen Teilen des Skeletts (Knochenmetastasen). (Abb. 38)

Abb. 38 Altersverteilung bei Hodenkrebs und Prostatakrebs. (Aus Flaskamp, Die Krebskrankheit 1963, S. 168)

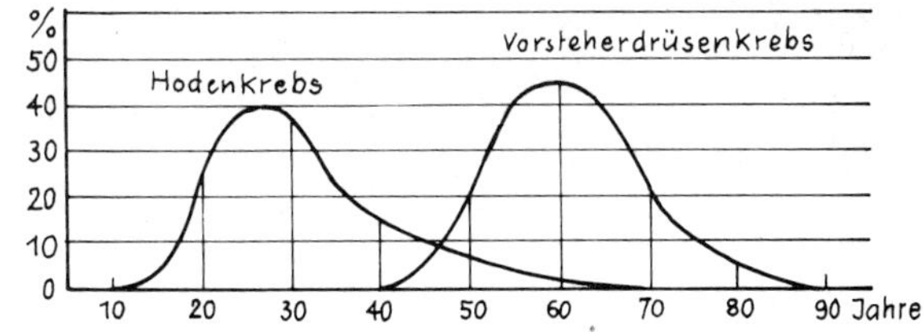

Darum ist bei krebsiger Entartung eine dauernde Nachbehandlung nötig. Das geschieht durch regelmäßige Zuführung von weiblichen Hormonen. Diese halten das Krebsgewebe so in Schach, daß es praktisch stillsteht. Es würde aber sofort weiterwachsen, wenn man die Zufuhr von weiblichen Hormonen aus Gleichgültigkeit oder Vergeßlichkeit unterbrechen würde. Dann wäre es ein zweites Mal nicht möglich, das Wachstum einzudämmen.

Hier nun kommt der Pollen zu Wort. Pollen enthält weibliche Hormone. Und Pollen wirkt günstig bei Beschwerden mit der Prostata. Darauf kam man per Zufall in Schweden. Dr. Erik Ask-Upmark von der Medizinischen Klinik der Universität Uppsala machte zusammen mit seinem Kollegen Gösta Jönsson von der urologischen Abteilung Versuche zur Heilung von Prostatabeschwerden. Er probierte es erst mit hohen Antibioticagaben, vor allem Chloromycetin, dann mit Ultraschall und kam zufällig auf ein Mittel, das akute Krisen tatsächlich verhindern konnte. Und das war der Pollen. In Svenska Läkartidningen, der schwedischen medizinischen Zeitschrift Bd. 56, S. 1849—1959 und Bd. S. 2487, hat er darüber berichtet. (Ich kann nicht schwedisch und berichte nach Caillas).

Im Mai 1952 hatte ein Patient (50) einen akuten Anfall von Prostataentzündung. Die Krisen kehrten alle 6—8 Wochen oder auch öfter wieder. Abhilfe mit 150 g Chloromycetin innerhalb 2 Monaten. Im Mai 1957 begann der Patient zur allgemeinen Kräftigung eine Pollenkur mit 6 Pollendragees täglich. Seitdem hatte er innerhalb von zwei Jahren nur einen einzigen Rückfall. Und der kam, als er zwei Wochen verreist war und keinen Pollen nahm. Dann nahm er ihn wieder und blieb verschont. Der Arzt versuchte es dann auch mit Pollen bei anderen Patienten und hatte da auch Erfolg. Er sieht die einzige Schwierigkeit darin, den Patienten zu bewegen, daß er täglich, auch wenn er sich gesund fühlt, seinen Pollen nimmt.

Bestärkt wurde Asp-Upmark durch einen Kollegen, einen Chirurgen, der Pollen mit Honig nahm gegen seine Leberentzündung (Hepatitis) und der glaubte, dadurch seine Rekonvaleszenz abgekürzt zu haben.

Der Pollen wurde in Form von Dragees genommen, die von der schwedischen Firma Cernelle in Vegeholm hergestellt werden unter dem Namen Cernilton. Sie bestehen aus einem Pollenextrakt, der zwanzig Aminosäuren, Zucker, Vitamine, Sterine und eine kleine Menge weiblicher Hormone enthält. Statt der

Tabletten kann man natürlich (und vermutlich billiger!) auch Pollen selber nehmen. *Pollen vereinigt glücklich alles in sich, was der Arzt, ob vor oder nach einer Operation, vor allem bei Krebs, auch gibt: Antibiotica, weibliche Hormone und Mittel zur Hebung des Allgemeinzustandes, Vitamine und Aminosäuren.*
Caillas berichtet dann noch von den Versuchen des Urologen Gösta Jönsson an 50 Patienten, die ähnlich erfolgreich verliefen.
i) *Pollen gut auch bei verschiedenen Entzündungen* — Eben war die Rede von dem Chirurgen, der Pollen und Honig gegen seine Hepatitis nahm. Wir kennen bereits seine Wirkung bei Darmentzündungen. In Schweden verschreiben bereits 4000 Ärzte Pollentabletten auch bei allerlei anderen Entzündungen. So bei Leberentzündung (Hepatitis), bei der die Kombination mit Honig besonders zu empfehlen ist, bei Bronchitis, Arterienverkalkung (Sklerosis) usw. Eine Art Wunderfall ist die Heilung einer Frau Jytte Elmgard (34). Sie war durch eine seltene Hirninfektion gefühllos, taub, stumm und blind geworden. Es versagten also alle Sinne. Durch Injektionen des Pollenpräparats Ceritin VA 5 wurde sie wieder vollkommen hergestellt.
In Deutschland scheinen Versuche erst angelaufen zu sein. So hat mir ein bekannter Urologe mündlich mitgeteilt, daß er das schwedische Pollenpräparat in 200 Fällen angewandt hat. Der Erfolg sei besser gewesen als mit den sonst üblichen Mitteln. Wir werden weitere Erfahrungen abzuwarten haben. Man wird nach dem Bisherigen aber wohl sagen können, daß es gut wäre, wenn Männer über 40—50 sich an regelmäßigen Pollengenuß gewöhnen würden. Das soll sie aber unter keinen Umständen abhalten, sich dem Arzt zu stellen, damit sie sicher gehen, keinen notwendigen Eingriff zu versäumen. Ein »Zu spät« bei krebsiger Entartung wäre nicht zu verantworten.
Ein großer Sieg aber wäre es, könnte man mit Hilfe des Pollens Entzündungen der Prostata vielfach verhüten, gutartige Vergrößerungen zeitlich hinausschieben oder milder halten und gar den Heilerfolg bei Prostatakrebs über die bisherigen 50% hinaus verbessern.
Wir haben dem Pollen nun allerlei Gutes nachgesagt. Wir dürfen hoffen, daß künftige Forschung uns weitere Klarheit verschafft. Damit Versuche möglich sind, sollten die deutschen Imker ernsthaft anfangen sich mit Pollensammeln zu befassen. Wenn sie zunächst nicht gleich Abnehmer dafür finden, sollten sie sich wenigstens selber als Versuchsperson benützen, die Wirkung beobachten und womöglich auch schriftlich festhalten. Die Sache scheint wichtig genug, um sie mit möglichst vielen Erfahrungen entsprechend zu begründen. Prüfet alles, das Beste behaltet!

C. Pollengewinnung

1. Pollenfallen

Nach 1945 wurden verschiedene Modelle von Pollenfallen konstruiert. Die erste, die bei uns bekannt wurde, ist die von Dr. Böttcher, Erlangen. In seinem Buch »Bienenzucht als Erwerb«, Ehrenwirth Verlag 1963 Seite 212, beschreibt er sie. Sie besteht im wesentlichen aus drei Teilen:

Abstreifvorrichtung,
Sammelkästchen und
Drahtgitter über dem Sammelkästchen, das die Höschen durchfallen läßt, die Bienen aber davon abhält, daß sie den Pollen aufzehren.

Die *Abstreifvorrichtung* — besteht bei Böttcher in einem Blechstreifen, der über die ganze Breite der Flugnische läuft. Als Durchschlupf für die Bienen sind darin etwa 30 Löcher mit Bohrweite 4,7 mm gebohrt oder gestanzt. Die untere Hälfte wird mit fünf 1,3 mm breiten und 2,8 mm langen Ausbuchtungen versehen, die den durchschlüpfenden Bienen einen Teil der Höschen abstreifen. Sie fallen durch ein Drahtgitter von etwa 3,5 mm Maschenweite (acht Maschen auf 3 cm) in das darunterstehende Sammelkästchen. Siehe Abbildung 39 u. 40. Man kann die Schlitze mit der Laubsäge ausschneiden.

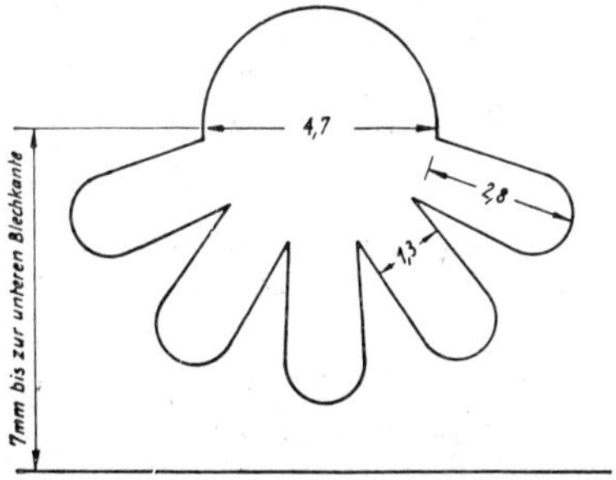

Abb. 39 Schlupfloch der Pollenfalle nach Böttcher »Bienenzucht als Erwerb« 1969 S. 212

Durch Umfrage konnte ich erfahren, daß die Firma Eugen Herzog, 723 Schramberg, anscheinend als einzige, heute noch solche Abstreifvorrichtungen herstellt, aber nicht mehr aus Blech, sondern aus Plastik. Auch nicht in der ursprünglichen Form von Böttcher, sondern hier ist die ganze Bohröffnung, also auch oben, mit den Ausbuchtungen umgeben. Die Bienen bekommen nämlich nach und nach Übung, sich so zu drehen, daß die Höschen ungerupft durchkommen. Wenn aber überall ringsum diese boshaften Schlitze sind, geht das nicht so leicht.

Allerdings sind die Löcher in den Plastikstreifen, die ich von dort bekam, zu klein. Durch 4 mm zwängen sich einige Bienen mit großer Anstrengung beim Hinausweg, in den Stock zurück will durch diese Enge fast keine. Sie müssen auf 4,7 bis 5 mm erweitert werden.

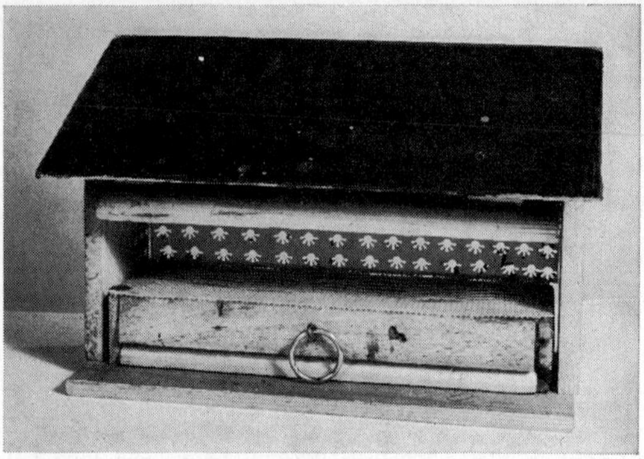

Abb. 40 Pollenfalle von Eisfeld mit Schlupflöchern nach Böttcher

Aus »Der Imkerfreund« 1968, Seite 153

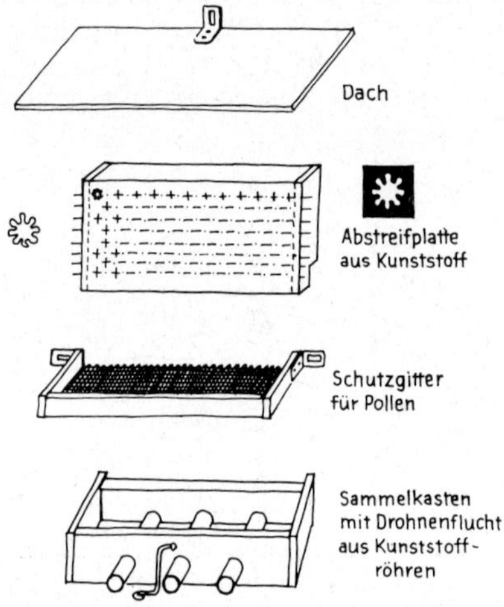

Abb. 41 Die Einzelteile der Pollenfalle nach Peverezeff (Aus Caillas, Pollen)

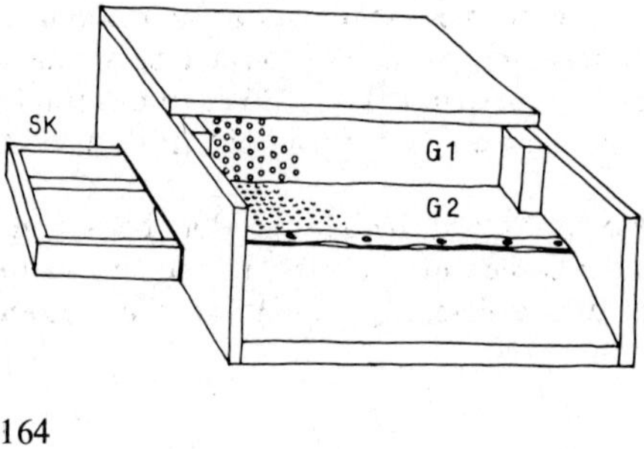

Abb. 42 Pollenfalle des französischen Bienen-Instituts Buressur-Yvette. Die runden Durchschlupflöcher (5 mm) wurden in ein Blech gestanzt (G 1-Schlupfgitter). Auch der Pollenschutz über dem Sammelkasten (SK) besteht aus Blech mit 3 mm weiten Stanzlöchern (G 2)

In Frankreich begnügen sich manche Imker mit einfachen runden 5 mm weiten Bohrungen statt der sternförmigen.
Statt des gelochten Blech- oder Plastikstreifens verwenden die Amerikaner — und teilweise auch andere — ein Drahtgitter von knapp 5 mm Maschenweite (fünf Maschen auf den Zoll oder zwei Maschen auf den Zentimeter).
Man nimmt das Gitter am besten doppelt in 8 bis 12 mm Abstand. Nach meiner Erfahrung tut auch ein halbierter Streifen von einem Zinkabsperrgitter, die Bögen senkrecht vor dem Einlauf befestigt, den gleichen Dienst.
Man hat also Auswahl.
Im Drahtgeflecht sehe ich zwei Vorteile:
1. Es ist billig und ist im nächsten Eisengeschäft zu haben.
2. Es stört am wenigsten die notwendige Luftzirkulation am Flugloch. Auch können die Bienen auf der ganzen Fläche durch, nicht nur an einer verhältnismäßig kleinen Zahl von Öffnungen. So ist auch der Gegenverkehr ein und aus weniger behindert.
Die Anordnung der Abstreifvorrichtung kann sehr verschieden sein. Sie kann senkrecht stehen oder waagrecht liegen. Die ganze Falle kann vor dem Flugloch angebracht sein oder — bei Magazinbeuten — innen unten zwischen Bodenbrett und Brutnest oder auch oben über dem Brutnest bei geschlossenem unterem Flugloch. Siehe Abbildungen.
Alles hat seine Vor- und Nachteile.
Setzt man die Falle oben darauf, dann hat man naturgemäß wenig zu tun mit Abfällen aus dem Wabenbau. Aber man kann keinen Honigraum daraufstellen, solange die Falle benützt wird. Auch geht Wärme verloren.
Bringt man die Falle unter den Waben an, fällt das Gemüll, Wachsteilchen, Teile von toten Bienen usw. in das Sammelkästchen und mischt sich mit dem Pollen. Aber man hat kaum zu fürchten, daß Regenwasser bis in das Kästchen vordringt.
Bringt man die Falle vorn an, besteht die Gefahr, besonders bei Wind, daß Regen in das Sammelkästchen eindringt. Und bei der Wanderung hindert die ganze Vorrichtung. Man muß sie vorher abnehmen und am Wanderplatz wieder anbringen.
Das *Sammelkästchen* sollte nicht aus Blech sein, weil sich darin leicht Schwitzwasser bilden und den Pollen verderben kann. Holz ist besser, Holzfaserplatte noch besser, am besten dürfte ein Boden aus frei hängender Sackleinwand sein, der die Luft von allen Seiten an den Pollen läßt, wie es bei der Pollenfalle des Canadiers Townsend vorgesehen ist (Abb. 43 und 44).
Gefahren für den Pollen im Sammelkästchen:
1. Die Bienen! Sie fressen ihn alsbald auf, wenn sie darankommen können. Also Schutz durch Drahtgitter.
2. Verschmutzung durch abgeschnittene Bienenbeine. Darum an gestanzten Löchern mit Feile und Corundpapier den Grat entfernen.
3. Verschmutzung mit Gemüll. Darum den gesamten Pollen nicht länger als

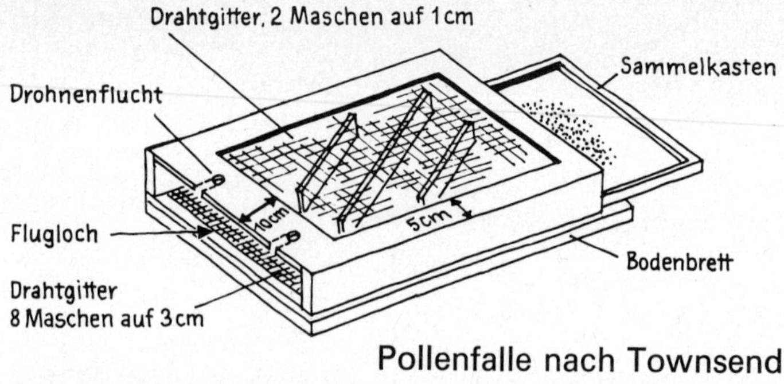

Abb. 43 Pollenfalle unterhalb der Waben bei Magazinbeuten, nach Prof. Townsend (Kanada). Der Boden des Sammelkästchens besteht aus luftdurchlässigem Sackleinen und liegt nicht ganz auf dem Bodenbrett auf, so daß also Luft an den Pollen kann. Die schräglaufenden Leisten sorgen dafür, daß die Bienen sich über die ganze Fläche verteilen und damit auch der abgestreifte Pollen. So wird die Pollenschicht nicht zu dick, so daß man das Kästchen erst alle paar Tage entleeren muß.

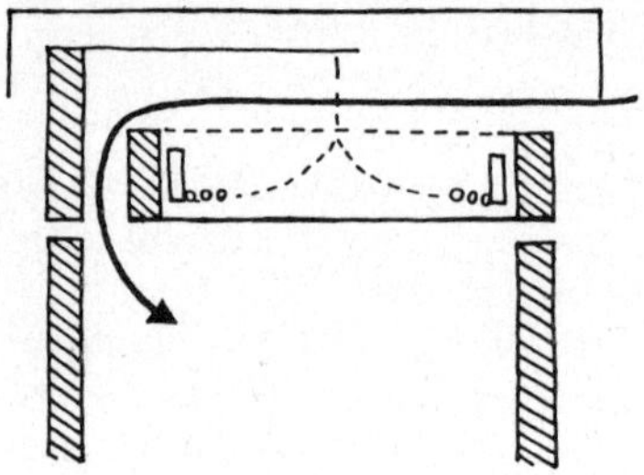

Abb. 44 Pollenfalle über den Waben. Vorteil: Kein Regen. Nachteil: Wärmeverlust

notwendig im Kästchen lassen. Nicht über Nacht, am besten sogar schon am Nachmittag entfernen und den Flug freigeben, weil die Hauptmasse des Pollens am Vormittag eingebracht wird.

4. *Wachsmotten.* Sie nähren sich in erster Linie von Pollen. Darum ihnen keine Zeit dazu lassen. Siehe 3.

5. *Feuchtigkeit. Wasser ist der schlimmste Feind des Pollens.* Er enthält, so wie er eingebracht wird, schon um 20% Wasser. Kommt noch Schwitzwasser oder Regen dazu, ist er rasch verdorben. Der erfahrene Alin Caillas warnt sehr eindringlich vor verdorbenem Pollen. Er kann gesundheitsschädlich, ja sogar ausgesprochen giftig wirken.

2. Reinigen

Darum wird empfohlen, den Pollen möglichst umgehend zu trocknen. Aber bevor man das tut, muß man alle Verunreinigungen daraus entfernen. Ungetrocknet sind die Höschen schwerer als Flügel und Beine von Bienen. So

läßt sich Pollen und Unerwünschtes leichter trennen. In Frankreich schüttet man kleinere Mengen in irgendeine weite Schale und bläst darüber. Nun das geht an, wenn die Bakterien dann in der Familie bleiben. Zur Weitergabe an andere ist es unhygienisch. Da müßte man schon einen Blasbalg benützen, etwa das Gebläse eines Vulkans, einen Gummiball, eine Kunststoffflasche, den Rückstrom eines Staubsaugers, einen kleinen Ventilator, Föhn oder was sonst einen Luftstrom erzeugen kann.
Für größere Mengen wäre etwa an eine Getreideputzmühle zu denken, wo sich so etwas noch auf dem Land findet.
Man kann auch die Zentrifugalkraft zuhilfe nehmen. In einem Gefäß, das sich rasch dreht, sammeln sich die schwereren Höschen außen und alles, was leichter ist, wandert ins Zentrum. Wer eine Honigschleuder mit Unterantrieb hat, kann da eine Schüssel hineinstellen und kräftig drehen. Im übrigen ist hier wieder einmal ein Feld für Bastler. Ich könnte mir denken, daß man die heute so beliebte elektrische Handbohrmaschine für eine solche Pollenzentrifuge einsetzen könnte.

3. Trocknen

Für das Trocknen der Höschen unterscheidet Caillas drei Gruppen von Imkern:
1. Der *Kleinimker* gibt kein Geld aus für einen Apparat. Er schüttet den Pollen in flacher Schicht höchstens 2 cm hoch — auf Papier auf einen Tisch in einem dunklen Raum mit gleichmäßiger Temperatur und Luftdurchzug. (Licht, vor allem Sonne, zerstört Wirkstoffe!) Wenigstens einmal täglich wird umgeschichtet, damit alle Höschen an die Luft kommen.
2. Der *mittlere Imker* schafft sich eine Einrichtung mit Infrarotlampen an. Infrarotlicht trifft nicht nur die Oberfläche, sondern dringt in die Höschen ein. Am besten legt man den Pollen auf ein feines Drahtgitter auf, damit die Luft auch von unten daran kann. Dicke der Schicht auch hier nicht über 15 bis 20 mm. Eine Thermoregulierung muß dafür sorgen, daß der Pollen nicht wärmer wird als 40^0 C. Schon bei 45^0 würden Wirkstoffe zerstört. Das zugehörige Foto der Einrichtung zeigt einen niedrigen Kasten mit sechs Rotlichtlampen ziemlich nah über dem ausgebreiteten Pollen. Das wäre schon eine recht leistungsfähige Anlage. Es geht auch kleiner. So spricht er von einem Trockner, der mit einer einzigen Rotlichtlampe von 130 Watt und einem Heizwiderstand von 165 Watt arbeitet. Die Lampe allein beseitigt in einer Stunde 25% des Wassers, der Widerstand allein schafft 50%, beide zusammen 97% in der Stunde. Je nach Bedarf baut man den Trockner größer mit mehr Heizkörpern (Abbildung).
Für die bewältigten Mengen macht Caillas folgende Angaben: Eine 250-Watt-Lampe trocknet 200 g in acht Stunden, Entfernung zwischen Pollenschicht und Lampe 20 cm. Für ein Kilo in der gleichen Zeit braucht man also fünf Lampen. Manche Imker haben sich Trockner gebaut, die in acht Stunden 2 kg Pollen trocknen.

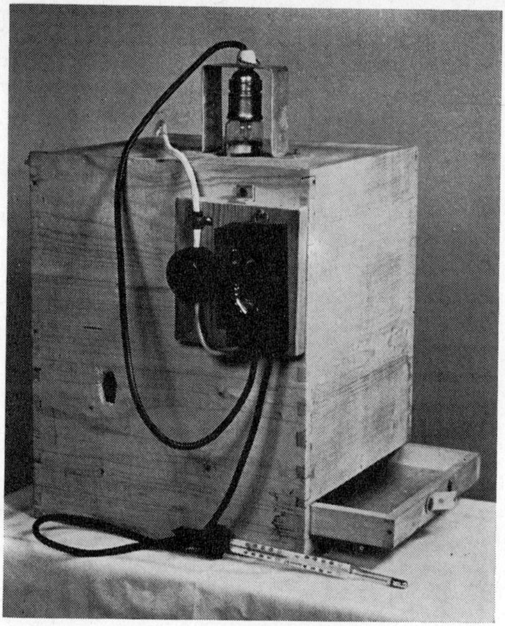

Abb. 45 Pollentrockner von Eisfeld mit einer Ultrarotlampe und Regler

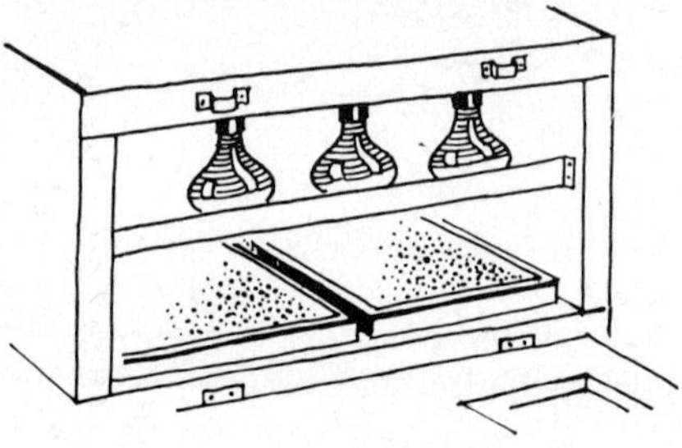

Abb. 46 Pollentrockner mit mehreren Lampen

Der Pollen verliert dabei 18% an Gewicht. (Abb. 45 und 46)
Der *Großimker* kommt mit diesen Einrichtungen nicht aus. Er wird sich nach einer Einrichtung umschauen, wie sie in der Industrie gebraucht wird. Er kann sich aber auch selbst eine Anlage bauen, bei der unter einer Doppelreihe von je acht Lampen in 20 cm Entfernung der Pollen sich auf einem Laufband mit einer »Geschwindigkeit« von 20 cm in der Stunde vorbeibewegt. Länge des Bandes zwischen den zwei Rollen 2 m, Höhe der Pollenschicht hier 5 mm. Leistung 10 kg in 24 Stunden (Abb. 47).

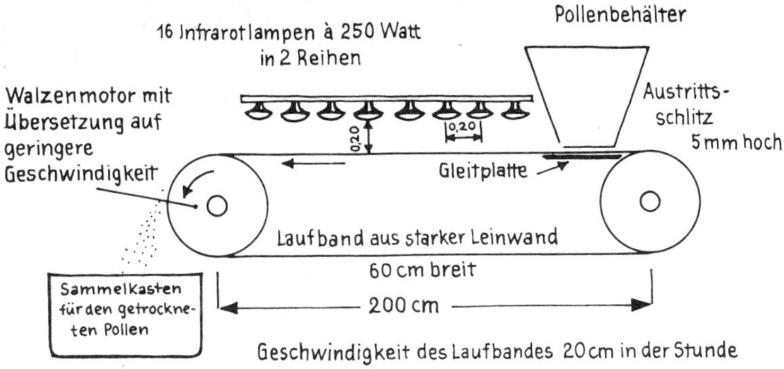

Abb. 47 Pollentrockner mit 16 Lampen und Motorisierung nach Caillas

4. Pulverisieren

Pollen hat eine sehr widerstandsfähige Haut. Diese wird weder von der Biene noch vom menschlichen Magen und Darm verdaut. Nur durch kleine Poren kann der Verdauungssaft in das Innere eindringen und es auflösen, so daß es durch die gleichen Öffnungen heraustreten und verwertet werden kann. Man tut deshalb gut, dem Magen die Arbeit zu erleichtern, indem man ihm den Pollen nicht in Klümpchen, sondern fein pulverisiert anbietet. Kleine Mengen (etwa 20 g) für den eigenen Gebrauch kann man in einer elektrischen Kaffeemühle mahlen. Für größere Mengen könnte sich ein Bastler nach dem System der kleinen Kaffeemühle etwas in größerem Format anfertigen. Für noch ernsthafteren Betrieb müßte man zu einer Farbenmühle greifen. Ich habe Angebote für solche eingeholt. 2000,— DM! Geht nicht.
Nach meiner Erfahrung kann man sich für menschlichen Genuß das Pulverisieren schenken, wenn man die Höschen in Flüssigkeit auflöst; Milch, Fruchtsaft, Haferschleim usw.

5. Aufbewahren

Dem getrockneten Pollen drohen Gefahren von zwei Seiten:
1. Feuchtigkeit,
2. Tierische Liebhaber.
Für beides bietet sich eine gut schließende Blechdose als Abwehr an. Leider bietet sie keine Sicherheit gegen Schädlingsbefall. Die Tiere kommen zwar durch das Blech nicht hinein, aber sie können schon mit dem Pollen hineingeraten. Die Trocknung bei 40^0 tötet sie nämlich nicht ab. Es handelt sich um drei Gruppen:

1. Wachsmotten. Ihre Eier können ins Sammelkästchen fallen, besonders wenn es unterhalb der Waben angebracht ist. Da die Eier aber mindestens 15° C zur Entwicklung brauchen, kann man das verhindern durch Aufbewahrung im Kühlschrank.
2. Ein kleiner Käfer, nur 1,5 bis 2 mm groß, Silvanis sirinamendis. Auch gegen ihn schützt kühle Aufbewahrung.
3. Die Pollenmilbe, Carpoglyphus passularum, die auch in den überwinterten Pollenwaben den Pollen in ein feines ungenießbares Mehl verwandelt. Gegen diese empfiehlt Caillas, den Pollen für 24 Stunden in ein festschließendes Gefäß zusammen mit einer kleinen Menge Tetrachlorkohlenstoff zu geben. Nicht zu verwechseln mit dem giftigen feuergefährlichen Schwefelkohlenstoff.
Ich kann nicht beurteilen, ob gegen Tetrachlorkohlenstoff ($C\ Cl_4$) keine Bedenken bestehen. Es ist eine farblose unangenehm süßlich riechende Flüssigkeit, nicht brennbar, darum in Feuerlöschern verwendbar, unlöslich in Wasser, löslich in Alkohol, Äther, Chloroform, Benzin u. a. Es löst selber Fett, Öl, Harz und wird zur chemischen Reinigung, in Fleckenwassern usw. verwendet. Mir selbst sind einmal Motten hineingeraten. Als ich die Gespinste bemerkte, habe ich den gut verschnürten Plastiksack für drei Tage in die Tiefkühltruhe gesteckt. Daraufhin war Ruhe. Das scheint mir weniger bedenklich, als ein Versuch mit chemischem Dunst.

6. Pollenreserve zur Verwendung für Bienen

Darüber schreiben G. F. Townsend und M. V. Smith in South African Bee Journal Januar 1968.
In pollenreichen Zeiten muß man Pollen aufheben für pollenarme. Dadurch bekommt man die Volksstärke in die Hand, denn ohne Pollen keine Jungbienen. Für die Aufbewahrung gibt es mehrere Wege:
1. Nicht zu empfehlende Methoden:
a) Aufbewahrung im *Kühlschrank* bei einigen Grad über Null. Geht nur für ganz kurze Zeit. Schon nach wenigen Wochen oder Monaten verdirbt er durch Schimmel.
b) Überschichten mit *Honig oder dicker Zuckerlösung*. Aus dem frischen Pollen geht Feuchtigkeit in die Lösung, verdünnt sie und führt zur Gärung.
2. Empfehlenswerte Methoden:
a) *Pollen-Zuckermischung*. Frischer Pollen mit dem gleichen Gewicht Kristallzucker hält sehr gut. Man muß die Mischung aber fest in dicht schließende Gefäße einstampfen. Um ein Verschimmeln an der Oberfläche zu verhüten, bedeckt man diese noch etwa 2 cm hoch mit Zucker. Der Pollen bleibt frisch und feucht und wirkt auch nach zweijähriger Lagerung bei Zimmertemperatur noch ausgezeichnet auf die Erzeugung von Brut. Man kann daraus Fladen formen und diese direkt an die Bienen verfüttern, oder ihn zu Honig-Pollen-Zuckerteig weiterverarbeiten.

b) *Tiefkühltruhe.* Frischer Pollen in geschlossenen Gefäßen bei —18 Grad C in der Tiefkühltruhe behält seinen Nährwert zum mindesten für einige Jahre. Man muß ihn aber sofort nach der Herausnahme verwenden. Der Pollen ist feucht und krümelig und kann zu Futterteig verarbeitet werden.

c) *Trockenaufbewahrung.* Der frische Pollen wird in 2—4 cm dicker Schicht in einem warmen trockenen Raum ausgebreitet und ein Luftstrom darüber geleitet. Je nach Luftfeuchtigkeit ist er in 2 bis 5 Tagen trocken. Wenn er richtig trocken ist, dürfen sich die Höschen zwischen den Fingern nicht zerdrücken lassen. Dann kann man ihn in fest schließenden Gefäßen ohne Eingefrieren aufheben.

Während des Trocknens können Wachsmotten oder andere Schädlinge darüberkommen. Schon ihre Eier können mit in die Gefäße geraten, ausschlüpfen und den Pollen verderben. Das läßt sich vermeiden, wenn man den trockenen Pollen nur für einen Tag in die Tiefkühltruhe legt und dann bei gewöhnlicher Temperatur aufbewahrt.

Trockene Höschen sind hart. Man läßt sie deshalb vor der Verarbeitung zu Teig einige Stunden lang in warmem Wasser aufweichen.

Nach einem Jahr Lagerung hat getrockneter Pollen nicht mehr seinen vollen Nährwert. Nach zwei Jahren ist das sehr deutlich. Nach fünf Jahren hatte er keine Wirkung mehr auf die Brutentwicklung.

Pollen kann Faulbrut oder Nosemakeime enthalten. Darum ist es gut, wenn man vor der Verwendung auf ein Pfund Pollen 5 Gramm Sulfathiazol und soviel Fumidil beigibt, daß ein Volk mit dem Futter ein Gramm Fumidil erhält.

Eine gute von Farrar empfohlene Futtermischung bekommt man aus

1 Pfund Pollen,
3 Pfund Sojamehl,
12 Pfund (etwa 3,8 Liter) dicker Zuckerlösung.

Fütterungsversuche mit zwei Jahre altem Pollen ergaben:

Pollen aus der *Tiefkühltruhe* — Aufrechterhaltung der Brut und der Volksstärke.

Pollen-Zucker-Mischung, gleiches Ergebnis.

Getrockneter Pollen — wurde nicht so gern genommen, Brut und Volksstärke gingen zurück, hörten aber nicht auf.

Der zweijährige Pollen wurde in jedem Fall mit soviel Zuckerlösung gemischt, daß ein Teigfladen daraus gebildet werden konnte.

Empfehlung

Am einfachsten ist es, wenn man zwei Gewichtsteile frischen Pollen mit einem Teil Kristallzucker mischt und fest in dicht schließende Gefäße stampft. So kann man ihn ohne Verlust an Nährwert zwei Jahre bei gewöhnlicher Temperatur aufheben.

7. Gelagerter Pollen wertlos?

Natürlich fragt man sich, ob der gesundheitliche Wert des Pollens durch Lagerung nicht verloren geht. Wie steht es da? Was geht im Pollen vor? Was baut da vielleicht ab? Noch wissen wir darüber nicht alles, wohl aber einiges.
1. Nach Maurizio schwindet die Wirkung auf die Entwicklung der Drüsen und Eierstöcke der Arbeitsbienen mit dem Altern des Pollens.
2. Der Wuchsfaktor ist nach Chauvin in frischem Pollen dreimal so aktiv wie in ohne besondere Vorsicht getrocknetem.
3. Die eigene Keimfähigkeit hat von Bienen eingetragener Pollen schon nach 5 Tagen verloren.
4. In den Zellen macht der Pollen eine durch Milchsäuregärung bedingte Reifung durch, über die man im einzelnen noch nichts weiß. Aber sie vermindert die biologische Wirksamkeit nicht, sondern erhöht sie. Handgesammelter Pollen von den Blüten ist jedenfalls weniger wirksam als von Bienen gesammelter.
5. Die antibakterielle Wirkung insbesondere nimmt bei der Lagerung zu. Frische Pollenhöschen wirken schwach, in der Tiefkühltruhe bei — 35 Grad C gelagerte wirken auch nach längerer Zeit noch schwach. Aber schon bei Lagerung bei 0 Grad C steigert sich die Wirkung, noch mehr bei Lagerung in Zimmertemperatur. Man darf annehmen, daß der antibiotische Faktor entweder ganz von den Bienen stammt oder daß die im Pollen von Haus aus liegende Wirkung durch das, was die Bienen beim Einspeicheln dazu fügen, erst aktiviert wird und daß diese Wirkung während der Lagerzeit weitergeht.
Weitere Aufklärung dürfen wir von künftiger Forschung erwarten. Sie wird zu prüfen haben, ob es für die Vitamine und Aminosäuren vielleicht besser wäre, von der Lufttrocknung zur Tiefkühltrocknung überzugehen oder ob man den frischen Pollen etwa in bestimmtem Prozentsatz mit Honig zu einem Teig verarbeiten sollte. Prüfet alles, das Beste behaltet!

8. Wie nimmt man Pollen?

Wie man den Pollen einnimmt, das ist im buchstäblichen Sinn Geschmackssache. Es gibt verwöhnte Gaumen, denen er widersteht. Andere kauen ihn, ob frisch oder getrocknet, so wie er ist, vielleicht mit einem Schluck Wasser. Andere nehmen zugleich ein Stückchen Zucker in den Mund. Besser ist ein Löffel Honig. Er verbessert nicht nur den Geschmack, sondern ergänzt ihn auch in der Wirkung. Man kann auch versuchen, ihn auf der Kaffeemühle wieder zu pulverisieren. Ich hatte dabei wenig Glück. Die Reibflächen verschmieren und verstopfen sich leicht. Man kann ihn auch mit flüssigem Honig zu Paste, eventuell für Brotaufstrich verarbeiten. Man bringt dabei etwa 30% Pollen im Honig unter. Wer Glück hat mit Mahlen, kann ihn auch mit Butter oder irgend einer Marmelade mischen. Ich selber löse die Höschen gern in

Milch oder einem Fruchtsaft auf oder mische ihn in Haferflockenbrei. Er wird aber natürlich nicht miterhitzt, sondern erst nach Abkühlung zugleich mit Honig untergerührt. Der Brei darf nicht zu dick sein, damit sich die Höschen auch auflösen können. Wenn nötig wird eben noch Milch oder Fruchtsaft nachgegossen, etwas stehen gelassen und nochmal durchgerührt. Über die Menge wurde schon gesprochen. Für normalen Dauergebrauch kann man Erwachsenen etwa 20 Gramm täglich empfehlen. Ein gestrichen voller Eßlöffel faßt etwa 15 g, ein gehäufter 24 g getrockneten Pollen.
Will man bei körperlicher oder geistiger Müdigkeit oder sonstiger Störung eine kräftigere Wirkung, nimmt man gut 30 Gramm, zwei flache Eßlöffel voll. Wann? Ich nehme ihn früh nüchtern als eine Art Vorfrühstück, gleich beim Aufstehen, eine Stunde vor dem eigentlichen Frühstück in einer Tasse Haferflockenbrei mit Milch oder Fruchtsaft angemacht. Das gibt eine gesunde Unterlage für den ganzen Tag. Man kann ihn natürlich auch auf mehrere Male verteilen. Am besten immer vor der Mahlzeit. Vielleicht ist das bei Kindern zu empfehlen. Man schmuggelt ihn ins Breichen. Es gibt aber Kinder, die die Höschen gern mit dem nassen Finger aufnehmen. Für sie genügt ein Kaffeelöffel voll.
Wer Pollen nicht dauernd nehmen will, mache wenigstens einmal im Jahr eine Pollenkur, wie man sonst etwa eine Traubenkur macht, einen Monat lang.
In jedem Fall achte man darauf, daß man nur einwandfrei frischen oder gut getrockneten Pollen verwendet, keinesfalls verschimmelten. Solcher könnte, je nach dem Pilz, recht giftig wirken. Aufbewahren trocken und auch dunkel, weil Licht und Sauerstoff Wirkstoffe schädigen.

Dritter Teil: Andere Bienenerzeugnisse

Außer Honig und Pollen gibt es noch andere Erzeugnisse der Bienen, denen man mit mehr oder weniger Recht Einfluß auf die Gesundheit des Menschen zuschreibt. Sie können sich keinesfalls mit den beiden Haupterzeugnissen an Bedeutung messen. Der Vollständigkeit halber können wir sie aber nicht übergehen. Es handelt sich um den königlichen Futtersaft — Gelee royale, Kittharz und Bienengift.

I. Gelee royale

»G. R.« wurde im Ausland einige Jahre lang durch eine sich überschlagende Propaganda als wahres Wundermittel in den Himmel gehoben. In Deutschland stand man diesem Rummel kritisch gegenüber. Nun hat auch anderswo eine sachliche Beurteilung Platz gegriffen. Das große Geschäft ist vorüber. Was ist geblieben? Eine mit Eifer betriebene Analyse seines Inhalts und eine strenge Nachprüfung seiner Wirkungen.

1. Was enthält Gelee royale?

Kurz gesagt, etwa das Gleiche wie der Pollen: Eiweiß, Aminosäuren, Vitamine, Fette, Sterole, Mineralstoffe, Zucker, 65—70% Wasser, Farbstoffe, Antibiotica, Hormone. Für die Bienen wichtig ist vor allem ein flüchtiger Stoff, der die Umstellung einer jungen Arbeiterlarve auf die Entwicklung zur Königin bewirkt.

2. Was wirkt in Gelee royale?

Die Versuche von Chauvin und anderen mit Mäusen haben widersprechende Resultate gezeitigt. Um etwas aussagen zu können, müßten sie auf breiter Basis wiederholt werden. Angenommene Wirkungen auf Wachstum, Keimdrüsen, Ausdauer, Blut usw. konnten nicht bestätigt werden. Bei Kaninchen wurde eine leichte Zunahme der weißen Blutkörperchen und eine Abnahme von Calcium und Eiweiß im Serum beobachtet.
Versuche mit Menschen und deren Erfolg bringen wir nach Chauvin Traité Bd. 3 1968 mit allem Vorbehalt: Sein Freund Lenormand hat um 1950 einem Patienten GR eingespritzt, der infolge eines Schlaganfalls sehr geschwächt war, zitterte, alles unter sich gehen ließ und alle körperliche und geistige Aktivität

verloren hatte. (Er hat das wohl riskiert, weil hier kaum mehr etwas zu verderben war.) Die Wirkung war verblüffend. Binnen drei Tagen war der Mann wieder in Ordnung, das Allgemeinbefinden gut.

Destrem in Bordeaux (1956) hat 134 Patienten 6—12 mal im Abstand von 2 Tagen jeweils 20 mg lyophilisierten GR intramuskulär eingespritzt. Er wählte dazu 70—75jährige aus, die an Alterserscheinungen litten wie Appetitlosigkeit (Anorexie), Abmagerung, seelische Depressionen. In der Regel zeigt sich die Wirkung nach der 6. Injektion. Der Appetit kommt wieder, das Gewicht steigt, der Kranke fühlt sich wohl. Bei Leuten mit zu wenig Blutdruck steigt er, bei Leuten mit Überdruck nicht.

Destrem hat GR auch versucht bei Jugendlichen, die an nervös-seelischen Störungen litten mit Selbstmordgedanken, Schwermut und Ängstlichkeit. Manche davon waren schon anderweitig ohne Erfolg behandelt worden. Auch bei ihnen war der Erfolg sehr gut. Sie nahmen zu, konnten wieder schlafen, ja es kam zu vollständiger Heilung. Dabei wirkte die Einnahme durch den Mund nicht schlechter als die Einspritzungen. Er ist überzeugt, daß GR besonders für die Behandlung von Alterserscheinungen großes Interesse verdient. Selbstverständlich wußten die Patienten nicht, was sie bekamen. Auch wurde die Wirkung durch Placeboversuche kontrolliert. (Placebo — man gibt den Kranken Dinge, die aussehen wie Arzneien, die aber in Wirklichkeit nichts sind als Wasser oder Zucker u. dgl. Dadurch kann man erkennen, was auf echter Arzneiwirkung und was auf Einbildung beruht.)

Sarrouy, Raffi und Leutenegger, Algier gaben GR bei starker Unterernährung. Manchmal widersteht der Gewebeschwund (Hypotrophie) den gebräuchlichen Mitteln wie Transfusionen von Eiweißlösung, Milchpräparaten, Antibiotherapie usw. Mit GR erzielten sie eine rasche Gewichtszunahme, besseren Allgemeinzustand, Kraft und Appetit. Die Kinder verlieren ihren verzerrten alten Gesichtsausdruck, bekommen Farbe, werden lebhaft, ihre Teilnahmslosigkeit schwindet. Man mußte allerdings über die sonst gewohnte Gabe von 7—8 Injektionen hinausgehen, um gute Resultate zu erzielen. Autosuggestion war hier mit Sicherheit ausgeschlossen.

Mormone, Nunziata und Spina gaben unterentwickelten (dystrophischen) Säuglingen intravenöse Injektionen von GR-Extrakten, denen das Eiweiß entzogen war. Auch sie beobachteten Verbesserung von Gewicht, Blutdichte, Appetit und Allgemeinbefinden. Der Blutzucker in Kapillaren und Venen stieg schon nach einer halben Stunde um 47%, nach einer Stunde wieder um 22%. Der Thorn-Test war positiv. Hauteiterungen, Blutsenkung und Glycogenspiegel der weißen Blutkörperchen wurden günstig beeinflußt.

Lenzi, Murano und Martinetti fanden nach Gaben von 100—200 mg GR eine Erhöhung des Sauerstoffumsatzes auch ohne Änderung des Blutes.

Umstritten war die Wirkung mündlicher GR-Gaben. Hier sprach manchmal imkerliche Geschäftstüchtigkeit lauter als der wissenschaftliche Sachverstand. Die Italiener Properi, Ragazzini und Francalancia (1956) gaben an 4—22 Monate alte Kinder, die an lebensbedrohlichen Verdauungsstörungen litten, 11—61 Tage hindurch 10—50 mg GR. Die Wirkung auf Gewicht, Blutdichte und Eiweißstand des Blutes war zufriedenstellend. Leider geben sie keine genaueren Einzelheiten an.

Martinetti und Caracristi fanden bei 14 Kindern nach 50 mg GR einen um 24% höheren Sauerstoffumsatz. Sie glauben, daß eine solche Wirkung nicht allein durch eine so kleine Menge GR selbst bewirkt werden kann. Es müsse eine spezifische Wirkung auf den Blutzucker vorliegen.

Telatin (1956) beobachtet bei nervös-seelisch gestörten Kindern Verbesserung der Stimmung und des Gewichts.

Weber gab 3—12 Monate alten, an Mongolismus leidenden Kindern täglich 100 mg GR ein. Mongolismus ist eine schwere, mit Wachstumsstörungen, Mißbildungen, Drüsenunterfunktion und Schwachsinn verbundene Entwicklungsstörung. Charakteristisch sind Sehstörungen, Mongolenfalte der Augenlider, rissige Zunge, unterentwickelte Hand- und Fußknochen, Herzmißbildungen und unterentwickeltes Gehirn. Trotz solch massiver Abnormität will der Direktor der Breslauer psychiatrischen Kinderklinik eine deutlich schnellere geistige Entwicklung und Rückgang der Bewegungserregtheit beobachtet haben. Er hält dafür, daß GR allen sonstigen Medikamenten »unvergleichlich überlegen« ist. (Unveröffentlichte Arbeit.)

Decourt (1956) machte Versuche mit Tagesgaben von 25 mg GR. Bei 60% der Gesunden war nichts zu bemerken. 40% zeigten Euphorie (gut aufgelegt!), größeren Widerstand gegen Ermüdung, manchmal eine gewisse Benommenheit. Es kam weder zur Gewöhnung noch zu nachfolgender Depression. Auch wesentlich schwächere Gaben wirkten. Allgemein nahm der Appetit zu. Nebenbei wurde spröde schieferige Haut (Keratotracose) gebessert, obwohl der GR gar nicht direkt auf die Haut gebracht, sondern durch den Mund eingenommen wurde. Mit starken Dosen konnte man auf Seborrhöe (krankhaft fettig schuppendes Ekzem der Gesichts- und Kopfhaut, manchmal auf Arme und übrigen Körper übergreifend) besser einwirken als mit allen anderen Mitteln.

Destrem hat 1958 bei mündlicher Einnahme auffallend gute Wirkung auf verschiedene Alterserscheinungen mitgeteilt (nicht veröffentlicht).

Es wäre noch auf russische Versuche hinzuweisen. Sie sind aber wenig stichhaltig, weil hier GR viel zusammen mit Bienengift und Extrakt aus Pollen und Kittharz verwendet wurde. Viel wurde über GR gesprochen auf dem 19. Internationalen Imkerkongreß in Prag 1963. Die Vortragenden konnten aber weder über die Ursache der Wirksamkeit, noch über die erforderliche Dosis etwas sagen. Daraufhin wurde der Präsident des Kongresses Dr. Jaroslav Svoboda beauftragt, diesen Fragen nachzugehen. Doch auch er konnte auf dem folgenden 20. Kongreß in Bukarest 1965 keine Angaben machen. Doch kamen da wieder einige Erfolgsberichte. E. Malei, M. Pacenovska und D. Zarnuskova von der Hautklinik in Safarik hatten Warzen mit dem tschechischen Mittel Vita-Apinol behandelt, das ganze 1% GR enthält. Bei täglichem Auftragen des Mittels waren von den 16 Patienten mit flachen Warzen 10 geheilt. Nun sind Warzen kein gutes Objekt für solche Erprobung. Sie reagieren auf vieles, auch auf psychische Beeinflussung. Frappierend war dagegen ein Fall von Lupus (Hauttuberkulose). Der Kranke hatte seit 1946 damit zu tun, kam 1961 für einen Monat in die Klinik. Als er entlassen wurde, waren nur noch Narbenspuren vorhanden. 1963 gebrauchte er 6 Gramm einer Salbe aus Honig und GR. Nach 3 Monaten waren auch die letzten Spuren fast verschwunden. Man konnte ihn als geheilt betrachten. Ein anderer Patient litt seit 1945 an chronischem Erythem im Gesicht. 1958 gebrauchte er 5—6 Gramm einer GR-Salbe. Das Erythem verschwand. Er gebraucht aber vorsichtshalber jeden Sommer wieder 2—3 Gramm der Salbe. Die Ärzte konnten keine Spur mehr von dem Erythem entdecken. Trotzdem betrachtet man den Erfolg nicht als beweisend, weil solche Erscheinungen auch ohne Behandlung manchmal kommen und gehen. 1964 berichteten die Bulgaren P. Peitchev, S. Baikuchev und N. Nikiforov über Versuche mit GR an alten Leuten von 60—100. Sie bildeten drei Gruppen zu je 10. Die erste Gruppe erhielt 4 mal in der Woche eine intramuskuläre Injektion von 100 ccm GR (eine unglaublich große Menge, dürfte eine Fehlmeldung sein!). Die zweite Gruppe erhielt eine Injektion von GR zusammen mit 5 ccm einer 2% Novocainlösung. Die dritte Gruppe erhielt nichts. Erfolg nach drei Wochen: Bei 5 Personen war der Blutdruck um 20—60 mm gesunken, 8 fühlten sich gestärkt, 1 hatte mehr Appetit und konnte besser schlafen. Leider fehlt die Angabe aus welchen Gruppen!

Obwohl man bis jetzt nichts über die Ursachen der Wirkungen weiß, wurden die Versuche in Rußland, Rumänien, Jugoslawien, Italien, Belgien, China, Polen, USA usw. fortgesetzt. Diese letzten Angaben entnehme ich dem Buch von Prof. N. Joirisch »Die Bienen als fliegende Pharmazeuten«, Moskau 1968. Die Deutschen halten sich kritisch zurück. Vielleicht bringen neue Forschungen größere Klarheit und einen Ausgleich auf mittlerer Linie zwischen übertriebenem Lob und absoluter Ablehnung.

3. Wie gewinnt man Gelee royale?

Nur kurz möchte ich auf diese Frage eingehen. Erstens ist die Wissenschaft sich über die Wirkung bis jetzt nicht klar. Zweitens ist dieses Buch auch für Nichtimker bestimmt, die von den Einzelheiten wenig haben werden. Darum also in gedrängter Form, worüber Caillas ein ganzes Buch geschrieben hat.

Es sind die gleichen Methoden, die in der Königinnenzucht angewandt werden. Nur daß man die Larven nicht ausreifen läßt, sondern am dritten Tag sie entfernt und den Futterbrei entnimmt, weil er in diesem Stadium am wirksamsten sein soll. Dabei erhält man von einer Zelle etwa 0,3 g, von 10 also 3 g. Der Preis war anfangs etwa DM 50,— für ein Gramm, heute etwa DM 1,— bis 1,20. Je nach Zahl der erzeugten Zellen kann sich die Sache lohnen oder nicht. Man liest von 500 g, die man von einem Volk gewinnen kann, wenn man zeitig anfängt und alle zweieinhalb Tage eine neue Serie einsetzt. Die meisten Angaben sind aber wesentlich bescheidener, 80 g, bestenfalls 250 g, mit starken, entweiselten und dauernd mit Jungbienen und Pollen versorgten Völkern. Und nicht wenig Arbeit!

a) Einfachstes Verfahren: Entweiseln, nach drei Tagen alle Waben nach Zellen absuchen und den Futterbrei entnehmen. Wenig ergiebig, für den Eigenbedarf.

b) Verfahren verbessert durch Erweitern bestimmter Zellen auf jungen zum erstenmal bebrüteten Waben. Formholz für Tauchen künstlicher Weiselzellen oder ähnliches Holz vorn konisch verdünnt bis auf 5 mm am Ende, vorsichtig unter leisem Drehen in Zellen mit jüngsten Larven eingeführt. Kann, muß aber nicht, die Bienen verführen zum Ausbau dieser vorgeformten Zellen. Dadurch Zellen auf bestimmter Wabe konzentriert und Zusammenbau mehrerer Zellen vermieden. Kann auch auf waagrecht über das Brutnest gelegter Wabe gemacht werden, durch untergelegtes leeres Rähmchen oder besser zwei im nötigen Abstand gehalten, damit die Zellen Platz haben.

c) Umlarven in künstliche Wachsnäpfchen, angefertigt durch dreimaliges Eintauchen eines 9 mm starken Formholzes in flüssiges Wachs, 8 mm hoch, mit oder ohne Holzstöpsel mit Wachs an Leisten befestigt. Zwei oder drei solcher Leisten mit je 12—14 Zellen in leeres Rähmchen und senkrecht eingehängt in entweiseltes Volk, dem alle offene Brut genommen wurde bis auf eine Brutwabe zu beiden Seiten des Zuchtrahmens. Dies zum Anlocken der Pflegebienen.

d) Anbrütekasten. — Statt eines entweiselten Volkes kann man einen Brüter zusammenstellen. Fünfwabenkasten mit vergitterter Lüftung unten am Boden, ausgestattet mit 1 Honigwabe, 1 Pollenwabe, 2 gedeckelten Brutwaben, einem Zuchtrahmen und 5 Pfund Bienen, die man durch entweiselten Schwarm oder durch Abkehren offener Brutwaben gewonnen hat. Vor Einbringen des belarvten Zuchtrahmens stellt man den geschlossenen Kasten für einige Stunden kühl und dunkel, führt dann rasch den Zuchtrahmen ein und stellt wieder für einen Tag kühl und dunkel. Dann hängt man den Rahmen mit den inzwischen angenommenen Zellen in den Honigraum eines starken Volkes oder in ein entweiseltes Volk. Im Anbrütekasten werden gewöhnlich mehr Zellen angenommen als sonst im normalen entweiselten Volk. Statt des senkrechten Zuchtrahmens kann man auch in einem 5 cm hohen Deckel lose Lochleisten mit den zunächst leeren Weiselnäpfchen waagrecht über dem Fünfwabenraum auflegen, nach einigen Stunden einen Holzstöpsel nach dem andern herausnehmen, belarven und wieder einsetzen. Nach einer Stunde kann man nachprüfen, was angenommen wurde und nicht angenommene Zellen nochmal belarven. Zur Weiterpflege nach 24 Stunden wie vorher. So kann man auf 50—60 Zellen kommen. Will man den Anbrütekasten öfter verwenden, stellt man ihn auf, natürlich mit offenem Flugloch, und versorgt ihn immer wieder mit neuen Jungbienen und Futter. Warmhaltung an den Seiten und vor allem oben ist wichtig für den Erfolg.

e) Im weiselrichtigen Volk. — Man hängt möglichst viele Brutwaben in den Honigraum. Nach 9 Tagen macht man in der Mitte des Honigraums Platz für einen, vielleicht auch zwei Zuchtrahmen, sperrt den Honigraum für einen Tag durch Zwischenschieben eines Gitters aus Maschendraht vom Brutraum ab. Die eingesperrten Honigraumbienen fühlen sich weisellos und nehmen eine Anzahl der belarvten Zellen an.
f) Im entweiselten Schwarm. — Der eingefangene Schwarm wird einlogiert, mit eingesperrter Königin und einer offenen Brutwabe in der Mitte. Am Morgen nimmt man die Königin heraus, am Tag darauf die Brutwabe, auf der schon Weiselnäpfchen angeblasen wurden und ersetzt sie durch einen Zuchtrahmen mit jüngsten Larven. Die entnommene Brutwabe kann man im Honigraum eines weiselrichtigen Volkes noch für zwei Tage weiterpflegen lassen und dann auch den Futtersaft aus den angesetzten Weiselzellen zusätzlich gewinnen. Nach drei Tagen Ernte des Futterbreies aus dem Schwarm und neuer Zuchtrahmen, dann noch ein dritter. Dann aber wird man dem Schwarm eine begattete Königin geben und anderswo Futtersaft gewinnen. Andernfalls müßte man bei weiterer Verwendung zur Saftgewinnung dem Schwarm laufend Jungbienen nachschieben, die mit frischer Kraft sich der Larvenpflege widmen können.
Nochmal, die große Zeit, da man durch Gelee royale reich werden konnte, ist vorüber. Wer sich in größerem Maß darauf einstellen möchte, sehe sich zuerst nach gesichertem Absatz um.

4. Wie bewahrt man Weiselfuttersaft auf?

Am dritten Tag nach dem Umlarven entfernt man mit dem Umlarvlöffel die Larven aus den angenommenen Zellen, holt mit einem etwas größeren Löffelchen den Futtersaft heraus und streicht ihn in ein kleines Medizinfläschchen mit weitem Hals. Da der Futtersaft durch Licht leidet, nimmt man am besten ein braunes Gläschen. Man hat eine Zeitlang die Verderblichkeit des Futtersaftes übertrieben. Der gewöhnliche Sterbliche sei gar nicht zu seiner Aufbewahrung eingerichtet. Das stimmt so nicht. Ein einfacher Kühlschrank, wie er heute praktisch in jedem Haushalt vorhanden ist, mit einer Temperatur von 4—7 Grad C über Null, genügt schon. Und das für längere Zeit. Dem Amerikaner V. Smith von der Cornell-Universität Ithaca gelang es, mit 8 Monate aufbewahrtem Futtersaft noch Königinnen aufzuziehen. Ein Zeichen, daß er nicht, wie man behauptet hatte, schon nach wenigen Stunden seine Wirkkraft verliert. Man kann im äußersten Fall damit rechnen, daß er sich im Kühlschrank bis zu einem Jahr aufbewahren läßt. Wichtig ist, daß er gut verschlossen, vor Licht geschützt und nicht mit Wasser vermischt wird.
Nur größere Spezialbetriebe können sich mit der Gefriertrocknung (Lyophilisation) befassen. Dabei wird in weitgehend luftleerem Raum bei 50 Grad C unter Null dem Saft das Wasser entzogen bis zur vollständigen Trocknung.

Dadurch wird er unbegrenzt haltbar. Löst man die papierartig weißen Plättchen zur Verwendung wieder in Wasser auf, besitzt der Futtersaft noch seine volle Wirksamkeit.
Vielleicht gelingt es der Forschung eines Tages, dem Gelee royale durch neue Erkenntnisse zu neuem Ansehen zu verhelfen.

5. *Wie nimmt man Gelee royale?*

Die Fabriken haben ihn zu Pillen verarbeitet, meist zusammen mit anderen Stoffen, z. B. Ginseng, oder einer Vitaminzusammenstellung. Ein Fabrikant hat zur Pille die Hälfte Gelee royale genommen und ihn ergänzt mit der Hälfte einer Gerobionkapsel, einer Kombination von Vitaminen für ältere Leute. Andere bringen ihn in kosmetischen Salben und Pasten unter. Der Imker selbst wird ihn vielleicht auf kürzestem Weg bei seiner Arbeit nehmen, wenn er unerwünschte Weiselzellen ausbricht. Ich habe das öfters getan und hatte hinterher ein Gefühl wie bei Föhn oder Wetterwechsel: Dumpfheit, Druck in und über den Augen, Müdigkeit. Ob das jeweils nur zufälliges Zusammentreffen oder tatsächlich Wirkung des Futtersaftes war, weiß ich nicht. Wenn ja, wäre das mindestens ein Zeichen, daß er überhaupt etwas wirkt. Und es käme auf Erprobung der richtigen Menge an, ob die Wirkung nützlich oder schädlich ist. Das ist ja bei Gewürzen und Medizinen auch nicht anders.
Sachgerecht wäre wohl eine Mischung von Futtersaft mit Honig, etwa ein Gramm auf ein Pfund, oder mit Honig und Pollen zugleich. Mediziner haben ihn gern in Form von Einspritzungen versucht. Ich betrachte bis jetzt die ganze Frage noch nicht als abgeschlossen. Man wird, mit der nötigen kritischen Einstellung, weitere Versuche machen müssen.

II. Wachs

1. *Wachs für Salben*

Wachs wird seit alters in Salben, Pomaden und Pflastern verarbeitet, auch heute noch. Es macht die Haut weich und geschmeidig. Und sicher kommt auch seine antibiotische Wirkung dabei zur Geltung.

2. *Wachs mit Honig zum Kauen*

Schon im Honigteil haben wir erfahren, daß das Kauen von Honig mit Wachs günstig auf Heuschnupfen wirkt. Ursache unbekannt. Daß Wachs, wie alles im Bienenvolk, antibiotisch wirkt, reicht zur Erklärung nicht aus. Wir wissen, daß Wachs reich ist an Vitamin A. 100 g enthalten 4096 Internationale Einheiten, 100 g Rindfleisch nur 60.
Joirisch (1968) verweist auf die eben genannten guten Erfahrungen des Amerikaners Dr. Jarvis und meint, die Amerikaner, die so auf Kaugummi erpicht

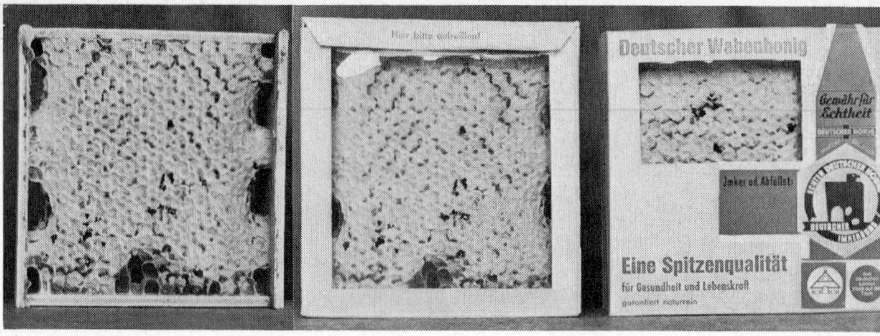

Abb. 48 zeigt links ein gedeckeltes Pfundrähmchen, in der Mitte die Rückseite, rechts die Vorderseite der Verpackung mit Sichtfenstern aus Kunststoff und der Imkerbundetikette. Der Name »Pfundrähmchen« stimmt für amerikanische Verhältnisse, für deutsche nicht ganz. Denn ein solches Wäbchen enthält nur um 340-360 Gramm.

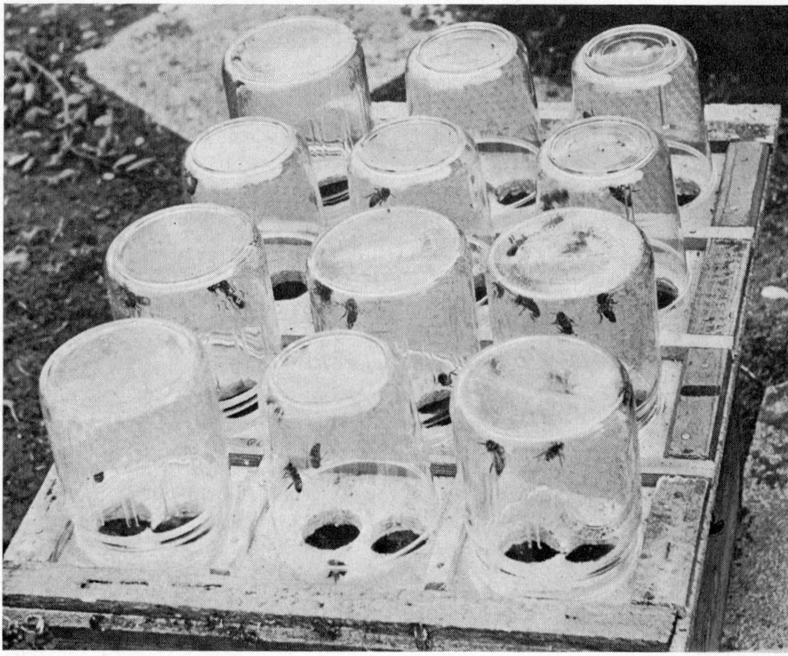

Abb. 49 Tragbrett mit Bechern und Gläsern vor dem Einsetzen in den Honigraum. Einige Bienen sind schon hineingeraten.

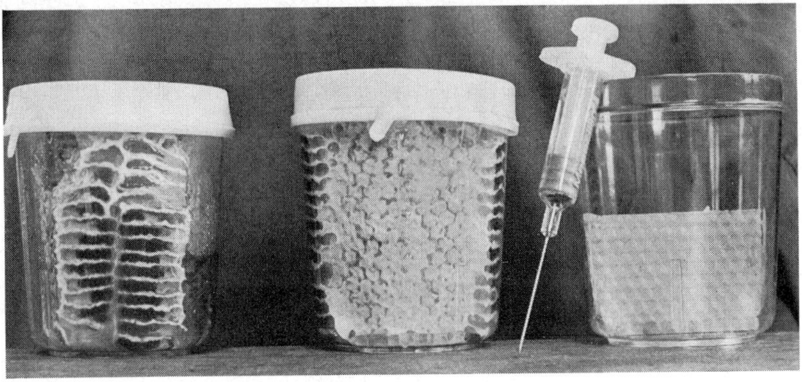

Abb. 50 Zwei gefüllte Becher und ein leerer mit dem eingesetzten halben Mittelwändchen. Daneben die Injektionsspritze zum Anlöten des Mittelwändchens.

sind, den sie mit allerlei nützlichen Substanzen gegen Zahnstein und zur Anregung der Verdauung versehen, sollten statt dessen eine Kaumasse (Bonbons) aus Wachs und Honig herstellen. Vielleicht läge hier noch eine Möglichkeit für einen findigen Imker oder Fabrikanten. Aber allgemein wäre es zu begrüßen, wenn die Imker auch bei uns sich mehr für die Erzeugung von Honig in der Wabe zum Kauen und um Kundschaft dafür bemühten.

Zur Erzeugung dieses Wabenhonigs sind verschiedene Wege möglich:

a) *Scheibenhonig* — wie ihn seit alters die Imker der Lüneburger Heide erzeugen. Wenn sie im Herbst die Völker auflösen, die nicht in den Winter gehen sollen, schneiden sie das mit gedeckeltem Heidehonig gefüllte junge Wachs aus und verkaufen es in Scheiben geschnitten zu gutem Preis in der Stadt. Da der Heidehonig sulzig zäh ist, entsteht bei Verpackung und Transport nicht allzuviel Schmiererei.

b) *Wabenstücke in Gläsern* von flüssigem Honig umgeben. Das machen die Amerikaner mit jeder Art von Honig. Da die Wabenstücke in geschleudertem Honig untergetaucht sind, kommt es nicht darauf an, daß die Ränder der Wabe sauber sind. Was aus der Wabe ausläuft, mischt sich mit dem Honig darum herum. Es wird nur gut sein, wenn innerhalb und außerhalb der Wabe gleicher Honig mit gleicher Farbe ist.

c) *Wabenhonig in Rähmchen.* — In Amerika nennt man das »Section combe honey«. Die Rähmchen sind so groß, daß etwa ein Amerikanisches Pfund (= 453,59 Gramm) hineingeht. Seit Jahren wollte ich mir die verhältnismäßig billigen Rähmchen von drüben kommen lassen. Aber das Maß war schlecht in meinem Normalmaß unterzubringen. Nach Aussprache mit meinem Namensvetter, Fachberater Josef Herold, hat dieser Rähmchen anfertigen lassen, von denen 8 ins Zandermaß passen.

Maße: Sperrholz 3 mm stark
Seitenteile 48 mm breit, 98 mm hoch
Ober- und Unterteile 35 mm breit, 90 mm lang.

Zusammenleimen mit Pattex, Seitenteile außen.

Die Querteile müssen schmäler sein, damit unten und oben Durchgang für die Bienen bleibt. Die Einstellrahmen können gewöhnliche Zanderrahmen sein. Besser macht man sich eigene Rahmen, die an den Quer- und Seitenteilen so breit sind wie die kleinen Rähmchen. Sind sie schmäler, dann entstehen an den kleinen Rähmchen Kittharzstreifen, die man hinterher wieder abkratzen muß. Zwischen die Rahmen werden senkrechte Schiede eingestellt, die an den Seitenteilen der Rahmen fest anliegen. Sonst entsteht leicht ungleichmäßiger Aufbau oder gar Zusammenbau der gefüllten Wäbchen.

Die Rähmchen werden mit einer dünnsten Mittelwand versehen, am besten so, daß unten ein 1—2 cm breiter Streifen aufsitzt, dann eine etwa 1 cm breite Lücke die obere Mittelwand von der unteren trennt. Dadurch wird ein Werfen der Mittelwand vermieden. Die Lücke wird von den Bienen überbaut.

Statt eines ganzen Zanderrahmens kann man auch einen halbhohen für vier Wäbchen nehmen. Da ist der gleichmäßige Ausbau und volle Deckelung sicherer. (Abb. 48)

Abb. 48 zeigt links ein gedeckeltes Wäbchen, in der Mitte die Rückseite und rechts die Vorderseite der von Josef Herold entworfenen schmucken Verpakkung. Beide mit Sichtfenstern aus Plastikfolie.

Der anderswo gebräuchliche Name »Pfundrähmchen« paßt für dieses Format nicht. Denn das gefüllte Wäbchen enthält weder ein deutsches noch ein amerikanisches Pfund, sondern nur etwa 340—360 Gramm.

Das Ganze sieht sehr sauber aus und ist für Werbezwecke sicher eindrucksvoll. Dennoch habe ich einen anderen Weg gewählt. Die Wäbchen passen nicht in mein Normalmaß. Auch war mir das Zusammenleimen der Rähmchen und der Verpackungsschachtel etwas zu zeitraubend.

d) *Wabenhonig in Honiggläser oder Kunststoffbecher eingebaut.* — Der Honigraum bleibt frei von Waben. Der Brutraum (1 oder 2 Räume) wird bei meinem Blätterstock statt mit dem normalen Zwischenboden abgedeckt mit einer allseitig fest anschließenden Platte aus Sperrholz oder Preßspan. Diese wird auf der Oberseite durch Leistchen in soviele Quadrate abgeteilt, als Becher oder Gläser darauf Platz haben. Bei 10 Waben haben 16 Becher Platz, bei 9 Waben nur 12. In jedem Quadrat wird die Tragplatte mit 2 25—30 mm weiten Bohrungen versehen. Bei nur einer noch größeren Bohrung würde das Wäbchen leicht zu massiv mit dem Bau im Brutraum zusammenwachsen. Es geschieht, wenn man zu lange wartet, auch bei zwei kleineren Bohrungen noch manchmal. Auch das an sich nicht notwendige Absperrgitter unter der Platte beseitigt die Gefahr des Zusammenwachsens nach unten nicht ganz.

Pressestimmen

„Ein lebensbejahendes, originelles Buch für fröhliche Stunden.“ *Hamburger Abendblatt*

„. . . So entsteht – aus neunfacher Perspektive – ein buntes Bild vom Alltag dieser Familie, die sehr viel Natürlichkeit und Fröhlichkeit ausstrahlt.“ *ELTERN*

„Der Band bietet dem Leser nicht nur – meist heitere Unterhaltung, sondern auch manchen Hinweis zur harmonischen Gestaltung des eigenen Familienlebens.“
Bücherei und Bildung

„Das Schönste: man spürt auf Schritt und Tritt, daß nichts gemacht, sondern alles erlebt ist, daß diese Gemeinschaft der Menschen existiert.“
Westfälische Nachrichten

„Dieses Familienbuch müßte man gewissen verdrießlichen Leuten in die Hand geben.“ *Welt der Frau*

„Ich las es an einem Tag, an dem ein so fürchterlicher Sturm herrschte, daß ich das Beste tat, was ich tun konnte: Ich blieb liegen und las – eben dieses Buch. Es hat mir große Freude bereitet, und ich hoffe, daß viele, die es lesen, an dieser Freude teilhaben werden.“
Neue evangelische Frauenzeitung, Hannover

„Zu dem wirklich reizenden Familienbuch haben alle beigetragen. Es ist heute so ungewöhnlich, nicht zu stöhnen und zu klagen, sondern mit allen Plagen, die auch in diesem Haus nicht aufhören, so fertig zu werden, wie das gute amerikanische Wort sagt: ‚Take it easy‘. Erwachsene werden in diesem Buch mit ebensoviel Vergnügen lesen wie Teenager.“ *Christ und Welt*

„Ein unterhaltsames Buch für die ganze Familie und die richtige Lektüre für unbeschwerte Urlaubstage.“
Neue Ruhr-Zeitung

Die Leistchen um jeden Becher dienen als Führung beim Auswechseln der vollen gegen leere Becher. So stellt man keinen Becher neben die Löcher und der ganze obere Raum bleibt außerhalb der Becher frei von Bienen. Man kann so ungestört beobachten, wie die Wäbchen wachsen, sich füllen und gedeckelt werden. (Abb. 49)

Im Becher wird ein halbes Mittelwändchen eingesetzt, das mit einer Schablone zugeschnitten ist. Zum Anlöten genügen wenige Tropfen oder dünne Streifen von flüssigem Wachs. Dazu dient eine Plastik-Injektionsspritze. Die Spritzen werden nur einmal gebraucht. Man kann sie von jedem Arzt in jeder Menge bekommen. Man stellt sie ins flüssige Wachs, bis sie warm genug ist, damit das Wachs darin flüssig bleibt. Damit das Wachs nicht erkaltet und den Kolben festlegt, zieht man jeweils nur 1—2 cm ein. Das genügt für 1—2 Becher. Bei zu starkem Erhitzen verformt sich das Kunststoffröhrchen. Man läßt sich darum am besten gleich mehrere Spritzen schenken, damit man beim ersten herausbekommen kann, was man darf und nicht darf. (Abb. 50)

Statt der Becher kann man auch Pfundgläser nehmen. Die Deckel der Becher schließen besser an als die Schraubdeckel der Gläser.

Die ausgebauten Gefäße nimmt man heraus. Die Bienen laufen zumeist freiwillig ab, die letzten schüttelt man heraus. Deckel darauf und fertig. Ausgebaut enthält ein Glas oder Becher 250—300 Gramm. Nach Mitteilung vom Deutschen Imkerbund darf der bisherige Gewährstreifen nur zusammen mit dem 500-Gramm Imkerbundsglas verwendet werden. Will man aber nicht, daß der wachsende Bedarf durch Einfuhr aus den USA und anderen Ländern gedeckt wird, muß man in Bälde einen eigenen Streifen für Wabenhonig schaffen.

Grundsätzlich gilt: Bei uns ist die Tracht selten so mächtig, daß die kleinen Wäbchen, ob in Rähmchen oder Bechern, ohne Zutun des Imkers gefüllt werden. Man muß schon geernteten Honig zufüttern. Dabei wird der Honig weniger. Der Wabenhonig muß darum entsprechend teurer sein. Er ist aber auch wertvoller, weil er ja von den Bienen doppelt bearbeitet und mit Fermenten angereichert wurde.

Schon die Erfahrung des ersten Jahres hat gezeigt, daß ein Bedarf für Wabenhonig besteht, bei Asthmatikern sowohl wie bei Leuten, die sich gern einmal etwas ganz Besonderes gönnen wollen. Das Angebot an Scheibenhonig aus der Heide reicht für diese Nachfrage bei weitem nicht aus. Es müssen sich also mehr Imker mit der Erzeugung befassen. Die geplagten Asthmatiker werden ihnen dafür dankbar sein.

Man kaut nach Anweisung von Dr. Jarvis dreimal im Tag einen Teelöffel Wabenhonig 10 Minuten lang wie Kaugummi und spuckt das Wachs, das der Mensch nicht verdauen kann, dann aus. Auf welchen Bestandteilen des Wachses seine gute Wirkung auf die Atemorgane beruht, ist bis jetzt nicht bekannt. Hauptsache, sie ist da. Sie geht zusammen mit der gleichgerichteten Wirkung des Honigs, der mit dem Wachs zusammen genommen wird.

III. Kittharz

Die Bienen sammeln an Knospen von Pappeln, Weiden, Birken, Fichten, Tannen, Kiefern, Kastanien und überall, wo Harz zutage tritt, grünlich, bräunlich-rötlich gefärbte Höschen und kitten damit alle Ritzen an der Beute und aneinanderstoßenden Teilen, wie Rähmchen, Fenster, Abdeckfolien usw. zu. Man fand darin 55% Harz und Balsam, 30% Wachs, 10% flüchtige Öle und 5% Pollen (Serbinov, Joirisch u.a.). Doch wechselt die Zusammensetzung je nach Herkunft. In der Asche findet man Eisen, Calcium, Aluminium, Vanadium, Strontium, Mangan, Silicium u.a.

Unterschiedlich ist die Wirksamkeit gegen Bakterien. I. M. Rabinowitsch (1958) hat gefunden, daß verschiedene Kittharze Tuberkelbazillen abtöten, andere nicht. Wieder andere förderten deren Wachstum sogar.

In Rußland wurden im Krieg auf Veranlassung des Chemikers L. Khandross in zwei chirurgischen Kliniken in Serdlowsk Wunden mit einer Kittharzsalbe behandelt. Der Erfolg war gut. Doch nach dem Krieg kam man wieder davon ab.

K. Gaptrakhimanova, N. Toporova und K. Toporina behandelten nektrotische Wunden an Vieh mit einer Salbe, die hergestellt war aus 1 Teil Kittharz, 1 Teil Vaselinöl, 1 Teil Bilsenkraut und 1,5 Teilen Sonnenblumenöl, ohne die Wunden vorher zu reinigen. Sie stellten fest, daß die Salbe einen gewissen Reiz ausübt, der die Durchblutung fördert und heilend wirkt. Die Rumänen A. Derevic, A. Popèsku und N. Popèsku fanden, daß Kittharz auf eine Reihe von Enterococcen und anderen Mikroben hemmend oder abtötend wirkt, nicht aber auf Staphylococcen.

10% Kittharz in Alkohol gelöst sollen gut sein gegen Virusgrippe.

Zahnärzte und andere rühmen die anästhesierende Wirkung einer 25%igen Kittharzlösung. Sie soll besser sein als Kokain und Novokain. Man führt das zurück auf den Gehalt an flüchtigen Ölen. Damit mag auch die Wirkung gegen Juckreiz zusammenhängen, von der G. Moukhamediarov auf einer Tagung in Moskau berichtet hat. Sie soll aber nach Beobachtungen von Joirisch nur vorübergehend sein. Doch das ist ja schließlich bei anderen anästhesierenden Mitteln nicht anders.

Ob man aus all dem auf eine künftige Bedeutung des Kittharzes für Menschen schließen darf? Den Bienen jedenfalls hat es schon viel genützt. Sie hüllen seit Urzeiten die Leichen von eingedrungenen Mäusen, Eidechsen und ähnlichem Kleingetier in Kittharz und verhindern dadurch ihre Fäulnis mit allem Drum und Dran an Schmutz und Gestank.

IV. Bienengift

1. Gewinnung

Schon die alten Ägypter wußten um die Heilkraft des Bienengiftes. Man benützte Bienen als Verreibung und als Tee für allerlei Krankheiten, auch für Rheuma. Man setzte Bienen oft in großer Zahl am schmerzenden Körperteil an und zwang sie zu stechen. In Rußland ist das heute noch gebräuchlich. Viele aber fürchten sich begreiflicherweise vor einer solchen Kur. Darum suchte der Besitzer der Firma Mack, Illertissen, nach einem besseren Weg. 7 Jahre lang befaßte er sich am Pharmakologischen Institut Würzburg mit der Zusammensetzung und Wirkung des Bienengiftes. Dann gewann er es im Großen und verarbeitete es zu Injektionslösungen und Salben. Ursprünglich saßen Mädchen vor den Fluglöchern und ließen Bienen einzeln in eine Unterlage stechen, aus der dann das Gift herausgelöst und zu Pulver eingetrocknet wurde. In dieser Form ist es unbegrenzt haltbar. Heute geht die Gewinnung automatisch nach einem besonderen Verfahren. Auch bei dieser Methode stechen die im Herbst von den Heideimkern leicht zu kaufenden Bienen in eine Unterlage.

2. Wieviel Gift je Biene?

Mit Gewinnung von Bienengift wird sich der Imker im allgemeinen nicht befassen können. Es kommen aber immer wieder Mitteilungen an Bienenzeitungen über Heilung oder Besserung von Rheuma durch zufällige heftige Bienenstecherei oder auch durch gewollte Verabreichung einer Anzahl von Bienenstichen. Wo so etwas in Frage kommt, muß der Imker wissen, welche Bienen dazu taugen. Junge, eben schlüpfende Bienen haben kein Gift. Am 2. Tag findet man bereits 0,04 mg flüssiges Gift in der Giftblase. Erst am 15.—20. Tag ist die Blase gefüllt und enthält dann 0,3 mg flüssiges Gift. Das entspricht 0,1 mg Trockengift. Von diesem Höhepunkt an beginnt die Giftblase sich zurückzubilden, die Gifterzeugung hört auf, die Biene kann ihre Blase nicht zum zweitenmal füllen, wenn sie einmal gestochen hat, ohne daran zu sterben. Auch die Jahreszeit spielt eine Rolle. Pollenfrei aufgezogene Bienen können kein Gift erzeugen. Die im Frühjahr mit viel Pollen aufgewachsenen Bienen haben das meiste Gift. Gegen den Herbst nimmt das Gift ab und bleibt über Winter gleich. Auch unter den Rassen scheint ein Unterschied zu bestehen.

3. Inhalt

Früher glaubte man, es handle sich beim Bienengift um Ameisensäure. Man stellte sich vor, die Bienen spritzten diese sogar in den Honig, um ihn dadurch haltbar zu machen. Beides stimmt nicht. Um die Erforschung der Zusammen-

setzung hat sich vor allem Prof. Habermann mit seinen Mitarbeitern verdient gemacht. Man weiß heute, daß es sich um 7 Komponenten handelt: Nämlich:
a) Melittin — etwa 50% der Trockenmasse, Hauptwirkstoff des Bienengiftes. Ein Polypeptid mit einer linearen Kette von 26 Aminosäuren. (Peptide sind durch eine bestimmte Kohlenstoff-, Sauerstoff-, Stickstoff-, Wasserstoff-Gruppierung bewirkte Verbindung von zwei oder mehr Aminosäuren.)
b) Apamin — 3%, ebenfalls ein Polypeptid aus 18 Aminosäuren.
c) und d) Zwei wenig wirksame basische Polypeptide.
e) Phospholipase A — 14% des Trockengiftes, ein Enzym, das durch Ausschaltung bestimmter Phosphor-Fettverbindungen wirkt.
f) Hyaluronidase — 2%, ebenfalls ein Enzym.
g) Histamin — weniger als 1 Promill der Trockenmasse, mit wahrscheinlich geringer Bedeutung.

4. Wirkung

Durch das Zusammenspiel dieser Komponenten kann das Bienengift sehr vielseitig wirken. So auf die Gewebsdurchblutung, auf die Durchlässigkeit und den Stoffwechsel von Membranen. Gefäße werden erweitert, der Blutdruck gesenkt. Auch das Nervensystem wird beeinflußt. Bei Tierversuchen wurden Gelenksentzündungen geheilt. Bei Rheumatikern wirkt Bienengift anders als bei Gesunden. Die ganze Reaktionslage des Organismus wird umgestimmt und dadurch eine Heilung ermöglicht.
Die moderne Rheumabehandlung wird vielfach mit Cortison, einem Hormon der Nebennierenrinde, durchgeführt. Diese Therapie wird von den Bienen schon seit Jahrtausenden praktiziert. Denn Bienengift regt die Cortisonbildung nachweislich an. Es wirkt also nicht nur örtlich, sondern auch durch Hormonbildung von innen her.
Laut Statistik ist Krebs bei Imkern seltener als bei Nichtimkern. Man könnte vermuten, daß Bienengift hier ein Wort mitzusprechen hat. Es könnte auf übermäßige Zellteilung eindämmend (cytostatisch) wirken. Doch sind die Untersuchungen hierüber noch nicht spruchreif. Auch ein gewisser Strahlenschutz ist vorhanden, reicht jedoch für die Praxis nicht aus. (Nach Dr. K. A. Forster auf dem 22. Intern. Imkerkongreß 1969.)

5. Allergie gegen Bienengift

Manche Leute sind überempfindlich gegen Bienengift. Schon ein einzelner Stich kann am ganzen Körper oder einzelnen Körperteilen, wie Gesicht und Hals, Nesselsucht erzeugen. In unglücklichen Einzelfällen kommt es zum Zusammenbruch des Kreislaufs (Kollaps). Die peripheren Blutgefäße erschlaffen, erweitern sich, das Blut versackt im Körper. Gleichzeitig werden die Gefäße durchlässig, Blutwasser tritt in die Gewebe über, das übrig bleibende Blut reicht

nicht mehr aus für den Kreislauf. Kennzeichen: Blässe, kühle Haut, kalter Schweiß, jagender Puls, fallender Blutdruck, Atemnot, Benommenheit, Ohnmacht, vielleicht der Tod. Wenn nicht rasch ein Arzt zur Stelle sein kann, legt man den Kopf tief, massiert Arme und Beine zum Herzen hin, gibt bei erhaltenem Bewußtsein Bohnenkaffee. Bewußtlosen nicht! Der Arzt wird Adrenalin einspritzen. Er allein darf es. In anderen Ländern soll es erlaubt sein, daß ein Imker die bekannten praktischen Fertigspritzen im Notfall selber verabreicht. Dadurch könnten manchmal tragische Fälle verhindert werden. Im weiteren Verlauf kann der Arzt die ausgefallene Blutmenge bis auf den Normalstand von $^1/_{13}$ des Körpergewichts wieder ersetzen durch Infusion von Plasma, Serum oder künstlichen Blutersatzmitteln, am besten aber durch Blut.
In leichteren Fällen hilft ein antiallergisches Mittel wie

Synpen (Dragees und Ampullen)
Systral (Salbe, Dragees, Ampullen, für Kinder Systraletten)
Calcistin (Salbe, Dragees, Ampullen)
Sandosten-Calcium (Salbe, Sprayer, Brausetabletten, Ampullen)
Sandosten (Dragees)
Atosil (Salbe, Tropfen, Dragees, Ampullen)
Soventol (Gelsalbe, Tabletten, Ampullen)
Antistin (Salbe, Tabletten, Ampullen)
Fenistil (Tropfen, Dragees).

Jeder Imker sollte das eine oder andere dieser Mittel in seiner Hausapotheke haben. Empfindlichen Angehörigen sollte man am besten schon, bevor sie beim Schleudern oder Wandern mithelfen oder vor dem Bienenstand arbeiten, 1—2 Synpen — oder Systraltabletten geben.
Man kann sich auch durch klein beginnende und nach und nach steigende Gaben von Bienengift immunisieren lassen. Mack, Illertissen, hat das Nötige für eine solche Kur. Der Hausarzt kann sie durchführen.

6. Gefährliche Stiche in Auge und Zunge

Selten kommen Stiche vor, die auch dem an Stiche gewöhnten Imker und erst recht seinen Angehörigen, Nachbarn und Besuchern gefährlich werden können, nämlich in den Augapfel und in die Zunge. Stiche in die Umgebung des Auges sind nicht weiter bedenklich. Allenfalls läuft dann jemand drei Tage mit einem Bullauge herum. Unangenehm, wenn jemand, der als Redner, Prediger oder sonst in amtlicher Eigenschaft auftreten muß, fürchtet belächelt zu werden. Durch Einnehmen eines der oben genannten antiallergischen Mittel und äußeres Bestreichen mit einer jener Salben kann man diese Unannehmlichkeit abbiegen oder wenigstens abkürzen. Unbedingt sollte man aber ein solches Mittel sofort innerlich und äußerlich anwenden, bei einem Stich direkt in den Augapfel. Eine starke Geschwulst im Auge selber ist erstens sehr schmerzhaft und zweitens unter Umständen gefährlich für die Netzhaut. Was tun? Als erstes sollte man den Kopf unter die Wasserleitung halten und einen Strahl ins Auge lassen. Dadurch wird schon Gift ausgespült. Für den Schmerz wäre eine dünne Lösung von Pantocain gut. Das ist aber streng rezeptpflichtig und darf am Stand nicht aufbewahrt werden. Gegen die Geschwulst hilft innerlich eine der genannten Tabletten, die man immer vorrätig halten sollte. Ins Auge selber gibt man einen (nur einen!) Tropfen einer speziell fürs Auge entwickelten Cortisonlösung »Scheroson ophthalmicum«. Auch dies darf man vorrätig halten. Nach dieser ersten Hilfe sollte man doch noch den nächst erreichbaren Augenarzt oder praktischen Arzt aufsuchen.

Beim Essen oder Trinken kann man von einer in den Honig oder Fruchtsaft geratenen Biene oder Wespe in die Zunge gestochen werden. Die entstehende Geschwulst könnte Erstickungsgefahr bedeuten. Auch hier ist eine der genannten Tabletten zu geben. Dazu aber ein altbewährtes Hausmittel: einen ordentlichen Löffel Salz im Mund zergehen lassen. Schmeckt abscheulich, laugt aber das Gift aus der Schleimhaut. Wenn nötig, wiederholen. Und natürlich bei allem, was bedrohlich sein könnte, nicht vergessen: Dein Freund und Helfer in allen solchen Nöten ist der Arzt.

Vorausgesetzt bei all dem ist, daß man nach Möglichkeit den Stachel entfernt. (Bei Wespen bleibt der Stachel nicht hängen, braucht also auch nicht entfernt zu werden.) Sonst wischt man den Stachel seitlich mit dem Fingernagel heraus. Nähme man zwei Finger dazu, würde man das restliche Gift unweigerlich aus der am Stachel hängenden Giftblase vollends in die Wunde drücken. An Auge und Zunge sollte man besser eine Pinzette nehmen, falls man eine zur Hand hat. Und den Stachel möglichst zwischen Haut und Giftblase fassen, aus dem gleichen Grund!

Manchmal wird angeraten, die Stelle eines Bienenstiches mit Lehm zu bedecken. Das ist genau verkehrt. Stachel und Gift sind steril, so daß eine Infektion nicht zu fürchten ist. Durch Erde, Lehm oder sonst etwas aber könnte man eine Infektion nachträglich zustandebringen. Wenn man etwas auflegen will, dann ein Klümpchen Kittharz. Das ist ebenfalls bakterienfrei und sogar bakterienfeindlich. Es kann überdies durch seine ätherischen Öle noch schmerzstillend wirken.

Schlußwort

Als vor Hunderttausenden von Jahren der Mensch zum Bewußtsein seiner selbst erwachte, da fand er im Pflanzen- und Tierreich vieles vor, was ihm zur Erhaltung seines Lebens dienen konnte. Vieles mußte er durch Versuch und Irrtum als brauchbar kennen lernen. Zum Köstlichsten, was er entdeckte, gehörte das, was ihm das um Jahrmillionen ältere Volk der Bienen in seinen Waben bieten konnte: Honig, Pollen und wohl auch die eiweißreiche Bienenbrut. Sie bedeuteten ihm nicht nur eine willkommene Abwechslung in seiner Ernährung, sondern auch, wie er wohl bald merkte, ein gutes Stück Gesundheit. Es traf zu, was der große Paracelsus forderte: »Laßt unsere Nahrungsmittel Heilmittel und unsere Heilmittel Nahrungsmittel sein!« Der überzivilisierte Mensch des 20. Jahrhunderts hat sich weit von der Natur entfernt. Der Europäer und Amerikaner verbraucht im Jahr 25—50 kg zu Tode geplagten Fabrikzucker und nur 0,1—1 kg Honig. Im Verbrauch von Pollen besteht erst ein schüchterner Anfang. Eine Umbesinnung täte allen gut, dem Imker, der in einer eigentümlichen Mischung von Idealismus und wirtschaftlichem Denken trotz aller Schwierigkeiten auch heute noch an seinen Bienen festhält, mehr aber noch dem, der ihm sein wertvolles Erzeugnis abnimmt.
Möge dieses Buch ein wenig zu diesem Umdenken beitragen.

Literaturverzeichnis

Vorbemerkungen zum Literaturverzeichnis

Abkürzungen:

AfB — Archiv für Bienenkunde
ME — Medizin und Ernährung
IF — Imkerfreund
DBW — Deutsche Bienenwirtschaft
MW — Medizinische Wochenschrift
ÄF — Ärztliche Forschung
ZfB — Zeitschrift für Bienenforschung
TB — Traité de Biologie de l'abeille

Zum Verzeichnis selbst: Es enthält nicht die gesamte vorhandene Literatur zum Thema. Wollte man alles anführen und auswerten, käme ein Wälzer zustande, der einem Durchschnittsleser nicht mehr zuzumuten wäre. Das, was sich im Lauf der Jahre an Büchern, Sonderdrucken und Zeitschriftenbeiträgen beim Verfasser angesammelt hat und auch gelesen wurde, reicht wohl aus, um einen genügenden Eindruck zu erhalten und zu vermitteln. Wollte man alles, was im Imkerfreund seit 1946 einschlägig stand, nochmals abdrucken, gäbe das allein einen schönen Band. Verständlicher Weise wurde in erster Linie die deutsche Literatur berücksichtigt, aber durchaus nicht ausschließlich, wie das Verzeichnis beweist. Man möchte hoffen und wünschen, daß den bisherigen Arbeiten bald neue Forschungen folgen, die schon Gefundenes bestätigen und Fragliches weiter klären.

Benützte Literatur

1. Geschichte

Armbruster, Prof. Dr. L., Von der grauen Vorzeit der Imkerei, besonders der germanischen, AfB 1934
- Bienenkunde und Bienenzucht bei Homer und Hesiod, AfB 1934
- Bienenkunde frühchristlicher Zeiten, AfB 1936
- Bienenzuchtdarstellungen aus dem klassischen Altertum, AfB 1936
- Versteinerte Bienen, AfB 1938
- Die Zeideln und die Baiwaren, AfB 1938
- Alte Graphik und Imkerei, AfB 1939
- Die Bejen und die Franken, AfB 1939
- Die Immen, die Schwaben und die Sachsen, AfB 1939
- Beutner und Baumkletterer, AfB 1939

Armbruster, Bienenkunde und Imkerei des Mittelalters, AfB 1940
– Germanische, bes. nordische Imkerei, AfB 1940
– Biene, ein Haustier, AfB 1941
Berner, U., Alte Bienenzucht Ostdeutschlands, Marburg 1954
Chauvin, Prof. Dr. R., Traité de Biologie de l'abeille, Bd. 5, Paris 1968
Fraser, Dr. M., Beekeeping in Antiquity, London 1951
Lerner, Fr., Biene nur findet die Süßigkeit, Düsseldorf 1963
Sooder, M., Bienen und Bienenhalten in der Schweiz, Basel 1952

2. Allgemeine Biologie, Medizin und Ernährungskunde

Becker, Dr. A., Arterienverkalkung, Hannover 1970
Benninghoff, Prof. Dr. A., Lehrbuch der Anatomie des Menschen, Bd. II. 8. Aufl., München, Berlin, Wien 1967
Bertram-Otto, Die Zuckerkrankheit, 5. Aufl., Stuttgart 1963
Bertalanffy-Gessner, Handbuch der Biologie (Viele Mitarbeiter)
– Bd. I, II, III Allgemeine Biologie, Konstanz-Stuttgart 1965
– Bd. VIII, Der Mensch, 1954
Dubos, R., u. Pines, M., Gesundheit und Krankheit, Time-Life 1966
Fischbach, Dr. Dr. E., Grundriß der Physiologie und physiol. Chemie, 10. Aufl., München 1967
Fleisch, Prof. Dr. A., Ernähren wir uns richtig? Stuttgart 1961
Gebhardt, Prof. Fr. H., Pharmakologie und Toxikologie, 17. Aufl., München 1959
Hanke, Prof. Dr. W., Hormone, 3. Aufl., Berlin 1969
Heepe, F., Vitamine in der Diät- und Küchenpraxis, Darmstadt 1961
Jarvis, Dr. D. C., Folk medicine, 20. Aufl., New York 1960
Mittasch, A., Lebensproblem und Katalyse, Ulm 1947
Müller, Dr. G., Hygiene, 8. Aufl., 1961
Schmorl, Dr. K., Süße Stoffe, Murnau 1947
Sebrell, W. H., und Haggerty, J. J., Nahrung und Ernährung, Time-Life 1968
Stepp, W., Kühnau, J., Schroeder, H., Die Vitamine, Bd. I, 7. Aufl., Stuttgart 1952 Bd. II, 7. Aufl., 1957

3. Bienenzucht allgemein mit Berücksichtigung ihrer Erzeugnisse

Büdel-Herold, Biene und Bienenzucht, München 1960
Caillas, A., Le ruche de rapport, 5. Aufl., Giens 1963
Chauvin, Prof. Dr. R., Traité de Biologie de l'abeille, 5 Bände, Paris 1968
Eckert, J. E., and Shaw, Fr. R., Beekeeping, New York 1960
Freudenstein, Dr. K., Lehrbuch der Bienenkunde, Königsbrück 1938
Grout, R. A., The Hive and the Honey Bee, Hamilton 1949
Root-Deyell, ABC and XYZ of Bee Culture, 286 Thousand, Medina 1948

Zander, Prof. Dr. E., Handbuch der Bienenkunde, Bd. VI, Der Honig, Stuttgart 1927

4. Bücher und Einzelberichte über Honig, Pollen, Gelee royale, Kittharz und Bienengift, medizinische Fragen und Ernährungsprobleme

Adam, Br. Mead, Bee World, 1953 / 149—156
Anemueller, Dr. H., Leberkrankheiten und ihre diätische Behandlung ME 11/1961
Armbruster, Prof. Dr. L., Gelee royale, AfB 1960 1—39
Baumgarten, Dr. Fr., Utilisation der Zucker, III. Mitteilung ÄF 19/1950
- Honig und Herz, DBW 6/1955
- Heilwert des Bienengiftes, DBW 6/1955
- Was ist Bienengift, DBW 9/1955
- Honig bei Leber- und Gallenkrankheiten, DBW 11/1955

Baumgarten, Dr. Fr., Geschichte der modernen Arzneimittelforschung, DBW 6/1960
Baumgarten, Dr. Fr., und Mökesch, I., Papierchromatische Auffindung von Aminosäuren im Bienenhonig, ZfB 3/1956
Beck, B. F. and Smedley, D., Honey and your health, New York 1946
Böhle, Dr. E., Fettsäuren des Blutes während der alimentären Hyperlipidämie nach verschiedenen Fetten, ME 1/1961
Borchert, Prof. Dr. A., Phys. Wirkung des Weiselfuttersaftes auf Säugetiere und Lurchen, in »Neues aus der Bienenwissenschaft«, Berlin 1956
Buchner, Dr. R., Unterschied von Bienenhonig aus Blüten- und Honigtracht, Naturkunde und Naturschutz 10/1967
Buman, M. d., M2 Woelm in der Gynäkologie, Praxis 14/1953
Caste, Dr. R., Ernährung von 66 Säuglingen mit Honigmilch, Gazette med. de France 18/1961
Caillas, A., Le Pollen, Orleans 1959
- Manuel pratique du producteur de gelée royale, Giens 1960
- Vivez vieux, Giens 1964
- Le miel tresor de santé, Giens 1966
- Les vertues merveilleuses du Pollen, 113. Tausend, Giens 1966
- Le Pollen et les troubles de la prostate, 15. Tsd., Giens 1967
- Si la Gelée royale m'etait contée, Giens 1967

Chauvin, Prof. Dr. R., La valeur diététique des produits de la ruche, miel, gelée royale, Produits pharmaceutiques 4–5–7/1959
Chemnitius, K. H., Pilz, H. und Prüfer, H., Experimentelle Studien über die Wirkung von Zuckern und verschiedenen Honiglösungen auf das isolierte Warmblüterherz, Papillarmuskeln und Vorhof. Arzneimittelforschung 9/1959
Chemnitius, K. H. und Stiller, D., Beeinflussung der Ruheerregbarkeit und Refraktärzeit am Warmblüterherzen durch verschiedene Honige, Arch. Int. Pharmacodyn. 3–4/1960

Chemnitius und *Stiller*, Papierchrom. Unters. zum Zuckergehalt von Honigen verschiedener Herkunft, Dt. Apoth.Ztg., 24/1961
Dennis, L. *B.*, Mead making, 3 Ed., Ilford 1957
Duisberg, *Dr. H.*, Honig für den deutschen Verbraucher, Apiacta 3/1967
Eisfeld, *Fr.*, Pollen als Heilmittel und Kosmetikum, IF 2/1968
Elkon, *J.*, The honey cookbook, New York 1960
Evenius, *Dr. J.*, Das Honigbuch, München 1964
Flaskamp, *Prof. Dr.*, Die Krebskrankheit, Wiesbaden 1963
Franke, *Dr. K.*, Beitrag zur Therapie des Röntgenkaters, Zentr.bl. für Gynäkologie, 3/1949
Frick, *Prof. Dr. P.*, Fragen der modernen Säuglingsernährung, Hippokrates 17/1957
Gontarski, *H.*, Fermentbiologische Studien an Honigen, ZfB Bd 5 H. 2, April 1960
– Wassergehalt, pH des Honigs und Wärmeschädigung der Invertase, ZfB. Bd. 5, H. 7, Juli 1961
– Werterhaltung des deutschen Honigs, DBW 1962, 342–345
Graeber, *D. W.*, Säuglingsernährung mit Honig, Fortschr. d. Med. 5/1959
Gruch, *Dr. W.*, Zur Frage der Giftwirkungen gewisser Honige, ZfB Bd 4, H. 2, Okt. 1957
Gubler, *H. U.*, Königlicher Futtersaft, Schw. Bz. 1955
Halden, *Prof. Dr. W.*, Essentielle Fettsäuren, Cholesterin und Ernährung, ME 6/161
Hartel, *Dr. J.*, Honig in der Säuglingsernährung, Südd. Hebamm. Z. 8/1961
Hodgson, *N. B.*, Bee venom, Bee World 1955
Honig–Milch, Nektar–Milch, Klinische Erfahrungen, eine Sammlung von Referaten, Friedrichsdorf 9. Aufl. 1961
Hübner, *B.*, Säuglingsernährung mit Honigmilch, Münch. med. Wochenschrift 8/1958
– Weitere Erfahrungen mit Nektar-Milch, Dt. med. Journal 20/1959
Hüsing, *Prof. Dr. J. O.*, Honig, Wachs, Bienengift, Wittenberg 1956
Jarvis, *Dr. D. C.*, Folk medicine, 20. Ed., New York 1960
Johansson, *T. S. K.*, Royal Jelly, Bee World 2/1955
Joirisch, *Prof. Dr. med. N.*, Les propriétés médicinales du miel et du venin d'abeilles, Moskau 1960
– Les abeilles, pharmaciennes ailées, Moskau 1968
– Weiselfuttersaft und Propolis gegen Grippe, IF 1/1969
– *und Rabinowitsch*, *I. M.*, Propolis — ihre chemische Zusammensetzung und phytocide Wirkung, IF 2/1969
Jung, *G.*, Honigmilch - Ernährung bei Frühgeborenen und Neugeborenen, Therap. Umschau 7/1961
– Frühgeborenenaufzucht mit Nektar-Mil, ME 1/1961
Kaltenegger-Beer, Lehre der Honigverwertung, Regensburg 1926

Kloft-Maurizio-Kaeser, Das Waldhonigbuch, München 1965
Koch, Prof. Dr. E., Das Honigpräparat M 2 Woelm als Mittel mit spez. Förderung der Zuckerutilisation, MW 5/1949
– Die Utilisation der Zucker, ÄF, 6/1950
– Die Utilisation der Zucker, II. Mitteilung ÄF 15/1950
– Heilwert des Honigs, Nürnberg 1961
Kordel, L., Eat your troubles away, New York 1955
Kaul, Dr. St., Erfahrungen mit Bienenhoniglösungen in der Allgemeinpraxis, Phys. Med. und Rehabilitation 11/1967
Krämer, R., Wirkungen intravenös gegebener Honiglösungen auf die Durchblutung des Herzens, Zfklin. Med. 1–2/1949
– Wirkung von Honig und einigen Monosacchariden auf die Schwimmleistung von Ratten, Zf. klin.-Med. 5–6, 1950
Lahn, W., Lehre der Honigverwertung, 4. Aufl., Leipzig 1925
Lang, Prof. Dr. K., Phys. Bedeutung der Fette, ME 7/1960
Lehmacher, K., Honig – Vollkorn – Trockenmilch – Nahrung auf einer Neugeborenen-Abteilung, Hippokrates 17/1961
Lempp, Dr. H., Isotonische Honiglösungen als Infusion, Der Chirurg 9/1952
Leuthardt, F., Stoffwechsel der Fructose, Schweiz. med. Wochenschrift 17–18/1960
Lücke, H., Wundbehandlung mit Honig und Lebertran. Deutsche Medizinische Wochenschrift, Oktober 1935
Martius, Dr. G., Neugeborenenernährung unter Verwendung von Honigmilch, Südd. Hebammenz. 8/1961
Maurizio, Dr. A., Nektar einiger schweiz. und schwed. Rotkleestämme, ZfB Bd. 5, H. 7, Juli 1961
– Einfluß der Trocknungsmethode auf die biol. Wirksamkeit des Pollens, ZfB Bd. 4, H. 3, Jan. 1958
– Bienenbotanik in Büdel-Herold, Biene und Bienenzucht, München 1960
– Probleme der Honigforschung, Bienenvater, 9/1963
– Honigentstehung – Honigreifung, DBW 9, 1965
– Les Diastases des glandes nourricières, in TB, Bd. I, Paris 1968, S. 291–301
– La formation du miel, in TB, Bd. 3, S. 264–276
– La récolte et l'emmagasinage du pollen, in TB, Bd. 3, S. 168–173
Mommsen, Prof. Dr. H., Honig statt Zucker in der Ernährung des Säuglings, Dt. Hebammenz. 1/1957
Müller, Dr. L., Bienenhonig in der Säuglingsernährung, Med. Mon. 11/1956
– – Die Agnes Karrl-Schwester 1/1957
Müller-Limmroth, Dr. W., Bed. der Milchfette in der menschl. Ernährung, Vitalstoffe 11/1958
Narbouton, R., und Alison, F., Bienenhonig in der Diätetik des ersten Lebensalters, Übersetzung aus Diététique et nutrition, 3/1959
Nigelle, E., Joie et santé par les fleurs et le miel, 3. Ed., Soissons 1960

Neumayer, Dr. H., Verhütung von Umstellungsdyspepsien bei Anstaltssäuglingen, Dt. Apotheke 9/1959
Pain, Dr. J., Composition de la GR comparée à celle du pollen, TB 1. S. 422–425
Philipp, Dr. W. P., Der Honig als Nahrungs- und Heilmittel, Leipzig 1956
Schaefer, L. W., and Farrar L. L., Pollen traps, Wisconsin 1946
Scherzer, Dr. E., und Krause, Dr. D. M., Ernährungsversuch mit Honigmilch in einem Säuglingsheim, Fortschr. d. Med. 6/1960
Schimert, G., und Krämer, R., Wirkung von Honiglösungen auf die Durchblutung des Herzens, Klin. Wochenschr. 13–14/1949
Schimert, Dr. G., Kreislaufwirkung des Honigpräparates M 2 Woelm und seine klin. Indikation, Med. Klin. 3/1950
Schmutterer, Dr. H., Heilwert des Waldhonigs, DBW 2/1953
Schön, Doz. Dr. H., Einfluß des Nahrungsfettes auf die Klärung des Serumfettes, ME 2/1961
– Fettstoffwechsel und Arteriosklerose, ME 6/1961
Serian-Back, Dr. E., Vitamine – wichtige Faktoren in der Bienenernährung, ZfB.
Sinclair, Prof. Dr. H., Problematik ernährungsbedingter Krankheiten, Vitalstoffe, 15/1959
Spöttel, H., Honig und Trockenmilch, Leipzig 1950
Stadtlaender, C., Koche mit Honig, Berlin 1965
Stintzy, F., Honig–Milch, Nektar–Milch zur Säuglingsernährung, Berliner Medizin 12/1961
Szentkiralyi, I., und Obal, M., Wirkung des Honigs auf die Gewichtszunahme der Frühgeborenen, Kinderärztl. Praxis 4/1956
Takuma, Prof. Dr. D. T., Honig bei der Aufzucht von Säuglingen, Monatsschr. f. Kinderheilkunde, 2/1955
Theele, H., Aufzucht von Frühgeborenen mit Honig-Milch, Intern. Journ. f. proph. Med. u. Sozialhygiene 2/1959
Tonsley, C., Honey for health, London 1969
Townsend, G. F., Etudes recentes à la Gelée royale, Revue franc. d'ap. 10/1965
Turrettini, Dr. A., Wirksamkeit einer neuen Behandlung der Hyperemesis gravidarum, Praxis 19/1950
Vorwohl, Dr. G., Bed. der Fermente des Honigs, DBW 12/1961
– Leitfähigkeit, Sortenhonige, Zuckerfütterungshonig, ZfB Bd. 7, H. 2, April 1964
Zander, Prof. Dr. E., Der Honig, Stuttgart 1927

5. *Erzeugnisse der Bienen im »Imkerfreund«*

(nach Jahrgängen geordnet, damit Leser, die ihn aufgehoben haben, manches ausführlicher nachlesen können, was in der Zusammenfassung des Buches nur kurz angesprochen werden konnte)

1947

Dold, Prof. Dr. H., Antibakterielle Hemmungsstoffe (Inhibine) im Naturhonig, S. 41
Maaß, E., Propolis, S. 36
Sroka, Dr. K. H., Bienengift als Heilmittel, S. 69

1948

Sarojini Naidu, Lob des Bienenhonigs, S. 127

1949

Schmidt, Fr. A., Warum sind deutsche Honige teurer, S. 9
Krack, Dr. K., Herkunft des Blatthonigs, S. 124
Gugg, L., Überempfindlichkeit gegen Bienenstiche, S. 195
Shivapuri, S. C. N., Ein Mittel gegen Bienenstich, S. 195
Herold, E., Nektar, Honigtau und Bienenrüssel, S. 164
– Aus Nektar wird Honig, S. 181
– Honig ist gesund und nahrhaft, S. 189, 213
– Mineralbestandteile des Honigs, S. 229

1950

Herold, E., Honig hilft verdauen, S. 12
– Milch und Honig, S. 29
– Gebt den Kindern Bienenhonig, S. 42, 63
Böttcher, Dr. F. K., Pollen, der neue Rohstoff für die Arzneimittelindustrie, S. 80
Herold, E., Honig als Bazillenfeind, S. 157
– Honig zur Wundbehandlung, S. 169
Sadler, H. A., Bienengift heilt Hautkrankheit, S. 170
Schmidt, Dr. H. W., Bienenzell-Hormon-Vitamin-Komplex, S. 175
Herold, E., Honig für Zuckerkranke? S. 197
Heßberg, H. v., Bienengift und Bienenstich, S. 198
Herold, E., Honig hilft bei Gelbsucht, S. 214, 231
– Honig wirkt wie ein Reiz des parasympathischen Nervensystems, S. 216

1951

Herold, E., Met-Rezepte, S. 20
– Der Honig und die Menschenhaut, S. 59

Remmele, A., Bienengift heilt Krankheiten, S. 70
Bickel, E., Warum man in Vermont so alt wird, S. 70
– Sirup aus dunklem amerikanischem Honig, S. 78
– Amerikan. Fruchthonig-Brotaufstrich, S. 79
Baier, H., Honig gegen Föhnbeschwerden, S. 134
Beuschlein, A., Honig, ein Bakterien- und Mikrobenfeind, S. 234
Herold, E., Honig gegen Bettnässen, S. 234
Klein, H., Die Bienen haben auch mich geheilt, S. 235
Herold, E., Kalziumglukonat bei Bienenstichen, S. 236
Molter, L., Wundrose und Bienenstich, S. 241
Bickel, E., Honig hilft Kindern zahnen, S. 249
Hirschfelder, Dr. H., Aufbewahrung und Verwendung von Pollen, S. 261
Beuschlein, A., Bienenhonig als Herzmittel, S. 317

1952

Heßberg, H. v., Kittwachs für Geigen, S. 20
Schmidt, Dr. H. W., Bienengift ein wertvolles Heilmittel, S. 25
Hobmaier, G., Feuchte Erde bei Bienenstichen? S. 55
Epplen, H., Überempfindlichkeit gegen Bienenstiche, S. 56
Zschock, O. v., Wesen und Wert des Bienenhonigs, S. 112
Kodim, Fr., Honig gegen Maul- und Klauenseuche, S. 113
Roever, Dr. W., Zwei Jahrzehnte Bienengifttherapie, S. 177
Tuschhoff, O., Überempfindlichkeit gegen Bienenstich, S. 222
Heßberg, H. v., Auch eine Bienenstichkur, S. 222
Klamt, A., Honigkuren, S. 230
Schmidt, Dr. H. W., Neue Heilmittel mit Bienen-Vitamin-Hormon-Komplex, S. 266
Alpenl. BZ., Endoneutralio bei gefährlichen Bienenstichen, S. 297
Goller, G., Apis D 6 gegen Bienengift, S. 297
Tuschhoff, O., Konzentrierte Salzlösung gegen Bienenstiche, S. 365
Schubert, H., Weihnachtsrezepte, S. 401

1953

Genser, Dr. C., Bienenstiche, Bienengift und ihre Wirkung, S. 16
Bischoff, J., Heilerde bei Bienenstichen, S. 16
Ebner, A., Pitralon bei Bienenstichen, S. 16
Bernhard, Doz. Dr. P., Synpen gegen Bienengift, S. 71
Recknagel, H., Honigkräpfchen, S. 91
Heßberg, H. v., Etwas zur Honigbehandlung, S. 129
Dees, L., Heilwert des Honigs, S. 144
Popp, V., Es hat geholfen (Bienengift), S. 276
Dees, L., Honig eine Medizin, S. 279
Reul, H., Bienenstiche, Bienengift und ihre Wirkung, S. 312

Storm, Dr. M., Bienenstiche, Bienengift und ihre Wirkung, S. 355
Popp, V., Die Bienen haben mich geheilt, S. 313
Lammert, A., Das lebende Wunder Honig, S. 315
Heßberg, H. v., Honigbehandlung in Norwegen, S. 316
Bachfrieder, Fr., Konzentrierte Salzlösung gegen Bienenstiche, S. 372
Reiter, J., Honig und Zitronensäure bei Zungenstich, S. 372

1954

Schultheiß, H., Rund um den Bienenstich, S. 26
Herold, E., Honig hilft Hilary am Mount Everest, S. 95
Reisinger, R., Honig und Wachs zum Konservieren von Leichen, S. 96
Muther, A., Seife gegen Bienenstich, S. 123
Harney, W., Erlebnisse mit Honig, S. 143
Herold, E., Was Pfarrer Kneipp zum Honig sagt, S. 180
Steckhan, Dr. H., Honig als Arznei, S. 185
Herold, E., Honigrezepte, S. 186
– Honig hilft dem Sportler, S. 187
Koscher, Prof. J., Brief über Weiselfuttersaft, S. 236
Schmidt-Lamberg, Dr. H., Honig, Volksnahrungsmittel der Zukunft, S. 292
Schmid, H., Honig rettet Typhuskranke, S. 299
Herold, E., Auslandshonig ärmer an Fermenten, S. 325
Baumgarten, Dr. Fr., Heilwerte im deutschen Honig, S. 348
Schmidt-Lamberg, Dr. H., Falsche Ansichten über Honigwirkung, S. 394
Bickel, E., Honig gegen Blutalkohol, S. 395
Schubert, H., Backrezepte mit Honig, S. 438

1955

Schubert, H., Zu Fasching mit Honig backen, S. 60
Bromley, N., Bienenstiche heilten Erblindung, S. 373
Schubert, H., Bäckst du wieder mit? S. 398

1956

Bickel, E., Englisches Milchgetränk mit Alkohol und Honig, S. 24
Herold, E., Versuche mit Pollen und Weiselfutterbrei, S. 36
Schmidt-Lamberg, Dr. H., Honig gegen Berufs- und Abnützungskrankheiten, S. 196
Stiegler, H., Honig bei Bronchitis, S. 262
Schmidt-Lamberg, Dr. H., Bienenhonig in der Kinderpflege, S. 397
Schubert, H., Honigrezepte, S. 399

1957

Herold, E., Die Hausfrau und der Honig, S. 57
Alexy, Dr. K., Vom Zucker und den Zähnen, S. 58

Herold, E., Honig und Deckelwachs gegen Katarrhe, S. 154
– Honig bei Nierenentzündung, S. 154
Wahl, Dr. O., Pollen als Vitaminquelle, S. 184
Baumgarten, Dr. Fr., Honig als Wundheilmittel, S. 386
Herold, E., Honigfermente und Erhitzung, S. 348
Schmidt-Lamberg, Dr. H., Der Honig und das Lebensalter, S. 349
Mette, G., Honig ein Gottesgeschenk, S. 378

1958

Schmidt-Lamberg, Dr. H., Grundlegende Erkenntnisse über den Honig, S. 46
Mette, G., Heiliger Honig, S. 238
Herold, E., Honigbehandlung in Amerika, S. 247
Schmidt-Lamberg, Dr. H., Falsche Ansichten über Honigwirkung, S. 286
Hanke, B., Bienen und Rheumakur, S. 316
Unverfähr, Bienenstich und Osmose, S. 343
Schmidt-Lamberg, Dr. H., Honig als Leistungsstütze, S. 345
– Honig in Sprichwort und Volkssitte, S. 349

1959

Welzel, A., Der Honig und die Menschen der alten Zeit, S. 183, 237
Herold, E., Honig unverträglich? S. 205
– Wirkstoffe im Honig, S. 238
– Dürfen alte Leute Honig essen? S. 243
Schmidt-Lamberg, Dr. H., Der Honig und der Rekonvaleszent, S. 251
Schweisheimer, Dr. W., Leben Bienenzüchter länger? S. 252

1960

Herold, E., Überempfindlichkeit gegen Bienengift, S. 59
Osten, P., Insektenstiche können gefährlich sein, S. 224
Graml, H., Bienengift wirkt unterschiedlich, S. 226
Riedinger, P., Überempfindlichkeit gegen Stiche, S. 285
Schmidt, H., Die Apotheke des Bauernhofes, S. 299
Herold, E., Honiglikör, S. 350
Tuschhoff, O., Schnelle Hilfe verhindert Tod, S. 373
Herold, E., Hilfe bei Wespen- und Bienenstichen, S. 373

1961

Herold, E., Metgesetz in Frankreich, S. 48
Schmidt-Lamberg, Dr. H., Honig seit alters geschätzt, S. 60
Herold, E., Empfindlich gegen Honig, S. 128
– Honig zur Wundbehandlung, S. 128
– Gelee royale, S. 130
Forster, Dr. K. A., Bienen und Heilkunde, S. 164

Grötsch, J., Honig gegen Schnupfen, S. 260
Albert, T., Ein gutes Hustenmittel, S. 260
Herold, E., Honigweinrezepte, S. 302
Schweisheimer, Dr. W., Honig in der Medizin, S. 376
Herold, E., Gelee royale gegen Leukämie, S. 407
– Wirkt alter Honig gegen Bakterien, S. 419
– Weiselmilch, S. 446
– Kittharzsalbe, S. 446

1962

Mette, G., Honigmet der alten Deutschen, S. 59
Reitmeier, L., Reaktion auf Bienengift, S. 208
Bittner, Dr., Kittharzertrag, S. 248
Weber, A., Gesundheitlicher Wert des Honigs, S. 249
Karl, J., Therapeutischer Wert des Honigs, S. 387
Schweisheimer, Dr. W., Honig und Harnorgane, S. 403
Herold, E., Honigmet und Straußwirtschaften, S. 405

1963

Krämer, R., Deutscher Honig und Auslandshonig, S. 121
Schweisheimer, Dr. W., Gelee royale, S. 145
Herold, E., Honig für Asthma, S. 291
Jüngling, Med. R. Dr. E., Honig eine Kostbarkeit, S. 324
Zierer, O., Bienengift und Rheuma, S. 324
Herold, E., Honigkaramellen, S. 327
Koch, Prof. Dr. A., 40 Jahre Honigforschung, S. 384

1964

Dreher, W., Das Gift der Stachelimmen, S. 46
Herold, E., Honigverschlechterung durch Alter, S. 55
Rommel, E., Neue Einnahmequelle – Pollen, S. 139
Herold, E., Ist das dein Honig? S. 171
Hauck, Dr. E., Ist das dein Honig? S. 277
Herold, E., Inhibine im Honig, S. 175
Oberhofer, H., Honig willkommenes Geschenk, S. 278
Herold, E., Honig für Frühgeburten, S. 328
– Honig für Neugeborene, S. 328
– Bienengift bei Herpes im Auge, S. 328
– Bienengift bei alten Leiden, S. 328
– Honigwasser als Schlafmittel, S. 366

1965

Nook, M., Honig für Olympiakämpfer, S. 27
Herold, E., Aufbaunahrung Honig, S. 53
– Honigverwendung, S. 107, 432
Lohmann, Dr., Mehr Aufklärung über Honig, S. 311

1966

Herold, E., Punsch mit Honig, S. 35
– Kittharz, S. 354
Weber, Dr. A., Bienengift als Heilmittel, S. 356
Wellenstein, Prof. Dr., Honigtau kein Lausdreck, S. 371

1967

Herold, E., Wie macht man Met, S. 25
– Met nach Dzierzon, S. 26
– Met nach Bruder Adam, S. 94
– Strahlenschutz durch Bienengift, S. 171
Dengler, H., Honig und Hausfrau, S. 271
Schölnast, Chr., Heilung durch Bienengift, S. 372

1968

Joirisch, Prof. Dr. N., Heilkraft des Honigs, S. 27, 127
Eisfeld, Fr., Pollen, Heilmittel und Kosmetikum, S. 56
Herold, E., Honig durch Hitze geschädigt, S. 58
– Honig und Blutalkohol, S. 130
– Honig bei Grippe, S. 131
– Pollengewinnung, S. 153
– Honiggelee, S. 167
– Honig gegen Blutarmut, S. 168
– Bärenfang, S. 168
– Deckelwachs gegen Asthma, S. 200
– Pollenernte und Honigernte, S. 201
Schweisheimer, Dr. W., Honig in der Medizin, S. 220
Dengler, H., Honigrezepte, S. 237, 309, 385
Wachtel, Dr. U., Honig bei Diabetes? S. 249
Hallanzy, L., Honig bei Heuschnupfen, Honigpunsch, S. 305
Kerth, U. H., Es gibt noch Met, S. 330
Herold, E., Wie Pollen aufbewahren? S. 333
– Honigfruchtmischung, S. 368
– Honigkuchen, S. 369
– Finnischer Honigsekt, S. 383

1969

Herold, E., Honigfruchtmischung, S. 10
Joirisch, Prof. Dr. N., Weiselfuttersaft und Propolis gegen Grippe, S. 11
Herold, E., Honigkwaß, S. 46
Joirisch, Prof. Dr. N., Propolis – chemische Zusammensetzung und Wirkung, S. 48
Herold, E., Pollenreserve, S. 145
– Honig auf Brandwunde, S. 150
– Kittharz im Kongreßbericht, S. 371
Dengler, H., Honigrezepte, S. 379

1970

Herold, E., Honig gegen allergische Erkrankungen, S. 27
– Metbereitung, S. 28
– Vitamintrank, S. 62
– Der Pollenkönig von Schweden, S. 96
– Sonnen-Honig-Eiskrem, S. 152
– Honig zum Anwurzeln, S. 152
– Vanille-Eiskrem, S. 152
Karimow, S. Ch., Übersetzung aus Ptschelowodstwo durch Hartmann, Imkerfreund 1970/8, Propolis als Medizin

Namens- und Sachverzeichnis *(Namen kursiv)*

(Autorennamen, die im Verzeichnis der benützten Literatur nicht vorkommen, stammen aus den dort aufgeführten Arbeiten.)

A

Abmagerung 47
Abszesse 112
Acetaldehyd 59
Aceton 59
Acetonvergiftung 177
Acetylcholin 54, 72, 78, 82, 144
Achard 34
Acidosis 90
ADAC 117
Adermin 146
Adiplantin 113
Adrenalin 72, 191
Agglutinine 84
Albumine 68, 84
Aldehyde 59
Aldor 94
Alkohol 72
Alkohole, aliphatische 59
Allergie 84, 101, 119, 190
Allgemeinbefinden 100
Alternde und Genesende 67
Altersdiabetes 117
Alterserscheinungen 178
Ambrosius 26
Ameisensäure 189
Ameiss 59, 116
Aminolävulinsäure 146
Aminosäuren 41, 60, 88, 91, 150
Ammich 106
Ammoniumchlorid 100
Ammoniumsalze 90
Anbrütekasten 181
Anemonine 113
Anemueller 138
Aneurin 142
Angina pectoris 74, 81
Anionen 45
Anitschkow 138
Anorexie 178
Antibakterielle Stoffe 57
Antibiotica 58, 145, 147, 155, 157
Antikörper 84
Anti-Perniciosa-Faktor 68, 147
Anti-Rotary-Club 138
Antitoxine 84
Antistin 191
AOKi 156
Apamin 190
Apfelsäure 59
Appetitsteigerung 67, 70
Arachidonsäure 133
Arbutin 93
Arhytmien 68
Aristaios 25
Aristoteles 26
Arkhipowa 95
Armbruster 134
Aromasubstanzen 59, 99
Arteriosklerose 77, 82, 133, 162
Ascher 112
Aschoff 138
Ascorbinsäure 60, 148
Ask-Upmark 161
Asthma 84, 101, 187
Atemnot 74, 82
Äther 72
Ätherische Öle 92, 99, 101, 113
Atmungsorgane 65
Atophan 72
Atosil 191
Atrioventikularknoten 77
Aufbaustoffe 41
Augenerkrankungen 113
Aureomycin 145
Avitaminose 147
Axerophthol 140

B

Bachmann 70
Bäckerhefe 123
Bactericide 57
Bacteriolysine 84
Balogh 117
Bärenfang 123
Basophile 86
Bataglini 133
Bauchfellentzündung 58
Bauchspeicheldrüse 69, 96

Baumgärtel 71
Baumgarten 78, 116
Bei Kuchen 180
Beck 115, 125
Becke 112
Benninghoff 69, 75, 76, 77, 89, 97, 98, 160
Benzoesäure 91
Bergner 60
Bergsteiger 66
Beriberi 140
Bernstein 15, 29
Bertram – Otto 150
Betanienkrankenhaus 64
Betriebsstoffe 41
Bettnässen 65
Bibel 23
Bienengiftgewinnung 189
Bierhefe 123
Bilirubin 71
Bindegewebe 108
Bingold 106
Biokatalysatoren 51, 139
Biotin 60, 105, 148
Birchermüsli 124
Bitterstoffe 113
Blattner 112
Blausäurevergiftung 70
Blutalkohol 117
Blutarmut 49, 68
Blutbildung 49, 65, 83, 87
Blutdruck 67, 74, 80, 82, 91, 135, 178, 180, 190
Bluteiweiß 68, 84
Bluterkrankheit 88
Blutersatzmittel 191
Blutfarbstoff 49
Blutfarbstoffwechsel 68
Blutgerinnsel 138
Blutgerinnung 47, 68, 83, 87
Blutgerinnungsvitamin 107
Blutkörperchen, rote 85
Blutkörperchen, weiße 86
Blutkreislauf 74
Blutkupferspiegel 50
Blutplasma 83
Blutplättchen 85, 87, 88
Blutsenkung 178
Blutserum 84
Blutstäubchen 87
Blutüberfettung 138
Blutvergiftung 71
Blutverlust 49
Blutversorgung der Leber 69
Blutzucker 43, 116, 179
Bodmer 101
Bogolepov 104
Böhle 138
Börner 112
Boschkrankenhaus 67
Bosi 133
Böttcher 163
Bremener 106
Bretherick 131
Brien 138
Britannien 29
Bronchialbaum 98
Bronchialschleimhaut 100
Bronchitis 162
Brusso 100
Brustbein 87
Brustfellentzündung 99
Buchner 58
Buchweizenhonig 118
Büdel-Herold 139
Büdingen 70
Bunge 64
Burger 112
Buschka 92
Buttersäure 59
Byrd 66
Byzanz 29

C

Caillas 133, 140, 147, 149, 154, 157, 158, 159, 161, 167, 180
Calvin 37, 74
Calcistin 191
Calciumbedarf 47
Calciumgluconat 106
Caracristi 179
Carboxylase 47
Cellulose 39
Cerebroside 50
Cernelle 161
Cernilton 161
Chauvin 155, 156, 157, 172, 177
Chemnitius 81
Childerichgrab 30
Chloroform 70, 72
Chlorophyll 37
Cholera 58, 71
Cholesterin 84, 85, 133, 137
Cholinergischer Faktor 66, 79
Chylomikronen 137
Cobalamin 147
Colibacillose 155

Colibakterien 155
Columella 27
Coma diabeticum 44
Corning 160
Coronardurchblutung 80
Coronarinsuffizienz 81
Corticoide 144
Cortison 190, 192
Cozymase 156
Cremer 59

D

Darmbakterien 124, 144, 146, 147
Darmblutungen 88
Darmdrüsen 83
Darmentzündungen 58, 96, 157
Darmflora 83
Darmkatarrh 71
Darmkrämpfe 99
Darmperistaltik 99
Darmstörungen 64
Davidov 115
Decarboxylase 143
Decourt 179
Deller 70, 92, 93
Dengler 124
Depressionen 178
Derevic 188
Dermatitis 105
Deshydrogenase 156
Desinfektionsstoffe 101
Desitinhonigsalbe 112
Destrem 178, 179
Deviatrein 158
Dextropur 108
Dextrose 43
Diabetes 115, 150
Diacetyl 59
Diano 100
Diastase 52, 155
Diastole 68
Dickdarm 96
Digitalis 79, 81
Dioxyaceton 70
Diphtherie 57, 71, 81, 83, 93
Disaccharid 39
Dold 67, 93
Doppelfette 50
Douault 156
Dupos-Pines 135, 136
Dünndarm 69, 96
Dünndarmzotten 96, 97
Durchblutung 96
Durchblutungsstörungen 68, 83
Dystonie 142

E

Eisenausscheidung 49
Eisenbedarf 49
Eisen im Honig 49
Eisenresorption 49
Eiter 108
Eiweißbedarf 41
Eiweißbildung 153
Eiweißfäulnis 91
Eiweiß im Honig 60
Eiweißmangel 150
Eiweißmolekül 150, 152
Eijkman 143
Eisfeld 164, 168
Eklampsie 114
Ekkehard 30
Ekzem 105
Elkon 126
Elsen 46
Elser 133
Emrich 64
Endharn 00
Energielieferanten 42
Energiereserven 68
Enolase 47
Enterococcen 188
Entgiftung 54, 69, 70, 144
Entweiseln 181
Enzyme 51, 139
Enzymeisen 49
Eosinophile 86
Epilepsie 47
Epithelkörperchen 47
Erblindung 140
Erbrechen 62, 114
Erlose 43
Erregungszustände 46
Erythem 180
Erythrozyten 85
Essentielle Aminosäuren 153
Essentielle Fettsäuren 133
Essigsäure 59
Euglucon 151
Eukalyptushonig 113
Euphorie 157, 179
Exsultet 28

F

Falten und Runzeln 106
Farioli 64
Farrel 57
Feldmann 95
Fermente 51
Fermentwirkung 44
Ferritin 49
Fettbedarf 41
Fette 135
Fettsäuren 41
Fettüberschwemmung des Blutes 137
Fibrin 87
Fibrinogen 68, 84
Fiehe 100
Fischbach 55, 77, 142
Flavonverbindungen 92
Flaskamp 161
Flimmerepithel 101
Fluor 15
Fokalinfekte 81
Folsäure 60, 147
Formaldehyd 59, 147, 157
Francalancia 178
Franke 95, 100, 114
Fraser 20
Frauenfelder 64, 87
Frauenklinik Lausanne 63
Frauenmilch 49
Froschherz 73, 74, 78, 80
Fructokinase 44
Fructose 39
Frühjahrsmüdigkeit 148
Fukuda 92
Funk 140
Furunkel 113
Fußballer 66
Futterverwertung 156, 158

G

Galea 101
Galle 49, 67, 68, 69, 71, 93
Gamow 153
Gaptrakhimanova 188
Gary 94
Gastrisches Fieber 99
Gebildbrote 26
Gefriertrocknung 182
Gegenbaur 76
Gehirnblutungen 92, 158
Gehirndruck 92
Gehirnerschütterung 92
Gelbsucht 69, 70, 71, 93, 106
– der Neugeborenen 64
Gelee royale 177
Gelenksentzündungen 190
Geschlechtshormone 144
Gesichtstuberkulose 112
Gewebeschwund 178
Gewebsdurchblutung 190
Gewichtszunahme 67
Gichtknoten 91
Giks 113
Globuline 68, 84
Glomeruli 91
Glucogenese 150
Glucose 39, 43
Glucoseoxidase 54, 58
Glucosephosphat 90
Gluconsäure 54, 59
Glucuronide 54, 91
Glucuronsäure 54, 70, 71
Glucuronsäureester 68
Glutathion 108, 109
Glycogen 42, 43
Glycogenabbau 72
Glycogenbildung 67, 69
Glycogenspeicherung 45
Glycogenspiegel 178
Glycogenvorrat 70, 71, 78
Glycutilfaktor 55, 67, 74, 96
Goldberger 145
Göppert 76
Goss 115
Götteropfer 30
Göttertrank 36
Gottlieb 56, 99
Grabbeigaben 30
Grams 101
Granugenpaste 113
Granulationsbildung 109
Granulationsgewebe 108
Grijns 143
Grippe 71
Groos 131
Gruner 65
Guajakindianer 17
Gundel 112

H

Haarausfall 47, 158
Habermann 190

Halder 138
Haldy 70
Hallal 66
Halsentzündung 99
Hämoglobin 49, 64, 85, 87, 144, 151
Hämoglobinabbau 49
Hämoglobinanstieg 67
Hämoglobinbildung 50
Hämokonien 87
Harnsäure 68, 90
Harnstoff 68, 90
Hassenkamp 70, 92
Hausbienenzucht 29
Hautabschilferung 47
Hauteiterung 178
Hautgeschwüre 95
Hautjucken 106
Hautstörungen 133, 147
Hauttuberkulose 180
Hautvitamin 148
Haydak 60, 88, 118
Hefe 143
Helfmann 109
Heidehonig 31, 51
Heiserkeit 99
Heparin 68
Hepatitis 161
Herold 39, 40, 61, 121, 122, 184, 185
Hertwig 99
Herzanfälle 138
Herzangst 74
Herzasthma 74
Herzblock 72
Herzinfarkt 73, 82, 156
Herzinsuffizienz 82, 92
Herzklappen 81
Herzkranzgefäße 67, 73, 74, 136
Herzleistung 74
Herzmedikamente 74
Herzmißbildungen 179
Herzmuskelfasern 78
Herzmuskelentzündung 81
Herzmuskelschwäche 47, 73
Herzmuskelschäden 82
Herzrasen 72
Herzschmerzen 72
Herzschrittmacher 77
Herzversuche mit Hunden und Katzen 74
Heufieber 102
Heuschnupfen 84, 101, 119
Hexokinase 47
Hillary 66
Hippokrates 26, 70, 82, 92, 96, 106
Hippursäure 91
Hirndurchblutung 158
Hirnoperationen 92
Histamin 190
Hitzeschädigung des Honigs 52
Hodenkrebs 161
Hodges 130
Höhlenzeichnungen 16
Holtz 92
Holzzuckerhefe 123
Homer 25
Honigdialysat 74
Honigeinfuhr 35
Honigernte 35
Honigfächer 61
Honigfest 18
Honiggebäck 125
Honiggesetz 36
Honighunde 65
Honigjagd 17
Honiginjektionen 67
Honiglagerung 52
Honiglikör 123
Honigmasken 106
Honigpreis 35
Honigqualität 52
Honigrühren 52
Honigsalbe 24, 109
Honigseife 107
Honigsekt 122
Honigsulfidinsalbe 113
Honigtau 27
Honigverbrauch 35
Honigwabe 102
Honigwasser 96
Honigwein 120
Honigzins 30
Hopkins 140
Hormone 57, 139
Höselnde Bienen 130
Hülsenfrüchte 143
Husten 99
Hyalorunidase 190
Hydrochinon 93
Hyperlipämie 138
Hypertonie 81
Hypophysenhormone 114
Hypotonie 82
Hypotrophie 178
Hypovitaminose 147

I, J

Jacobs 134
Januschke 101

Jarvis 65, 102, 183, 187
Ikterus 71
Imkerzahlen 35
Immunisierung 102, 191
Indol 91
Infektionen 71
Infektionskrankheiten 81
Inhalation mit Honig 100, 101
Inhibine 57, 101, 112
Insulin 44, 79, 96, 116
Insulinmolekül 152
Intrinsecfaktor 147
Invertase 51, 52, 155
Invertzucker 44, 51
Jod 51
Joghurt-Früchtespeisen 125
Johannes der Täufer 28
Johannisbeerkaltschale 125
Johnson 99
Joirisch 95, 100, 106, 109, 112, 113, 114, 130, 180, 183, 188
Jönsson 161
Ishiguro 156
Juckreiz 106
Julia 57

K

Kaliumbedarf 46
Kalium und Herzmuskelzelle 55
Kalkablagerung 47
Kalkhaushalt 65
Kalkmangel 47
Kalkräuber 47
Kalkstoffwechsel 48
Kampfgasschäden 71
Kapillargefäße 47
Karbonate 90
Karbunkel 113
Karies 47
Karl d. Große 31
Karotinquellen 142
Katalase 53, 156
Katalysator 49, 51
Kationen 45
Kaul 67, 82, 87
Kephaline 48
Keratitis 114
Keratomalacie 140
Keratotracose 179
Kestose 43
Ketone 59
Keuchhusten 99, 100, 101
Khandross 188
Khotkina 95
Kieselsäure 50
Kieselstein 100, 101
Kindbettfieber 71
Kinderheilanstalt Hannover 64
Kinsell 138
Kisseleva 104
Kittharz 179, 188
Kitze 60
Kleehonig 51
Kneipp 99
Knisley 138
Knochenaufbau 47
Knochenmark 49, 86, 87
Knochenverletzungen 109
Knott 64, 65
Kobalt 51
Koch 55, 67, 74, 78, 80, 96, 142
Kochmann 101
Kochsalz 90
Kochschäden 143
Kohlenhydrate 37, 42
Kohlenhydratbedarf 42
Kohlensäureumsatz 38
Kokain 188
Kokas 99
Kokosfett 138
Kollaps 190
Königszeichen Biene 20
Kopfweh 92
Kopp 58
Korbbienenzucht 31
Körömi 60
Körpereiweiß 41
Körperflüssigkeit 46
Körpergerüche 105
Körpertemperatur 68
Kräfteverfall 47, 114
Krämer 66, 73, 80
Krämpfe 47, 71
Kreatinin 91
Krebs 190
Kreislauf 191
Kreislaufschwäche 142
Krenitzki 109
Kresol 91
Kristallzucker 51
Kristallierfähigkeit des Honigs 52
Kristallisation der Zucker 44
Krünitz 33
Kuhmilch 49
Kühnau 154
Kühne 70, 92, 93, 106

Kühner 112
Kunsthonig 73
Kupferbedarf 50
Kupfergehalt des Honigs 50
Kupfergehalt des Körpers 50

L

Lactoflavin 144
Lähmungen 93
La Monaco 100
Lang 138, 143
Langendorff 81
Längenwachstum 57, 65
Langley 56
Larsen 156
Lasch 138
Lass 106
Lavie 155
Lävulose 44
Leber 44, 67, 68, 84, 86, 90, 91, 96
Leberblutungen 88
Leberentzündung 70
Leberschwellung 70
Lebertran 112
Lebertumor 70
Leberzirrhose 70
Lebkuchen 41, 126
Lecithin 48, 50, 85
Leinöl 138
Leistungssteigerung 66
Leistungsschwäche 143
Lemay 103
Lempp 67
Lendrich 45
Lenormand 158, 177
Leukozyten 84, 85, 88
Leutenegger 178
Levenson 95
Lewi 178
Lind 148
Lindenhonig 53
Linolensäure 133
Linolsäure 133
Lipoide 50
Lochhead 57
Löhr 138
Lombardischer Aussatz 145
Louveaux 155
Low 151
Lücke 112
Lüftung des Nektars 53
Lugerini 101
Luminal 106
Lundgren 45, 51
Lüneburger Heide 31, 185
Lungenentzündung 71, 99
Lungenkreislauf 72, 74
Lungentuberkulose 101
Lunin 140
Lupus 180
Lymphe 108
Lymphogranulomatose 106
Lymphoide Organe 71, 86
Lymphozyten 86
Lymphsystem 106
Lyophilisation 182

M

Mack 189
Madaus 92
Madison 65
Magendarmentzündung 73, 155
Magendarmperistaltik 79
Magendarmschleimhaut 49
Magengeschwüre 88, 94
Magie 16
Magnesiumbedarf 47
Maisöl 138
Makrophagen 86
Malei 179
Maltose 43
Mandelentzündung 83, 93
Mangangehalt des Honigs 50
Manganmangel 50
Marggraf 34
Martens 79
Martinetti 178
Massalongo 100
Massentracht 53
Maternität Genf 62
Maurizio 130, 131, 139, 150, 172
Mäuseversuche mit Pollen 177
Mc Collum 148
Meerschweinchenversuche 81
Melezitose 43
Melittin 190, 191
Menschikow 95
Menstruation 49
Mervin 115
Met 18, 24, 27, 29, 30, 120
Metalnikow 103
Metallvergiftung 71
Metgott 25
Meyer 99

Michaelis 112
Michailow 113
Mikrophagen 86
Milchbrustgang 87
Milcheiweiß 41, 118
Milch mit Honig 99, 118
Milchsäure 59
Milchzucker 118
Milz 49, 69, 71, 86
Mineralgehalt des Honigs 45, 46
Mineralgehalt des Pollens 132
Mineralstoffbedarf des Körpers 42, 46
Mitchell 156
Moggi 101
Möhrensaft mit Honig 100
Molybdän 51
Mongolismus 179
Monosaccharide 39
Monozyten 86
Morgan 94
Mormone 178
Morphium 70
Müdigkeit 142
Mukhamediarov 188
Muller 95
Mundfäule 93
Murano 178
Muskelfarbstoff 49
Muskelkrämpfe 46
Mutter der Bienen 18
Muttermilch 63
Myoglobineisen 49
Myokardschäden 82

N

Nachtblindheit 142
Nachtischrezepte 127
Nackenkarbunkel 111
Nagasuye 70
Naito 156
Nakamura 92
Napoleonsbiene 30
Natriumkaliumpumpe 46
Natriumsalze 90
Naturbelassener Honig 123
Nebennierenrinde 47, 144
Nebenschilddrüsen 48
Nekrohormone 114
Nekrotisches Gewebe 109, 110
Nektar 36
Nektarien 40, 52
Nektarmilch 63
Nephrone 91
Nervenerkrankungen 147
Nervengifte 70
Nervenstoffwechsel 142
Nervenstörungen 42
Nervosität 65
Nesselsucht 190
Netzhaut 142
Neugeborene 64
Neutrophile 86
Niacin 145
Nielsen 133
Nieren 88
Nierenentzündung 93
Nierenschleife 89
Nierenschwelle 117
Nierensteine 93
Nikiforov 180
Nikotinsäure 60, 145
Nöcker 66
Noel 94
Noguche 156
Nottbohm 45, 51
Novokain 188
Nukleinsäuren 90
Nunziata 179
Nürnberger Reichswald 31
Nüsse 143

O

Oberhaut 107
Obermaier 16
Oedeme 67, 92
Olivenöl 138
Olympia Tokio 66
Operierte 67
Operationswunden 107
Organeiweiß 150
Organfette 50
Ouday 109
Oxyflavone 92
Oxymethylanthrachinone 99

P

Pabusagrab 21
Pacenowska 79
Page 138
Palmer 88
Panesi 94
Pankreaswirkstoff 88

Pantokain 192
Pantothensäure 60, 147
Papyrus 21
Paracelsus 82
Paratyphus 58, 155
Parasympathisches Nervensystem 55, 72, 79
Parenchymikterus 72
Park 53
Peitchew 180
Pellagraschutzstoff 145
Penicillin B 58, 101
Perniciöse Anämie 147
Peristaltik 76, 96
Peter 57
Peterson 85, 102
Peverezeff 164
Pfefferkuchen 31
Pfeiler 73
Pfortader 69
Pfuhl 69
Pfundrähmchen 184
Phenistil 191
Phenol 91
Phenokase 47
Philipp 93, 95, 100
Phosphatase 47, 54, 156
Phosphatbedarf 48
Phosphate 44, 90
Phosphatide 50
Phosphatlieferanten 48
Phosphatstoffwechsel 48
Phospholipase 190
Phospholipoide 133
Phosphor 72
Phosphorsäure 59
Phosphorylierung 46
Photosynthese 37, 38
Pilzgifte 71, 72
Pitz 81
Planta 133
Plasma 83
Plasmaeiweiß 150
Plato 29
Plinius 27
Pollen 131
Pollenaufbewahrung 171
Pollenfallen 163, 164
Pollenformen 134
Pollenfrühstück 173
Pollengehalt 132
Pollenmilbe 170
Pollenschädlinge 169
Pollentrockner 168, 169
Poly-avitaminose 145
Polykarporova 106
Polysaccharide 37
Popèscu 188
PP-Faktor 145
Pretti 95
Properi 178
Prostata 159
Prostatakrebs 161
Prothrombin 68
Prüfer 81
Ptyalin 54
Pucci 65
Pulsbeschleunigung 82
Pulsfrequenz 80
Pulswelle 76
Pulverisierung des Pollens 169
Purinstoffwechsel 90
Pyridoxin 60, 146
Pyriglutaminsäure 59
Pythagoräer 26
Pytheas 29

R

Rabinowitsch 188
Rachitis 42, 140
Radrennen 66
Raffinose 43
Ragazzini 178
Ramm 92
Rattenversuche mit Honig 66, 70, 81, 88, 147, 156
Rauhe Hände 107
Rauwolfia 82
Reichard 95
Reizleitungssystem 77
Reserveeisen 49
Resorptionsstörungen 147
Rettichsaft mit Honig 100
Rheuma 189
Riboflavin im Honig 60
– im Pollen 144
Ridi 133
Riedmann 59
Riesenmoleküle 152
Ringkämpfer 65
Roher Honig 102
Rohkost mit Honig 124
Röhrenknochen 87
Rokitanski 138
Rolleder 87
Root 106

Röntgenkater 114
Rosenhonig 93
Rosenthal 101
Rübenzucker 39
Ruffy 178
Ruheherz 76
Ruhr 58, 71
Rutin 149, 158

S

Saccharase 51
Saccharose 39
Sack 93, 112
Saegesser 67
Salmonella 155
Salzbedarf 46
Salzfreie Kost 46
Salzhaushalt 67
Salzmangel 46
Salzsäure 59, 94
Salzsäurebildung im Magen 46
Salzsäuremangel 64
Sandosten 191
Sanger 153
Sarrouy 178
Sauerhonig 26
Sauerstofferneuerung 38
Sauerstoffumsatz 178
Schacht 95
Scharlach 83
Scheibenhonig 32, 185
Schenk 95
Scheroson ophthalmicum 192
Scheunert 143
Schilddrüsenhormone 47, 142
Schiller 73
Schimert 73, 81
Schindlbeck 136
Schirm 70, 106
Schlafstörungen 67, 104, 143
Schlaganfall 82, 92, 135
Schlagvolumen des Herzens 61
Schlangenbisse 71
Schleimausscheidung 101
Schleimhaut 142
Schlutz 64
Schön 138
Schönheitscreme 159
Schonungsdiät 93
Schürfwunden 113
Schuele 94
Schwab 70
Schwachsinn 179
Schwade 138
Schwangerschaftsstörungen 71
Schwangerschaftsvergiftung 63
Schwefelsäureester 91
Schweißdrüsen 90, 105
Seborrhoe 179
Sebrell-Haggerty 135
Sehkraft 158
Sehpurpur 142
Sehstörungen 179
Serbinov 188
Serian-Back 149
Serum 138, 191
Serumeiweiß 84
Servet 70
Shukers 65,
Sindair 137
Sinusitis 102
Sinusknoten 77
Skorbut 42, 140, 198
Skorbutrheumatismus 148
Skythen 29
Sludge-Phänomen 138
Smirnow 109
Smith 182
Sodbrennen 95
Sommersprossen 107
Soßen 125
Soventol 191
Spanner 89
Spina 178
Sportherz 75
Spöttel 93, 94, 99, 100, 108
Spurenelemente 24, 48
Staphylococcen 112, 113, 155, 188
Staubbeutel 52
Steinkleehonig 118
Stejskal 94
Stepp 143
Stimmung 158
Stinknase 100
Stirnhöhlenentzündung 102
Stoffwechsel intermediär 68
Stoffwechselstörungen 71, 147
Strahlenschäden 114
Strahlenschutz 190
Streptococcen 113
Streptomycin 105
Strophantin 81
Succinsäure 59
Sulfate 90
Sulfonamide 147
Sundberg 45, 51

Süßkraft 44
Svoboda 179
Synpen 191
Systole 68
Systral 191
Szent-Györgyi 148

T

Tannin 94
Tanquary 88
Täuflinge 28
Tastpunkte 105
Telatin 179
Tetanie 47
Theobald 93
Thiamin 50, 60, 142, 143
Thomson 94
Thorntest 178
Threonin 154
Thrombokinase 87, 88
Thrombose 137
Thule 29
Thymianhonig 115
Thymol 101
»Tigerkatzen« 66
Todd 131
Tonröhren 21
Toporina 188
Toporova 188
Townsend 165, 166, 170
Toxikose 84, 114
Transporteisen 49
Traubenzucker 39
Traubenzuckerflut 72
Tryptophan 146
Trypsin 88
Tschirsch 99
Tuberkelbazillen 188
Tuberkulose 100
Tuberkulöse Augenerkrankungen 114
Tumor 106
Tuna 138
Tung 156
Tupelohonig 116
Turrettini 61
Typhus 58, 71, 88, 155

U

Übererregbarkeit 47
Umlarven 181
Untergewicht 67
Urämie 90
Urate 90
Uringeruch 93

V

Vagusnerv 79
Varro 27
Veden 24
Vegetatives Nervensystem 54
Venenwandschädigungen 63
Veitstanz 104
Verbrennungen 113
Vergil 27, 36
Vergißmeinnichthonig 53
Verstopfung 155, 157
Verzar 99
Vignec 57
Virusgrippe 1188
Vitamine 41, 42, 123, 139
Vitamin A 140
Vitamin B_1 50, 142
Vitamin B_2 144
Vitamin B_2 - Quellen 145
Vitamin B_6 146
Vitamin C 148
Vitamin C - Quellen 149
Vitamin D 140
Vitamin E 140
Vitamin H 148
Vitamin K 140
Vitamin P 149
Vitamingehalt des Honigs 60
Vitamingehalt des Pollens 60
Vitamintrank 123
Vitamintabelle 141
Vivino 133
Vorharn 90

W

Wabenhonig 185
Wachs für Salben 183
Wachs mit Honig 183
Wachsmotten 170
Wachstumshemmung 47
Wachstumsstörungen 133, 144
Waldbienennutzung 29, 30, 31
Wandmalereien 21
Wanke 92
Wasserstoffsuperoxid 53, 101

Wassersucht 92, 96
Weber 179
Wehenschwäche 63
Weibliche Hormone 156
Weiselfuttersaft 60
Weizenkeime 143
Weizenöl 138
Wertigkeit des Eiweißes 41
Westphal 93
White 43, 58, 103, 155
Whitehead 150
Widerstandsfähigkeit 65
Wiessinger 94
Wildes Fleisch 108
William 94
Williams 143
Wirkstoffe 41, 155
Wischnewskisalbe 109
Witte 138
Wöchnerinnen 67
Woelm M 2 79
Wolf 138
Wuchsfaktor 172
Wuchsstoffe 57, 156
Wundheilung mit Honig 107, 108
Wuolijoki 122
Wynn 70

X

Xeroform 109
Xerophthalmie 140

Z

Zahnen der Kinder 64, 65
Zahnentwicklung 142
Zahnfleischblutungen 149
Zaiß 64, 93, 95, 100, 112
Zarnuskowa 179
Zeidelmännchen 33
Zeitler 30, 31
Zellatmung 144
Zellzerfallsprodukte 112
Zenker 67
Zink 51
Zitronensaft mit Honig 99
Zitronensäure 59
Zottenbewegung 99
Zuckerarten im Honig 43
Zuckerausnützungsfaktor 79
Zuckerfütterungshonig 60
Zuckergehalt des Nektars 40
Zucker im Harn 44
Zuckerkrankheit 44, 137
Zuckersorption 44
Zuckerrohr 34
Zuckerspiegel 39, 115
Zuckerverbrauch 35
Zweimilchnahrung 63
Zwiebel mit Honig 100
Zwölffingerdarmgeschwüre 95

Verzeichnis der Abbildungen

Nr.	Seite	Gegenstand	Herkunft
1	16	Höhlenzeichnung la Aranas	Obermaier, Urgeschichte 1931
2	20	Ägypt. Bildzeichen für König	Fraser, Beekeeping
3	22	Altägypt. Imker bei Honigentnahme	Museum of Art New York
4	33	Zeidler bei der Arbeit	Krünitz, Enzyklopädie 1774
5	38	Schnitt durch Blatt	Imkerfreund 1949
6	39	Zuckerspiegel von Siebröhrensaft, Nektar und Honig	Herold
7	40	Zuckerarten im Nektar	Herold
8	53	Jungbiene lüftet Nektar	Hive and Honeybee
9	53	Einzelstadien des Lüftens	Hive and Honeybee nach Park
10	55	Reizleitung	Fischbach, Physiologie 1967
11	56	Autonomes Nervensystem	Langley-Meyer-Gottlieb, Pharmakologie 1959
12	58	Antibakterielle Wirkung von Honigen	Buchner, Südwestdeutscher Imker
13	61	Honigfächer	Herold
14	69	Blutversorgung der Leber	Prof. Pfuhl a. Benninghoff, Anatomie
15	75	Blutkreislauf	Benninghoff, Anatomie
16	76	Herz mit Kranzarterien	Gegenbaur-Göppert, aus Benninghof, Anatomie
17	77	Pulswelle	frei nach Fischbach, Physiologie
18	77	Reizleitungssystem des Herzens	frei nach Benninghoff
19	80	Herzschlag nach Honig und Zucker	Koch 1949
20	80	Wiederholte Honiggaben u. Herzschlag	Koch 1949
21	89	Filtersystem der Niere	Spanner, aus Benninghoff, Anatomie
22	97	Gefäßsystem einer Darmzotte	Spanner, aus Benninghoff
23	98	Lungen mit Bronchialbaum	Benninghoff
24	110	Heilung von Nekrose mit Honig-Lebertran	Lücke, 1935, Med. Wochenschr.
25	111	Heilung von Nackenkarbunkel mit Honig-Lebertran	Lücke, 1935, Med. Wochenschr.
26	116	Blutzuckerspiegel nach Honig und Fruchtzucker	Baumgarten, Ärztl. Forschung 1950
27	121	Metplakat	Herold
28	130	Höselnde Bienen	Hodges, aus Maurizio, Trachtpflanzenbuch 1969
29	132	Zusammensetzung von Pollen	Herold

30	134	Pollenformen	Armbruster-Jacobs 1935
31	135	Fettsäuren, gesättigt und ungesättigt	nach Sebrell-Haggerty, Nahrung und Ernährung 1968
32	135	Verfettete Arterie	Nach Dubos-Pines, Gesundheit und Krankheit 1966
33	136	Herzinfarkt	Nach Dubos-Pines, Gesundheit und Krankheit 1966
34	137	Thrombose d. Kranzgefäße, Todesfälle	Sindair, Vitalstoffe 1959
35	151	Eiweißmolekül	Low, aus Gamow, Erde 1969
36	153	Insulin-Molekül	Sanger, aus Gamow, Erde 1969
37	160	Untersuchung der Prostata	Nach Corning, aus Benninghoff, Anatomie
38	161	Hodenkrebs u. Prostatakrebs, Statistik	Flaskamp, Krebskrankheit 1963
39	163	Pollenfalle nach Böttcher	Böttcher, Bienenzucht als Erwerb 1963
40	164	Pollenfalle nach Eisfeld	Imkerfreund 1968
41	164	Pollenfalle nach Peverezeff	Caillas, Pollen 1960
42	164	Pollenfalle von Bures sur Yvette	Caillas, Pollen
43	166	Pollenfalle nach Smith	Imkerfreund 1968
44	166	Pollenfalle über den Waben	Imkerfreund 1968
45	168	Pollentrockner nach Eisfeld	Imkerfreund 1968
46	168	Pollentrockner mit mehreren Lampen	Imkerfreund 1968
47	169	Pollentrockner mit 16 Lampen	Imkerfreund 1968
48	184	Pfundrähmchen nach Jos. Herold	Imkerfreund 1970
49	184	Tragbrett mit Bechern	E. Herold, Imkerfreund 1970
50	185	Becher mit Wabenhonig	E. Herold, Imkerfreund 1970